동양 철학으로 본 하늘과 땅의 변화와
인간의 생로병사

우주 변화와 한의학

동양 철학으로 본 하늘과 땅의 변화와 인간의 생로병사

우주 변화와 한의학

정다래 · 정진명 지음

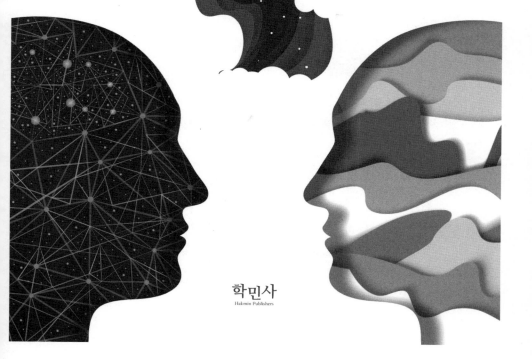

학민사
Hakmin Publishers

　　사람의 질병은 어디서 시작되는가 하는 의문이 의학의 시작이다. 동양의학은 이 소박한 질문을 하면서 출발했고, 시대별 철학사상에 따라 미비점을 보완하며 오늘에 이르렀다. 이 소박한 질문에 내 나름대로 얻은 답을 일반인에게 소개하려고 쓴 책이 『우리 침뜸 이야기』(2009)였다. 그 뒤로도 호기심을 이기지 못하여 자꾸 덧붙이다 보니 책을 몇 권 더 내기에 이르렀다.

　　사람에 관한 관심은 세계로 확대된다. 병은 사람 안에서 생기는 것보다 밖에서 들어오는 것이 훨씬 더 많기 때문이다. 환경이 병을 만든다. 그러다 보니 사람이 처한 환경의 질서를 아는 것이 병에 '덜' 걸리는 일이 된다. 상의上醫는 병이 오기 전에 막는다는 말은 이것을 말하는 것이리라. 이 때문에 동양의학에서는 운기학運氣學의 발달을 가져왔고, 침뜸의 관심도 마지막에는 여기에 이른다.

　　책의 제목을 『우주 변화와 한의학』이라고 거창하게 붙인 것은 한동석의 연구를 피해갈 수 없는 까닭이다. 근대 의학 이론의 가능성과 한계를 동시에 보여주는 그의 책을 읽으며, 버려야 할 것과 골라야 할 것을 가리는 일이 논리를 세우는 것보다 더 중요하다고 생각하였다. 어려운 내용을 더욱 어렵게 설명하는 그의 방법을 버리고, 어려운 내용을 최대한 쉽게 설명하는 방법을 택했다. 이 선택이 가져올 결과에 대해서는 모두 나의 책임으로 돌리려 한다.

이 글을 쓸 무렵에 한의대에 입학한 여식女息이 어느덧 졸업하여 아버지가 하는 말을 알아듣는 의원이 되었다. 서랍 속에서 10여 년 묵은 이 원고를 꺼내어 함께 읽으며, 문제가 될 만한 부분을 함께 손보고, 보태고, 다듬었다. 이 책에 여식의 이름을 함께 올린 것은 그런 까닭이다. 이로써 15년에 걸친 나의 동양의학 여행은 마무리된 셈이다. 여기서 한 걸음 더 나아가는 이들의 발길에 햇살 가득하기를 빈다.

2022년 봄
정 진 명

내가 대학에서 한의학 공부에 매진하는 사이 나에게 이 길을
적극 추천한 아버지는 작가이신 당신의 재주를 살려 어렵기만 한
동양의학에 일반인도 친근하게 다가갈 수 있는 기초 수준의 소개
서를 몇 권 내셨다. 이 원고는 그런 과정의 마무리 작업이다. 벌써
10년 전에 탈고된 이 원고를 이번에 아버지와 함께 같이 읽고 의견
을 내어 내용을 검토하고 이견을 조정하는 동안 동양의학의 밑바탕
이 된 동양철학, 특히 음양오행의 중요성을 다시 깨닫게 되었다.

어렸을 때 막연히 생각했던 한의사의 길이 막상 내 삶의 방편
이 되고 보니, 처음 생각했던 것과는 많이 달라서 당황스러운 게 요
즘 나의 심정이다. 한의원 운영 자체가 여러 가지 변수로 예상치 못
한 일이 끝없이 생길 뿐만 아니라, 나아가 이론만으로는 설명되지
않는 사례가 임상에 계속 나타나기 때문이다. 하지만 그럴수록 변
화무쌍한 현실의 뒤에 숨은 난제의 열쇠는 이론을 통해서만 그 본
질과 해결책이 드러날 수밖에 없다.

그런 점에서 이 원고 검토를 계기로 한 의학 공부는 나에게 동
양철학에 제대로 발을 들이는 전환점이 되었다. 특히 운기학이라는
거대한 담론을 간명하게 이해할 수 있는 체험이어서 더욱 좋았다.

그 동안 이런저런 공부를 했지만 끝내 부담으로 남은 영역이 운기학이었기에, 이번 공부는 옛 사람들의 우주관을 이해하는 아주 좋은 기회였다.

동양의학의 바탕에 깔린 철학은 깨닫기도 힘들 뿐더러 그것을 쉽게 설명한다는 일은 더 어렵다. 이 책은 그런 어려운 점을 한꺼번에 넘어서는 문을 열어준다. 물론 이것은 나의 능력이 아니라 아버지의 덕임을 아주 잘 안다. 내가 이 책의 공저자로 이름을 올릴 만한 자격이 있는지는 잘 모르겠지만, 부족한 부분은 앞으로 공부를 통해 채우겠다는 마음으로, 아버지의 권유를 뿌리치지 못했음을 고백한다.

원고를 검토하면서 내가 겪은 앎의 희열을, 이 책을 읽는 모든 분들이 느끼면 좋겠다.

2022년 5월
청주 청심한의원 원장 **정 다 래**

책머리에 ⁻ 4
발간에 부쳐 ⁻ 6

1장 ✦ 해와 달을 품은 땅

1⁻ 꽃샘추위에서 우주를 보다 ⁻ 13
2⁻ 이론과 현실 ⁻ 17
3⁻ 지구 운동의 특성 ⁻ 21
4⁻ 달을 품은 땅 ⁻ 32
5⁻ 동양과 서양의 차이 ⁻ 37
6⁻ 한 송이 꽃 ⁻ 42

2장 ✦ 우주가 꿈틀꿈틀

1⁻ 주역의 가지 뻗기 ⁻ 47
2⁻ 주역을 보는 눈길 : 24절기 ⁻ 50
3⁻ 음 양 ⁻ 58
4⁻ 오 행 ⁻ 61
5⁻ 오 운 ⁻ 64
6⁻ 육 기 ⁻ 74

3장 ✦ 하늘과 땅, 그리고 사람의 변화

1⁻ 동기관계 ⁻ 93
2⁻ 상생과 상극 ⁻ 98
3⁻ 특수 결합 ⁻ 102
4⁻ 운기와 체질 ⁻ 105
5⁻ 오운의 병증 ⁻ 117
6⁻ 육기의 병증 ⁻ 121
7⁻ 3분5기 ⁻ 125
8⁻ 달 력 ⁻ 134

4장 ✦ 눈은 둘이다

1⁻ 큰 의심 ⁻ 141
2⁻ 성리학과 주역 ⁻ 145
3⁻ 도가의 주역 ⁻ 157
4⁻ 금화교역 ⁻ 162
5⁻ 오장육부론에 이의 있다 ⁻ 169
6⁻ 기항지부는 중심축 ⁻ 175
7⁻ 약과 침뜸 ⁻ 182
8⁻ 사람이 소우주라 하여, 꼭 우주를
    닮아야 하나? ⁻ 186

5장 ✦ 뇌가 사람의 전부다

1⁻ 골 운동 ⁻ 191
2⁻ 도가의 수련법 ⁻ 193
3⁻ 퇴계 이황의 활인심방 ⁻ 206

6장 ✦ 실 없는 바느질

1⁻ 음양 치료 ⁻ 213
2⁻ 김홍겸의 3부혈 침법 ⁻ 225
3⁻ 나이와 병 ⁻ 242

7장 ✦ 보사를 생각하다

1⁻ 보사의 함정 ⁻ 263
2⁻ 체침을 위한 변명 ⁻ 267
3⁻ 병의 뿌리는 마음 ⁻ 272

부록 ✦ 1⁻ 임상 사례 ⁻ 285

2⁻ 한의학 나들이 ⁻ 308

1장

해와 달을 품은 땅

1˙ 꽃샘추위에서 우주를 보다

2˙ 이론과 현실

3˙ 지구 운동의 특성

4˙ 달을 품은 땅

5˙ 동양과 서양의 차이

6˙ 한 송이 꽃

1장

해와 달을 품은 땅

✦
✦
✦
✦
✦

1⁻ 꽃샘추위에서 우주를 보다

며칠 전만 해도 날씨가 풀렸나 싶더니, 어제 글피 이틀간 꽃샘추위 때문에 사람들이 다시 움츠러들었습니다. 4월에 눈이 내린 건 19년 만이라고 방송에서는 온종일 재잘거립니다. '김수녕 양궁장'에 운동하러 갔더니, 산에서 찬바람이 내려오고 어제 반소매로 뛰던 사람들은 어느새 파카를 꺼내 입고 자라목처럼 움츠린 채 걷고 뛰고 합니다.

막 피려고 물을 한껏 머금었던 싹눈들도 갑작스러운 추위에 자라목처럼 제 안으로 쏙 들어가 버렸습니다. 봄이 온 것 같더니, 금세 겨울로 바뀌었습니다. 이 꽃샘추위가 가면 사람들은 다시 반소매를 꺼내 입고, 잠시 둘렀던 목도리를 장롱 속에 도로 집어넣겠지요.

누가 뭐라고 하지 않아도 더우면 알아서 반소매를 입고 뛰고, 추우면 알아서 파카를 꺼내 입고 걷고 …… 하는 사람들. 어느 누가 그렇게 하라고 하지 않아도 사람들은 아침저녁 변화를 살피며 날씨에 맞춰서 살아갑니다. 몇 도 차이로 사람들의 옷차림이 바뀌고 패션이 바뀌고, 온 세상의 물결이 달라집니다. 이것은 꽃샘추위가 하룻밤 사이에 만들어낸 신비한 풍경입니다.

꽃샘추위는 봄에 나타나는 현상입니다. 봄은 독립된 계절이기보다는 겨울과 여름 사이에 끼어있다는 느낌이 강한 철입니다. 겨울과 여름은 추위와 더위가 자기 자리를 확실하게 잡은 계절인 데 비해, 봄은 겨울에서 여름으로 넘어가는, 그래서 그 변화가 두드러지게 느껴지는 부분입니다. 북쪽의 찬 기운이 확장했을 때는 우리가 사는 땅 전체가 꽁꽁 얼지만, 남쪽의 더운 기운이 서서히 자라면 추운 기운이 위축되다가 결국은 북쪽으로 물러납니다.

이렇게 물러나는 추위와 밀려오는 더위 사이에 있는 대기는 불안정합니다. 이 불안정은 추위와 더위가 톱니바퀴처럼 맞물린 경계선에서 양쪽의 기운이 늘었다 줄었다 하는 현상 때문에 생깁니다. 그 톱질 때문에 바람도 일관되게 부는 것이 아니라 어지럽게 날리는 것입니다. 그것을 궐음이라고 하죠. '음이 바닥을 쳤다'는 뜻입니다. 음이 바닥을 쳤으니 어떻게 될까요? 당연히 양이 서서히 움직이기 시작하는 겁니다. 그래서 이름은 궐음인데, 실제 기운은 양의 성질을 띱니다.

그러면 꽃샘추위는 왜 생기는 걸까요? 이런 현상이 나타나는 원인은 삐딱하게 기운 지구의 자전축 때문입니다. 그래서 공전하는 동안 지구의 어느 면이 햇볕을 똑바로 받느냐에 따라서 그 쪽의 기온이 달라지고, 그 영향 때문에 대기의 온도가 변하여 공기의 흐름이 변화를 보이는 것입니다. 이것이 꽃샘추위라는 말에서 우리가 연상하는 일들입니다.

우리 주변에서 벌어지는 일상은 모두 이렇습니다. 지금은 봄의 경우를 예로 들었지만, 사시사철 어느 한순간도 이런 때가 아닌 시간이 없습니다. 비 오고, 단풍 들고, 낙엽 지고, 눈 내리는 일. 사소한 것 같지만, 전혀 사소하지 않은 일들이 우리 주변에서 날마다 일어납니다. 그 변화에 맞춰 사람들이 하루하루 살아가는 방식을 바꿉니다. 이것은 시간의 변화에 따라 한 지역에서 생기는 일이지만, 공간의 변화를 따라가도 쉽게 만나는 현상입니다.

전에 태국에 갔을 때 사원을 구경하면서 보니, 한 가지 특징이 쉽게 눈에 들어옵니다. 뭐냐면, 태국의 사원들은 우리나라의 절집과 비슷한 기와집인데 처마가 유난히 짧다는 것이었습니다. 생각해보면 베트남 농민들의 밀짚모자와 우리의 밀짚모자도 모양이 비슷하면서 차양의 길이가 달랐습니다. 이것은 위도의 차이 때문에 생긴 것입니다. 곧 남쪽으로 갈수록 태양이 정수리 쪽에서 비추니 굳이 차양을 길게 하지 않아도 따가운 햇볕을 막을 수 있는 것입니다. 그렇지만 우리나라는 태국이나 베트남보다 훨씬 더 위쪽이기 때문에 햇살이 더 빗겨서 오는 것이고, 그래서 차양을 더욱 길게 만들어야만 햇볕을 막을 수 있는 것입니다.

시간에 따라, 혹은 공간에 따라 이런 변화를 일으키는 근본 원인은 무엇일까요? 바로 해와 달과 지구 관계입니다. 이 거대한 우주 변화가 우리의 사소한 일상에 이와 같은 영향을 끼치는 것입니다. 그러니 하루하루 달라지는 이런 변화를 우리는 의식하지 않을 수 없습니다. 그리고 그 변화에 호응하며 살아가려면, 그 변화의 법칙을 셈하지 않을 수 없습니다.

어떻게 할까요? 최소한 1년을 관찰하는 지혜가 필요합니다. 이 모든 것은 지구가 태양의 둘레를 한 바퀴 돌면서 만드는 현상인 까닭입니다. 지구의 걸음걸이에 따라, 해를 도는 그 1주기에 따라 날씨가 어떻게 변하는가 하는 것이 사람의 삶을 결정하는 중요한 요인으로 작용합니다.

이렇게 하루하루 우리에게 영향을 주는 날씨의 상황을 정확히 예측하려면 지구와 달과 해의 조건을 세밀하게 관찰해야 합니다. 겉으로 드러나는 것을 바탕으로 그 뒤에 서린 법칙을 찾아내야만 어수선한 현상에 홀리지 않고 예측 가능한 정확한 정보를 찾아내어 우리의 삶을 편안하게 이어갈 수 있습니다.

지구의 자전 현상에서 생각해보아야 할 것과, 지구가 해와 어떤 관계에 놓이느냐에 따라서 생각해보아야 할 것이 각기 다릅니다. 서로 다른 현상이 나중에는 결합하여 종잡을 수 없는 결과를 낳습니다. 여기에 달까지 끼어들고, 나중에 다섯별까지 가세하면 가히 그 변화는 헤아리기 어렵습니다. 헤아리기 어려운 그 변화가 우리 주변에서 시시각각 일어납니다. 바로 이 점을 깨어있는 의식이 자각해야 합니다. 우리 주변의 사소한 변화를 파악하기 위해 우리는 이런 거대한 변화를 생각하고 이해해야 합니다.

지구에 편승한 모든 생물은 이런 정보를 파악하는 방법이 나름대로 있습니다. 개구리는 때가 되면 겨울잠에서 알아서 깨고, 무는 추운 겨울이 올 것 같으면 실뿌리를 많이 내밉니다. 오직 만물의 영장이라는 사람만이 그런 감각을 잃고 논리로 세상을 재단합니다. 곧 침몰할 배를 태평스럽게 타는 것도 어리석은 사람이고, 줄 끊어진 줄도 모르고 놀이기구에 올라타는 것이 사람입니다. 그래서 가장 위대한 논리는, 논리로 잃어버린 우주의 변화와 그 기미를 알아채는 더 큰 논리입니다. 우리는 그 훈련을 위해 침 하나를 들고 길을 나선 것입니다. 이제부터 머나먼 여행을 떠나보겠습니다.

2 ̄ 이론과 현실

지 도

나그네에게 가장 필요한 건 지도입니다. 우리에게도 지도가 필요합니다. 그 지도는 바로 몸과 자연과 우주를 보는 이론입니다. 그런데 지도는 아무리 정확해도 땅과 똑같을 수 없습니다. 땅은 하루가 다르게 변하기 때문입니다. 그러니 날마다 지도를 바꿀 수는 없습니다. 땅이 변하지 않는다고 해도 기온이 변하죠. 기온이 변하면서 만들어내는 땅의 모양은 지도가 담아낼 수 없습니다. 지도가 땅을 대신할 수 있다는 생각은 영원한 착각입니다.

세상의 모든 이론과 주장이 그렇습니다. 이론이 정교해서 현실을 많이 따라갈 수는 있겠지요. 그러나 어떤 경우에도 이론이 현실을 대신할 수는 없습니다. 현실은 통째로 살아있는 생명체 같아서, 어떻게 보면 흔히 나타나는 질서 바깥의 무질서를 늘 갖기 마련입니다.

　동양에서는 주역과 음양오행이 자연과 세계를 이해하는 틀로 오랜 세월 작동했습니다. 그러나 이것도 한 가지 이론일 뿐, 유일한 해결책이 될 수 없습니다. 공부가 깊어지려면 자신이 하는 공부의 끝을, 그 한계를 분명히 보아야 합니다. 주역이나 음양오행도 지도와 같은 이론이라는 것을 먼저 자각하는 것이 역으로 가는 공부의 첫 열쇠입니다. 주역은 진리가 아닙니다. 진리를 표현한 여러 방법의 하나이고, 다른 여러 표현 중에서 좀 더 정확성이 높거나 규모가 큰 것일 뿐입니다.

　그렇다면 우리는 오늘 우리가 사는 세계를 좀 더 정확히 이해할 필요가 있고, 그런 이해 위에서 옛사람들이 주역을 통해 표현하고자 한 상상력과 추상력의 비밀을 이해해야 할 것입니다. 오늘날은 천문학과 물리학이 발달해서 옛날 사람들이 막연히 추상하여 표현하느라고 헤맸던 많은 것이 훨씬 더 명확해졌습니다. 특히 망원경이 열어놓은 천문학의 발달은 옛사람들이 상상도 못 했던 만큼 진보했습니다. 그러니 옛사람들이 표현하고자 했던 구절들이 과연 무엇이었느냐 하는 것을 좀 더 섬세하게 이해하는 노력이 필요합니다.

　우리가 쓰는 표현법과 옛사람들이 쓴 표현법이 같지 않습니다. 그래서 이 둘 사이의 틈을 잘 넘나들어야 오해가 없습니다. 그런 점에서 옛글을 읽는다는 것은, 그분들이 그 글로 표현하고자 했던 것이 무엇이었는가를 파악해보려는 시도가 될 것입니다. 모든 글은 그런 것들입니다. 그런 과정에서 반드시 기억해야 할 것이 바로 지도가 땅과 같을 수 없다는 자명한 사실입니다.

　그렇지만 옛사람의 글과 생각 속에 파묻히다 보면 이런 사실을 종종 잊습니다. 그러면서 정확하지도 않은 옛 지도 속에 갇혀서 그것이 세계의 전부라고 착각하고 현실의 참모습을 잊는 수가 많습니다. 그러면 이론은 알겠지만, 현실은 잘 모르는 희한한 상황에 이르고 맙니다. 사람의 목숨을 다루는 의원으로서는 가장 경계해야 할 일이죠.

　가장 좋은 교재는 생생하게 살아 움직이는 현실입니다. 옛사람이 남긴 모든 책은, 이 생생한 현실에서 추려내어 정리한 것입니다. 그러니 지도는 지도일 뿐, 어떤 경우에도 지도가 땅을 대신할 수 없습니다.

대국자와 구경꾼

　바둑을 둘 때, 대국자보다는 구경꾼이 수를 훨씬 잘 읽는다는 건, 다들 알고 계실 겁니다. 바둑을 두는 사람은 승부에 얽매어 다른 다양한 생각을 하지 못하고 생사가 걸린 그 상황에만 매달리기 때문에 하수들의 눈에 보이는 수도 못 보는 수가 종종 있습니다.

　침뜸은, 몸 안에서 일어나는 문제를 해결하려는 것입니다. 그런데 몸 안에서 일어나는 갖가지 탈들은 몸 자체의 문제이기도 하지만, 사실은 그 몸이 담긴 환경과 조건의 영향을 받게 됩니다. 이렇게 되면 몸 안의 탈을 일으키는 몸 바깥의 조건에 신경을 쓰지 않을 수 없습니다. 예컨대 계절 같은 것이 그런 것이죠. 계절이 바뀌면 어떤 병은 심해지고, 어떤 병은 저절로 낫습니다. 그러니 몸의 탈을 고민하는 사람들은 몸 바깥의 여러 조건을 감안해야 하는 운명에 맞닥뜨립니다.

몸 바깥의 조건에는 여러 가지가 있고 사람의 머리로 이루 다 헤아릴 수 없습니다. 그 사람이 사는 집터부터 시작해서 계절, 나아가 위도와 경도까지 일일이 헬 수 없습니다. 또 우주 전체의 큰 변화와 조건에도 영향을 받습니다. 이런 조건들을 밝혀내려는 동양의 여러 철학이 천문, 명리, 풍수 같은 분야로 자리 잡은 것입니다.

따라서 침뜸을 통해 몸을 들여다보는 의원은, 몸속의 병과 샅바를 마주 잡고 씨름해야겠지만, 바둑판에 몰두함으로써 오히려 수를 보지 못하는 대국자의 상황을 멀찌감치서 볼 줄 아는 구경꾼의 태도를 지녀야 합니다. 반구저기反求諸己([결점이나 잘못의 원인을] 돌이켜 자기 자신에게서 구하다)가 필요한 것입니다. 이렇게 침뜸이라는 바둑판을 바깥에서 들여다볼 수 있도록 해주는 다양한 방법을 접하고 익혀야 합니다. 그렇게 하면 바둑판 바깥에서 바둑판이 더 넓고 다양하게 보이는 것처럼, 침뜸의 바깥에서 침뜸에 수많은 힌트를 줄 수 있습니다.

이런 힌트를 줄 수 있는 분야는, 사람의 몸에 가장 큰 단위로 영향을 미칠 수 있는 주역입니다. 그리고 주역을 토대로 발전한 이론 가운데 천문과 명리는 가장 큰 단위의 학문입니다. 특히 명리는 지구와 달과 해의 관계가 사람의 운명에 미치는 영향을 판단하는 것이어서, 더더욱 사람의 몸을 보는 시각을 크고 다양하게 만들어줍니다. 침뜸을 하는 사람들이 명리를 공부해야 하는 까닭이 이것입니다.

3⁻ 지구 운동의 특성

지구는 단단한 돌덩이나 쇠붙이가 아닙니다. 속은 돌과 흙으로 되어 있지만, 그 위에는 물이 덮였고, 그 위에는 공기가 솜처럼 에워쌌습니다. 그런 지구는 가만히 있지 않고 돕니다. 돌면 그 안에 있는 것들이 변화를 일으킵니다. 큰 변화를 일으키는 것들이 있고, 작은 변화를 일으키는 것들이 있으며, 변화를 일으키지 않는 것들도 있습니다. 변화를 일으키지 않는 것은 흙이나 돌 같은 고체입니다. 물론 이것들도 지구 내부의 뜨거운 열기 때문에 맨틀이 이동하면서 변화를 일으키기는 하지만, 그런 변화는 여기서 말하는 일상의 변화에 견주면 너무나도 크고 긴 세월이 걸리는 것이기 때문에, 여기서는 없는 것으로 간주하는 게 좋겠습니다.

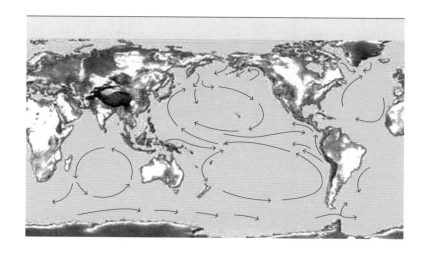

물

　그렇게 보면 지구에서 움직이는 것은 크게 두 가지로 압축됩니다. 물과 공기죠. 외부의 조건을 빼고 이것들의 변화를 먼저 살펴보겠습니다. 물은 지구가 가만있으면 크게 움직이지 않을 것입니다. 그러나 지구가 돌면 그 위에 있는 물도 지구를 따라 움직입니다. 그렇지만 물이 지구의 움직임에 정확히 일치하진 않겠죠. 고체와 액체는 서로 다른 성질이 있기 때문입니다.

　따라서 원심력이 작용하는 적도 부근의 물이 가장 큰 변화를 입을 것입니다. 지구는 동쪽을 향해 돕니다. 당연히 물도 그렇게 따라 돌겠죠. 그러나 속도는 다릅니다. 지구보다 물이 늦겠죠. 그러면 적도 부근의 물은 지구가 향한 동쪽과는 반대인 서쪽으로 도는 것처럼 보일 것입니다. 물도 동쪽으로 돌지만, 지구가 더 빨라서 그 위에 얹힌 물은 반대로 도는 것처럼 느껴지는 것입니다. 옆 차가 더

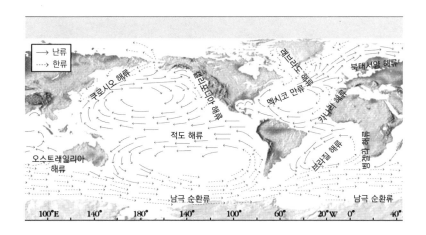

빨리 달리면 내 차가 뒤로 가는 것처럼 느껴지는 것처럼 말이죠.

지구상의 모든 물은 서쪽으로 도는 것처럼 느껴질 것입니다. 그러나 그렇게 단순하지 않습니다. 지구가 둥글기 때문입니다. 그러니 지축에 가까운 곳은 속도가 느리겠지만, 허리에 해당하는 적도 부근은 중심축에 가까운 곳보다 훨씬 더 빠를 것입니다. 이 속도가 변화를 일으킵니다. 너무 빨리 흐르는 적도의 물이 늦은 그 주변의 물과 서로 엇갈리며 둥근 원을 그리게 됩니다.

그래서 물길을 만들죠. 지구 밖에서 내려다보면 소용돌이치는 것처럼 보이겠죠. 태평양 한가운데에다가 그 흐름의 중심을 만들고 주변으로 물이 한 바퀴 도는 것입니다. 그러면 이 커다란 둥근 물길 주변에는 이 물길로 하여 생기는 또 다른 둥근 물길이 생깁니다. 그렇게 해서 북반구나 남반구의 높은 위도로 갈수록, 그래서 중간쯤을 넘어설수록 또 다른 둥근 물길이 생기는 것입니다.

여기에 영향을 미치는 것이 두 가지가 있습니다. 바닷속의 지형과 햇볕입니다. 바닷속의 지형에 따라서 물줄기가 영향을 받습니다. 그러니 물의 표면에서 지구의 자전 때문에 생기는 흐름이 땅속의 지형을 따라서 방향을 바꾸는 이중의 변화를 입게 됩니다.

햇볕은 계절의 요인입니다. 추울 때와 더울 때의 물 흐름이 달라지기 때문입니다. 뜨거운 물은 위로 뜨고 찬물은 가라앉는 성질이 있습니다. 그래서 지구의 자전이 옆으로 흐르는 변화를 주도한다면 계절은 물이 위아래로 흐르는 변화를 주도하게 됩니다. 계절의 고정된 형태는 적도와 양쪽 극지의 온도 차이입니다. 그래서 차가운

물은 밑으로 흐르고 더운물은 위로 흘러 위의 물은 적도에서 극지로 흐르고, 밑의 물은 극지에서 적도 쪽으로 흐릅니다. 여기에다가 염분의 농도도 가세하여 흐름이 이루어집니다. 이 세 가지 변화요인이 맞물려서 오늘날 우리가 지구과학 시간에 배우는 해류의 모양이 이루어진 것입니다.

공 기

물보다 더 민감한 변화를 보이는 것이 공기입니다. 공기도 물과 같은 흐름을 보입니다만, 지구의 회전보다 햇볕의 영향을 더 받는다는 점에서 또 다른 상황이 나타납니다. 계절에 따라 달리 부는 바람이 그런 경우입니다. 그런데 물과 달리 공기는 육지의 영향을 덜 받습니다. 이것은 지구의 회전이 만드는 본래 속성을 더 많이 나타내게 된다는 것을 말합니다.

예컨대 지축이 23.5도 기울었다는 것이 바람에 미치는 영향은 즉각 나타납니다. 북반구든 남반구든 회귀선에서 바람의 방향이 갈라집니다. 적도 쪽으로 부는 것을 '무역풍'이라고 하고, 그 반대쪽으로 부는 것을 '편서풍'이라고 하죠. 이것은 일정한 방향을 따라서 붑니다. 이것은 지구 자체의 영향이 아니라 태양의 영향입니다. 바람은 지구의 자전운동에 따라 적도의 선을 따라서 물과 같은 변화를 일으키려고 하지만, 지구가 해의 둘레를 돎에 따라 햇볕의 영향을 받아서 바람의 세기나 흐름이 달라지는 것입니다. 그래서 공전할 때 해와 마주 보는 선으로 일정한 바람의 흐름이 생기는 것입니다.

우주 변화와 한의학

세계지도를 보면 회귀선을 따라서 사막이 형성된 것을 알 수 있습니다. 물론 사막의 높이(지표고도)에 따라서 회귀선 위아래로 조금씩 옮기기는 하지만, 세계지도를 펼쳐놓고 보면, 대체로 회귀선 안팎에 사막이 포진해있다는 것을 한눈에 알 수 있습니다.

바람이 물처럼 지구가 도는 반대 방향으로 돌지만, 물과 달리 또 한 가지 고려해야 할 것이 있습니다. 그것은 온도 차이로 위아래로 도는 기운입니다. 남극과 북극의 찬 바람과 적도의 뜨거운 공기가 교류하는 상황이 하나 있고, 같은 지역이라도 하늘의 높이에 따라서 위아래로 공기가 흐른다는 것이 또 다른 하나입니다. 그래서 공기는 물보다 양상이 훨씬 복잡합니다. 여기에 지구의 자전 속도까지 보태져 공기의 흐름은 물보다 훨씬 복잡합니다.

그 복잡함은 지구 기울기인 23.5도의 위도에서 양쪽으로 바람의 방향이 갈라진다는 것과, 그런 갈래 때문에 위아래로 도는 기운이 형성된다는 점입니다. 그리고 중위도에서도 양쪽의 극지에서 내려오는 바람과 또 한 차례 나뉘어, 대체로 물의 흐름보다 더욱 복잡한 양상을 드러냅니다.

그리고 어쩌다 층마다 일정한 바람의 길을 만들면서 아주 특수한 띠가 생기기도 합니다. 제트기류 같은 것이 그것이죠. 2차 세계 대전 때 원자폭탄을 투하하러 폭격기를 몰고 일본까지 갔다 온 조종사들은 아주 특이한 사실을 겪습니다. 갈 때보다 올 때 7시간이나 더 빨리 돌아온 것입니다. 이것은 폭격기가 날아간 10km 높이에서 한 방향으로 엄청난 세기로 부는 바람의 골이 생겼기 때문입니다. 무려 시속 350~450km의 속도로 붑니다. 폭격기 조종사들이 발견한 이 기류가 '제트기류'입니다. 극지의 찬 바람과 적도의 뜨거운 바람이 마주치는 30도쯤의 편서풍대에서 일어나는 일입니다.

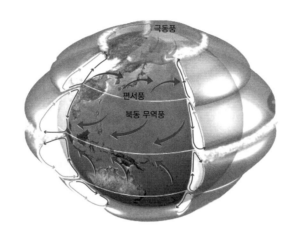

지구의 자전운동 때문에 생기는 바람은 일정한 형태를 유지하려고 합니다. 그러나 햇볕의 변화에 따른 변화요인은 이런 일정한 형식을 무너뜨립니다. 그래서 생각지도 못한 변수가 발생합니다. 그런 변화의 한 극단을 보여주는 것이 태풍입니다. 태풍은 한여름에 발생하죠. 적도 근처의 고요한 곳에서 생깁니다. 그 이유를 잘 생각해보십시오.

여름이 극한에 이르렀다는 것은 햇볕이 가장 많이 지구로 들어온다는 얘기고, 그것은 지구 자전 때문에 생기는 일정한 바람의 흐름과 가장 다른 성질을 지녔음을 뜻합니다. 그 성질이란 지구의 것이 아닙니다. 태양의 것이죠. 그래서 무역풍과 편서풍대의 다른 바람들은 감히 넘나들 수 없는 영역을 태풍은 우습게 넘어서 북반구의 60도 선까지 올라가는 것입니다. 이렇듯 지구와 해의 두 기운이 한 극에 이르면 어느 한쪽의 질서를 완전히 무시하는 현상이 나타납니다.

이러한 양극단을 잡아서 이론화한 것이 동양철학의 뼈대입니다. 10간이나 12지지의 충과 합을 이용하는 운기학 같은 것이 바로 이런 데 바탕을 둔 이론들입니다.

총량의 관점에서 볼 때 태풍의 발생 빈도는 어떤 단위 안에서 일정한 비례나 정수를 보일 것입니다. 예컨대 전 세계 태풍 발생의 횟수를 조사한 다음에 그것을 5년이나 10년, 혹은 12년, 30년, 60년 단위(동양철학에서 자주 쓰는 숫자)로 끊어서 셈해본다든지 하면 어떤 일정한 수치를 나타낼 것입니다. 물론 저만의 짐작입니다. 아직 해보지는 않았습니다만, 틀림없이 그럴 것입니다.

1959년에는 태풍이 모두 31개 발생했는데, 한반도까지 다다른 태풍은 월다, 빌리, 조앤, 사라였습니다. 한반도에 가장 큰 피해를 준 태풍은 '사라'여서 우리에게는 악몽으로 남아있습니다. 2019년에는 태풍이 모두 29개 발생했는데, 한반도까지 다다른 태풍은 다나스, 프란시스코, 미탁입니다. 이 해에는 미탁이 큰 피해를 주었죠. 1959년과 2019년은 기해년이죠. 60년 만에 되돌아온 기해년입니다. 그런데 이 두 해의 태풍 발생 숫자도 비슷하고 한반도까지 다다른 숫자도 비슷합니다. 이런 식으로 살펴보면 뭔가 재미있는 공통점이 발견될 듯합니다.

지구 운동의 특징

지구에 미치는 두 가지 영향을 추론해낼 수 있습니다. 지구 본래의 성질과 해의 성질이죠. 물과 공기가 자전 때문에 생기는 흐름은, 적도를 중심으로 그 위아래로 오르고 내리며 생기는 일정한 영향이 있고, 자전축이 23.5도 기욺으로써 햇볕의 양이 달라져서 생기는 공기의 변화가 있습니다. 이 두 가지에 이름을 붙인다면, 지구 본래의 속성과 지구 바깥의 해로부터 받는 속성, '천'과 '지'라고 할 수 있겠죠. 우리에게 더 익숙한 것은 없을까요? 천간과 지지? 또 다른 이름으로 해보면, 선천과 후천, 상생과 상극, 체와 용, 음과 양… 뭐 어떤 이름을 갖다 붙여도 좋겠지요.

우리는 이런 식의 이름을 동양철학에서 많이 들었습니다. 그러면 왜 이런 식의 이름이 붙는지 짐작할 수 있겠죠? 우리가 사는 지구에 나타나는 두 가지 현상 때문에 그렇습니다. 지구는 가만히 혼자서 돌지만, 그 안에서 흐르는 물과 공기 때문에 우리가 사는 지표상에는 또 다른 변화가 생기는 것입니다. 그래서 될수록 고정된 형태로 나타나는 지구의 영향과, 변화무쌍한 형태로 나타나는 해의 영향 두 가지를 가리키는 용어들이 생겨난 것입니다. 어떤 식의 이름이든, 그것들은 이 두 가지 상황을 나타내려는 것임을 잘 이해해야 합니다.

그러면 이 두 현상을 그림으로 그린다면 어떻게 할 수 있을까요? 지구가 자전하는 것은, 지구를 펼쳐놓으면 되니까 그냥 일직선이 될 것입니다. 우리가 보는 세계지도와 같죠. 그런데 사계절의 변화는 어떻게 그럴까요? 사계절의 변화는 공전 때문에 생기는 것이니 해의 영향을 그리면 될 것입니다. 그러면 추위와 더위를 오락가락하기 때문에 지구 한 바퀴를 따라서 오르락내리락할 것입니다. 사인, 코사인 곡선이 연상되죠. 우리가 주역을 설명할 때 많이 보는 그림이 그것입니다.

　　이 둘을 결합한 그림은 어떨까요? 그림은 고정된 형태로 그리지만, 우리가 실려 있는 이 지구는 한순간도 멈춤 없이 움직입니다. 한쪽은 고정되려 하고 한쪽은 움직이려 하는, 이 화합하기 힘든 조건이 서로 지구라는 한 공간 안에 놓였습니다. 이렇게 해서 생기는 움직임의 상태는 '뒤뚱뒤뚱'이죠. '비틀비틀'이 더 정확할까요? 어쨌거나 지구는 겉으로는 어느 한순간만 보면 고요히 돌기만 하는 것 같지만, 그 도는 지구 속에 계절 요인을 가미하면 그냥 도는 게 아니라 뒤뚱뒤뚱, 비틀비틀 도는 겁니다. '行'은 두 부수로 이루어졌는데, 이 각각의 부수는 모두 걷는다는 뜻으로, 똑바로 걷는 게 아니라 뒤뚱거리며 걷는 것을 나타내는 말입니다.[*] 묘하죠?

　　지구의 움직임에는 둘이 있고, 이 둘이 만나면 반듯한 걸음이 아니라 뒤뚱거리는 걸음입니다. 그 움직임은 불안하지만 대단한 역동성을 지녔습니다. 그래서 그 안에 사는 생물들이 탄력을 지니고 생생하게 살 수 있도록 합니다. 이것이 지구가 지닌 우주 생명의 비밀입니다.

---

[*] 한동석, 『우주변화의 원리』, 대원출판, 4341. 59~60쪽

에너지 총량의 법칙

지구는 눈에 보이지 않는 기운을 외부에서 받아들이기는 하지만 전체 물질은 언제나 일정합니다. 물론 별똥별이라든지 하는 아주 작은 조건들이 있지만, 그건 전체를 볼 때 크게 감안할 일은 아니라고 봅니다. 중고등학교 때 배운 '에너지 불변의 법칙'이라는 것을 기억할 것입니다. 전체의 총량이 변하지 않을 때 그 안에서 생기는 변화들은 그 전체의 총량과 어떤 일정한 관계를 맺지 않을까요? 너무 소박하고 단순한 의문일까요?

우주 바깥으로 나가서 우주를 보는 방법은 없습니다. 그러니 우리가 지금 공부하는 이 대상은 언제나 이런 한계에 부딪힙니다. 이런 한계에 부딪힌 선인들이 고안해낸 방법의 하나가 밑도 끝도 없는 가정으로 설명해보는 것입니다. 말하자면 총량 불변의 법칙은 그런 가정의 하나이고, 옳고 그름을 떠나 논의의 실마리를 제공해주는 아주 훌륭한 방법입니다.

이런 방법의 발상을 얻을 때 선인들이 많이 쓴 방법은 무한대를 무한소에서 찾는 것입니다. 무한대가 우주 전체라면 무한소는 사람입니다. 우주 전체에 비하면 사람은 정말 먼지 하나에도 못 미칠 존재죠. 그렇지만 먼지 하나 속에도 우주가 들어있다는 '화엄일승법계도'의 구절처럼 그 무한소 안에서 답을 찾을 수 있습니다. 그 방법은 자신의 내면을 들여다보는 것입니다. 자신의 텅 빈 내면을 들여다보면 거기에는 완벽한 우주가 있습니다. 그 우주를 통해 대우주의 윤곽을 파악할 수 있는 어떤 실마리를 얻는 것입니다.

제설하고, 에너지 총량의 법칙이 일단 맞는다고 본다면 우리 주변의 여러 현상을 설명할 수 있는 몇 가지 재미있는 가설들을 만날 수 있습니다. 예컨대 이런 가정을 할 수가 있죠. '매년 날씨는 다른데 몇 년을 한 단위로 묶으면 그 안에서 벌어지는 변화는 일정한 규칙성을 이룬다.' 한때 과학계에서 유행한 카오스 이론도 이런 발상이죠.

그러면 몇 년을 단위로 끊어볼까요? 사람의 한 생이 60년이니, 60을 단위로 끊을까요? 그런데 너무 크죠. 일생을 살며 한 번밖에 살펴보지 못하니, 어떤 법칙을 발견해내기 전에 죽습니다. 그러면 절반인 30년? 그것도 너무 길어요. 그럼, 10년? 대체로 10년 단위로 끊어보는 경향이 강합니다. 그래서 명리학에서도 10년을 대운의 주기로 봅니다. 또 달의 성질을 이용하면 12년 단위로 끊는 방법도 있죠. 이렇게 일정한 단위로 끊어서 지구의 여러 현상을 관찰하면 거기에는 묘한 규칙성이 곳곳에 숨어있음을 발견할 수 있습니다.

이렇게 해서 찾아낸 방법들이 『황제내경』과 주역의 여러 문헌에서 나타나는 것입니다. 운기학의 고민은 바로 이런 것들을 어떻게 이용해서 정형화하여 실제 생활에 응용하느냐 하는 것입니다. 그 과정에서 가장 강력하게 사용되는 것이 천간天干과 지지地支라는 틀입니다. 그러니 운기학 공부에 천간과 지지의 변화를 보는 공부가 빠질 수 없는 것입니다.

대체로 이런 틀을 머릿속에 두고서 관찰을 해보면 어느 해는 유난히 춥다가 어느 해는 유난히 덥고, 또 어느 해는 유럽이 가뭄에 시달리다가 또 홍수로 사태가 나고 하여 정신이 없는 가운데, 지구의 반대편에서는 가뭄과 홍수가 해를 걸러 비례하여 나타난다는 것을 어렵지 않게 알 수 있습니다. 이런 법칙성을 가장 민감하게 도표화 하는 곳이 기상청이죠.

비단 총량 불변의 법칙만이 아닙니다. 끊임없이 되풀이되는 현상들 속에는 어떤 법칙이 서리기 마련이고, 우리 주변에서 일어나는 반복성은 옛사람들이 법칙과 공식을 만드는 기본 자료가 되었습니다. 삼한사온이 그런 경우죠. 실제로 삼한사온이 딱 맞아떨어지는 겨울은 10년에 한 번 올까 말까 합니다. 그런데도 우리는 철석같이 믿죠. 실제로 그래서 그런 것이기보다는 질서를 발견하려는 태도가 만들어낸 한 경향입니다.

이런 형식화에 익숙해지면 사람은 직감이 발달하여 생각지도 못한 법칙을 찾아내기도 합니다. 동양의 여러 이론은 이런 직감이 작용하면서 나타난 것들이 많습니다. 나름대로 의미가 있습니다. 이런 직감으로 세웠던 논리와 형식들이 최근 서양 이론에 힘입어 효과가 입증되는 사례도 많습니다.

4 - 달을 품은 땅

명품 바이올린의 비밀

3백여 년 전 이탈리아에서 만든 유명한 바이올린이 있습니다. '스트라디바리우스'와 '과르네리'라는 이름이 붙은 바이올린인데, 스트라디바리의 경우 경매에서 비공식적으로 2천만 달러에, 과르네르는 2010년에 1천 600만 달러에 낙찰된 것으로 알려져 있습니다. 그런데 이 악기들은 요즘 장인들이 흉내 낼 수 없는 특징을 지녔습니다. 넓은 공연장에서 연주해도 소리가 은은하게 똑같은 크기로 번져간다는 것입니다.

이 이유를 놓고 학자들은 연구에 골몰했습니다. 그 결과 여러 가지 추론이 나왔습니다. 재미있는 것은, 이 명품을 만든 두 장인이 활동한 시기가 약 300년 전인 1645~1715년인데, 이때 태양의 흑점이 없었고, 지구는 소빙하기(15~19C)라는 조건 때문에 겨울 평균 기온이 0.5-2도가량 낮아서 이때의 바이올린 재질이 다른 시기에 자란 가문비나무들보다 훨씬 단단하다는 것입니다. 두 장인이 활동한 시기에 만들어진 바이올린 재질이 다른 시기의 것들보다 단단하고 좋은 밀도를 지녔던 셈이고, 그 덕에 다른 시대에는 내지 못할 그런 명품 소리를 내게 되었다는 것이죠.

명품 바이올린은 인간이 만들어내는 것이지만, 그 소리는 우주가 만들어내는 것임을 이런 사례에서 볼 수 있습니다. 이런 행운은 우주가 인간에게 허락해주는 것이고, 우리는 사물 현상 속에서 우주의 은밀한 신호와 신비를 보는 것입니다. 좀 더 길게 우주의 현상을 관찰해보면 이런 불규칙 속의 규칙성이 더 잘 발견됩니다. 그래서 지난 시기 우리나라의 천문관들은 그런 기록을 세세하게 남겼습니다. 이런 일을 한 이유는 그것이 사람에게 영향을 미친다고 보았기 때문입니다. 한 마디로, 옛날의 여러 제도는 어떤 규칙성을 찾아내어 그것을 인간에 적용하려는 것이었습니다. 그런 다양한 눈들을 익혀야 사람과 사회의 변화를 정확히 볼 수 있습니다.

앞서 지구에서 나타나는 특성을 지구 본래의 것과 해의 것이라고 표현했습니다. 그렇지만, 지구 본래의 속성에 숨어서 드러나지 않은 게 하나 있습니다. 바로 달이죠. 달은 지구에 가장 가까운 별입니다. 직접 인력이 느껴질 만큼 가까운 별이죠. 바닷가에 가보면 이 인력을 실감할 수 있습니다. 썰물과 밀물이 그것입니다. 달이 잡아당기는 힘이 얼마나 센 것인지 바다 전체가 들썩입니다. 이런 인력은 비단 바다에만 미치지 않습니다. 공기라면 더하겠지요. 지구를 솜처럼 덮은 공기는 마치 풍선이 이쪽저쪽으로 밀리듯이 달을 따라 그쪽으로 당겨지고 쏠립니다.

그렇지만 이런 힘들은 우리 눈에 잘 잡히지 않습니다. 그것은 지구 본래의 특성 속에 가만히 묻혀있습니다. 그렇지만 1년을 12달로 나눈다든지, 밤하늘의 별 속을 걸어가는 지구의 위치를 헤아린다든지 할 때는 달의 모양과 위치가 열쇠 노릇을 합니다. 그만큼 보이지 않게 우리에게 영향을 끼칩니다. 그래서 이 단원의 이름을 '달을 품은 땅'이라고 한 것입니다.

달은 사람이 사는 땅에 있는 듯 없는 듯 영향을 미칩니다. 해가 전체의 틀을 움직이는 역동성을 갖추었다면, 달은 그 역동성을 완성하는 묘한 힘을 갖추었습니다. 그래서 정말 정교한 부분에서는 달의 작용이 중요해집니다. 명리학의 지장간 같은 경우가 그런 것들입니다. 지장간은 지지 속에 천간의 특성이 숨어있다는 이론입니다. 사주명리학에서 암합을 판단할 때 아주 중요하게 쓰는 개념입니다. 이런 것은 달과 해와 지구가 오랜 세월 교류하는 가운데 그 속에 서로 영향을 끼친 것들이 스며있다는 생각입니다. 부부가 닮는다는 것과 비슷하다고 해야 할까요? 그런 속성이 있습니다.

천간과 지지

　동양철학에서 많이 쓰는 오행은 10천간을 줄인 것이고, 10천간은 '천간'이라는 말에서 보듯이 하늘에서 온 말입니다. 하늘의 별을 보고서 붙인 것입니다. 곧 목성, 화성, 토성, 금성, 수성이 그것입니다. 이것은 해와 달 이외에 하늘에서 지구에 큰 영향을 미치는 별들입니다. 이 다섯별 바깥의 별들은 지금은 망원경 때문에 누구나 볼 수 있지만, 망원경이 없던 시절에는 알기 쉽지 않은 것들이었습니다. 그리고 실제로 너무 멀어서 지구에 영향을 미친다는 사실을 파악하기는 좀 무리인 별들입니다. 전문가들의 눈에나 겨우 잡히는 별들이고, 그래서 전문가들은 자신의 능력 나름대로 자부심을 지녔습니다.

　그런데 다섯인데 어찌 10천간이라는 이름이 붙었을까요? 그것은 동전의 양면을 보는 동양인들의 특수한 사고방식 때문입니다. 이 별들이 지구에 미치는 영향은 두 방향입니다. 당길 때와 밀 때, 가까워질 때와 멀어질 때. 그래서 한 별이 둘로 인식된 것이고, 그것이 10이라는 숫자와 맞아떨어지면서 사람의 생각을 확정한 것입니다.(손가락이 10개라서 그렇다든가, 사람이 우주를 닮아서 그렇다든가 하는 표현들은 소박한 비유법입니다. 그것이 사실의 본질은 아닙니다.)

　12지지는 달 때문에 생긴 것입니다. 달은 1년 동안 밤하늘을 배경으로 해를 한 바퀴 돕니다. 그 도는 모습은 밤에만 확인할 수 있습니다. 날마다 별자리가 달라지거든요. 그런데 1년간 밤하늘을 배경으로 나타나는 별들을 좀 더 작게 구별할 필요가 있습니다. 그때 기준이 되는 것이 우주의 등불인 달인 것입니다. 달이 환히 빛나면서 밤하늘의 임금 노릇을 하는데, 모양이 계속 달라지죠. 달라지는 횟수는 1년에 12번입니다.

그래서 밤하늘을 12구획으로 나눈 것입니다. 달이 차고 기우는 그 기간에 나타나는 별들을 정리할 수 있죠. 그래서 그 구획에다가 이름을 붙입니다. 자 축 인 묘 진 사 오 미 신 유 술 해. 이 구역에서 철마다 별들이 나타납니다. 거기다가 전설상의 동물을 본뜬 이름을 붙였습니다. 청룡, 백호, 주작, 현무.

이처럼 천간과 지지는 해와 달과 지구가 어떤 관계에 놓이는가 하는 것을 나타내는 부호입니다. 따라서 어떤 특정한 시간을 천간과 지지로 나타낼 수 있다면, 우리는 그 시간의 특징을 여러 가지 이론에 따라 다양하게 풀어내고 짚어낼 수 있습니다. 그래서 동양에서 사용하는 60간지는 그냥 날짜를 나타내는 단순한 부호가 아닙니다. 해와 달과 별의 관계가 나타나는 부호입니다.

부호란 단순한 표기와 달라서 무언가를 암시하고 상징합니다. 따라서 읽어내는 사람의 능력에 따라 아주 다른 사실을 드러내는 묘한 마력이 있습니다. 간지에는 실제로 그런 정보가 들어있습니다. 그 단순한 두 글자를 어떻게 보느냐에 따라 지구와 인간의 삶에 나타나는 영향을 파악할 수 있습니다. 그것을 보는 이론이 음양론, 오행론, 육기론, 운기론 … 으로 아주 다양합니다.

5 ‐ 동양과 서양의 차이

실체와 관계

활터에서는 같이 어울려 활 쏘는 동무를 사접射接이라고 합니다. 저의 사접 중에 생명공학을 연구하는 교수가 한 분 있습니다. 가끔 활을 쏜 뒤에 맥주 한잔을 하며 이런저런 얘기를 나누곤 합니다. 그러면 우리 같은 평범한 사람들이 궁금해하는 과학계의 여러 소식을 전해주곤 합니다. 얘기를 들어보면 재미있는 게 많습니다.

서양 학문은 실체를 찾아 떠난 여행과도 같습니다. 세계를 구성하는 최소 인자가 무엇이냐를 물으면서 근대과학이 출발했고, 그 물음은 지금까지도 이어졌습니다. 그래서 정말 많은 것을 찾아냈습니다. 먼저 분자라는 개념에서 출발해서 더 이상 깨지지 않는 원자라는 개념을 거쳐서, 더 이상 깰 수 없다는 말을 붙였는데도 계속해서 중성자, 중간자 어쩌구 하는 이름을 붙이며 새로운 것을 찾아낸 지금, 이제 실체는 없고 진동만 있다는 '초끈이론'에 이르렀죠.

이 점은 생명을 연구하는 쪽에서도 다르지 않다고 합니다. 생명 쪽에서는 염색체와 게놈 지도를 완성하는 것으로 연구가 일단락되었습니다. 게놈 지도를 만들면서 학자들은 큰 희망을 품었답니다. 인간과 다른 동물 사이에는 무언가 큰 차이가 있을 것이라는 기대죠. 바로 이런 기대가 종교계에서 나왔고, 인간의 우월성을 입증하기 위해 수많은 연구비를 지원해서 시작되었답니다. 결과는 어떤

가요? 원숭이나 고릴라 같은 영장류와 인간의 게놈은 99.9% 같다는 것입니다. 별 차이가 없다는 것이죠. 심지어 단순한 벌레들과도 기대한 것처럼 큰 차이가 나지 않는다는 것입니다. 그래서 게놈 연구가 유행에서 쑥 들어갔다는 것입니다.

이런 난감한 현실은 다른 어느 분야도 크게 다르지 않을 것입니다. 그것은 서구 학문의 방향이 그렇기 때문입니다. 요약하면 서구 학문은 '실체를 찾아서 떠난 여행'이었다는 것입니다. 과연 실체가 있느냐, 이 질문이죠. 그러면 이쯤 이르렀을 때 스스로 물어보아야 합니다. 과연 실체가 있는 것이냐, 꼭 실체를 찾아야 하느냐, 하는 막바지 질문이죠. 그런데 과연 그 질문을 서구 과학은 하고 있나요? 이렇게 물었더니, 지금 한창 고민 중이랍니다.

이제 막바지에 이른 서구 과학의 고민을 동양에서는 어떻게 했을까요? 동양에서는 처음부터 실체에 대한 고민을 별로 하지 않았습니다. 동양철학에서는 오로지 관계만을 고민했습니다. 실체란 마음이 곧 우주라는 불교와 선가의 깨달음 때문에 늘 의심받는 것이었던 까닭입니다. 실체는 없습니다. 오로지 관계뿐이죠. 내가 사라지면 우주도 사라집니다. 이것이 동양철학의 가장 중요한 전제입니다.

그래서 동양 사람들은 실체가 무엇인지 크게 고민하지 않았습니다. 밀물과 썰물의 실체는 물의 움직임이 아닙니다. 달의 인력이죠. 이와 같은 원리가 거의 모든 분야에 다 적용됩니다. 우리가 침뜸에서 사용하는 개념들을 가만히 보면 모두가 짝을 이룹니다. 음양도 그렇고, 5행도 그렇고, 6기도 그렇습니다. 각기 서로 다른 개념의 짝을 찾는 것이 중요합니다. 그래서 누가 무슨 말을 하면 그

말의 뒤에는 그와 짝하는 다른 어떤 것이 전제됩니다. 예컨대 어떤 의사가 환자의 질병을 "양명병이네!"라고 진단했다면 태음이 부족해서 생긴 병이라는 전제가 자연스레 따라오는 것입니다. 그에 따라 인삼은 안 좋고 버섯이나 죽 같은 것이 좋다는 당연한 처방이 뒤따르죠.

동양의 철학은 '실체'에 대한 학문이 아니라 '관계'에 대한 학문입니다. 이것을 먼저 자각하는 것이 공부가 빨라지고 깊어지는 지름길입니다. 이것을 이해하지 못하면 동양철학은 죽을 때까지도 알쏭달쏭합니다. 끝내 이해하지 못하고 삶을 마감하는 경우가 허다합니다.

피타고라스의 수

수는 그 자체로 무슨 실체를 지니지 않습니다. 곧 사과라는 말이 사과를 지칭하는 것과 달리, 수는 그 어떤 것을 가리키는 것이 없다는 뜻입니다. 왜 이럴까요? 그것은 수가 대상을 지칭하는 말이 아니라 사물 간의 관계를 나타내는 말이기 때문입니다.

잘 생각해보면 '하나'라는 말은 홀로 존재하는 것을 가리키는 것이고, 홀로 존재한다는 것은 다른 것과 관계를 맺지 않는다는 것을 의미합니다. 그렇게 외따로 떨어진 것을 가리키는 말이 하나입니다. '둘'은 이 하나를 또 다른 하나와 묶은 상태를 나타내는 말입니다. 저쪽에 하나가 있어야 이쪽과 짝하여 둘이 됩니다. 다른 숫자도 모두 같습니다. 어떤 실체를 가리키는 게 아니라 관계를 나타내는 말입니다.

　이 관점으로 보면 피타고라스학파의 문제점이랄까 하는 것이 드러납니다. 당시 그리스의 소피스트들이 주요 논제로 삼은 것은 '세계를 구성하는 것이 무엇인가?'였습니다. 학파마다 모두 답이 달랐죠. 탈레스는 물이라고 했고, 데모크리스토스는 원자라고 했고, 아낙시메네스는 공기라고 했고, 엠페도클레스는 지수화풍이라고 했고, 헤라클라이토스는 변화라고 했고, 피타고라스는 수라고 답했습니다. 이 세계를 구성하는 실체에 대해 답을 구하려는 시도였습니다.

　그런데 수는 실체를 가리키는 말이 아니라 관계를 나타내는 말입니다. 피타고라스는 세상을 구성하는 원리가 수라고 생각했습니다. 그것은 관계에 대한 은유입니다. 그래서 수의 실체를 파악하기 위한 셈을 밀고 나가서 마침내 무리수까지도 발견하게 됩니다. 대단한 공적이죠. 그렇지만 그들은 질문의 방향으로 인하여 실체론에 따라 문제에 접근하는 바람에 수 자체의 탐구에 머물렀습니다. 수에 다양한 성격이 있다는 것까지 나아가지 못한 것입니다. 이것은 동양의 사유와 비교해보면 분명히 드러납니다.

　동양의 옛사람들은 수가 관계라는 것을 잘 알았습니다. 그래서 수의 논리 탐구에 머무르지 않고 수에다가 다양한 성격을 부여했습니다. 그를 대표할 만한 발상이 하도河圖와 낙서洛書입니다. 하도와 낙서는 수에 방향이 있다는 사실을 응용한 것입니다. 이것은 피타고라스학파의 생각과는 다소 다른 것이죠. 거기서 사용된 것이 마방진인데, 피타고라스학파에서도 마방진의 존재를 알았지만, 이것으로 방향까지 부여하여, 수의 성격을 확장할 생각까지 하진 못한 것입니다. 동양의 이런 사유 때문에 수는 생각 밖으로 다양한 영역과 분야에 응용되었습니다. 특히 철학까지 확대되어 수는 상象과 함께 사유의 근거가 되었습니다.

동양의 사유 틀은 실체가 아니라 '관계'입니다. 그런 점에서 수를 관계의 차원에서 접근하여 그것을 일상으로 확대한 것은 피타고라스가 아니라 동양의 현인들이었습니다. 송나라 때에 이르면 진한 대부터 도가를 통하여 전해오던 하도 낙서의 체계가 완성되어 음양 오행의 원리를 등에 업고 생활 전 분야에 걸쳐 두루 적용됩니다.

물론, 꽃샘추위에서 시작한 이 글이 동서양의 차이점을 강조하려는 것은 아닙니다. 몸을 어떤 시각과 차원으로 볼 것이냐는 궁금 중 때문에 이런저런 관점을 정리하다 여기에 이르렀지만, 세상을 보는 눈과 버릇이 중요하다는 점을 말하려는 것이었습니다. 그런 점에서 서양 교육이 놓쳐버린 동양의 사유는 우리의 삶과 몸을 이해하는데 뜻밖의 안목을 열어줄 수 있다는 것입니다.

세상의 모든 존재는 어느 것 하나 서로 연결되지 않은 게 없습니다. 사소한 변화나 사물에도 우주 전체가 관여하고 있다는 것을 아는 것이 중요합니다. 우리는 홀로 싸돌아다니는 게 아니라, 우주 변화 전체의 한 부분으로 움직이는 것입니다. 정확히 말해 내 움직임 하나가 곧 우주의 움직임입니다. 이렇다는 사실이 중요한 게 아니라, 그것을 자각하는 일이 중요한 것입니다.

6 한 송이 꽃

사람은 자유의지를 갖고 있어서 생각과 행동을 자신의 마음대로 하는 것 같은 착각을 하고 삽니다. 그러나 자세히 살펴보면 꽃샘추위에 자신을 맞추느라 어제까지 입었던 반소매를 벗어놓고 오리털 파카를 꺼내 입을 수밖에 없는 나약한 존재가 바로 인간입니다. 종일 자신의 의지대로 판단하고 말하고 행동하고 쏘다니는 것 같아도 그런 자신의 행동과 사고가 처음부터 보이지 않는 누군가의 거대한 의지대로 연출된 것이라고는 생각을 전혀 하지 못하고 삽니다. 자신의 의지와 생각대로 움직이는데 그럴 리가 없다는 것이겠지요.

그러나 사람이 자신을 에워싼 환경을 벗어나서 할 수 있는 일은 거의 없습니다. 손가락 하나 까딱하는 것부터 숨 한 번 내쉬는 것까지 내 의지대로 움직일 수 없는 것이 사람입니다. 나를 그렇게 움직이는 것은 내 생각이 아니라 나를 그렇게 만드는 우주 전체의 움직임이라고 본다면 그것은 과연 허풍일까요? 그러나 생각을 깊이 할수록, 짧지 않은 세월을 살아갈수록, 사람의 삶은 자신이 만드는 듯 보여도 기실 누군가 보이지 않는 거대한 손길이 빚어내는 것일지도 모른다는 생각이 듭니다.

이런 전제 위에서 사람의 운명을 판단하고 미래를 예측하는 학문이 사주 명리학입니다. 명리학에서 말하는 삶은 단 한 치의 오차도 허용하지 않습니다. 내가 넋을 놓고 걸어가다가 전봇대를 들이받았으면 그것까지 사주에 들어있다고 보는 것입니다. 그것이 맞느냐

안 맞느냐를 떠나서 사람이 우주 변화 전체의 틈바구니에 끼어있는 존재라는 점을 철저하게 자각한 상태에서 나온 학문이라는 것이 중요합니다.

이렇게 전체의 마음으로 세상을 보면 세상은 정말 누군가 빚어낸 위대한 작품이고 매 순간 새롭게 피어나는 거대한 꽃송이 같습니다. 우주라는 한없이 큰 꽃송이에 내가 조그만 솜털처럼 가만히 얹혀있는 것 같습니다.

사람의 몸에 침 하나 놓는 일은 그 거대한 질서 속에 참여하는 것을 뜻합니다. 그 질서를 거스르는 방향이 아니라 그 질서의 방향으로 엉킨 매듭을 하나하나 풀어 감을 뜻합니다. 어찌 사람의 일이겠습니까? 침은 우주의 거룩한 질서에 겸손하게 참여하는 일입니다.

우주가 꿈틀꿈틀

1˙ 주역의 가지 뻗기

2˙ 주역을 보는 눈길 : 24절기

3˙ 음 양

4˙ 오 행

5˙ 오 운

6˙ 육 기

2장

우주가 꿈틀꿈틀

✦
✦
✦
✦
✦

1⁻ 주역의 가지 뻗기

주역은 원래 지구와 해와 달의 관계를 관찰하여 그것을 공식화한 것입니다. 인간은 지구에 편승할 수밖에 없는 운명이고, 따라서 자연이 주는 재해를 입지 않고 제대로 잘 살려면 땅의 변화를 파악할 줄 알아야 했습니다. 그런 필요가 해에 대한 관찰로 이어졌고, 해의 1년 운동을 관찰하여 그것을 부호로 나타낸 것이 괘입니다. 그괘가 암시하는 일정한 법칙에 따라 삶을 도모한 것이었습니다. 이렇게 역이 자연의 질서를 나타내는 상황을 '선천先天'이라는 말로 표현할 수 있습니다. 자연과 인사人事가 구별되지 않는 행복한 시절의 이야기입니다.

그런데 주나라 때에 와서 역이 바뀝니다. 즉 자연이 아니라 인사가 괘를 해석하는 일의 중심으로 떠오릅니다. 당연히 괘를 바라보는 시각이 달라지고, 그로 인하여 인사를 중심으로 괘의 질서까지 재편됩니다. 그것이 바로 주공이 새롭게 해석하고 공자학파가 완성한 주역입니다. 이것은 그야말로 인문학이죠. '후천後天'이라고 할 수 있습니다. 선천이 자연학이라면, 후천은 인문학인 셈입니다. 따라서 괘의 질서도 완전히 바뀝니다. 이렇게 해서 바뀐 괘는 더는 하늘의 질서를 나타내지 않습니다. 인간의 질서를 나타내죠.

이렇게 주역이 자연의 지도에서 인사의 지도로 바뀌고 나면 사람들은 주역에서 자연현상을 읽으려 하지 않습니다. 인사의 원리와 법칙을 찾아내서 행동의 준칙으로 삼으려고 하죠. 현재의 주역은 그렇게 재구성된 도덕책입니다. 따라서 점을 보는 것은 중요한 일이 아니게 됩니다. 오로지 그 안에 담긴 주나라 시절의 통치철학과 인사 원리를 암기하고 이해하여 현재의 삶에 적용하고 활용하는 일만 남습니다. 실제로 선비들은 주역을 외워서 그렇게 활용했습니다. 점이 드러내는 암시보다 괘사卦辭와 효사爻辭가 보여주는, 역을 해석한 주나라 시대의 통치철학과 처세가 더 중요했던 것입니다.

그러나 이런 인사의 일은, 엄밀히 말해 자연의 일부에 지나지 않습니다. 주역이 인간으로 동떨어져 나갈 때도 자연은 자연대로 돌아가는 법칙이 있습니다. 자연이 인사를 따라갈 수는 없는 법이니까요. 내 배가 아프다고 해가 서쪽에서 뜬다거나, 어떤 사람이 밀어낸다고 해서 태풍이 딴 곳으로 비켜 갈 수는 없거든요. 자연은 냉정합니다.

그러면 이런 법칙은 어떻게 할까요? 생활에 필요한 이런 부분의 질서, 우주와 해와 달과 지구의 질서를 읽는 또 다른 틀은 없을까요? 어떻게 그것을 이해할까요? 이런 의문에 64괘의 틀은 너무나 소박합니다. 하루하루 생사를 가르는 절실한 현장에서는 응용력이 형편없습니다. 그래서 실생활에 좀 더 손쉽게 응용할 수 있는 또 다른 법칙과 이론을 생각하게 됩니다. 그래서 나온 것이 음양오행입니다.

주역이 자연에서 인사로 떨어져 나갈 때, 또 다른 쪽에서는 주역 본래의 영역인 해를 관찰합니다. 해의 윤운동輪運動을 관찰하면 그에 따라서 지구에 나타나는 여러 현상을 관찰할 수 있고, 그것을 수식화하고 도식화하는 방법이 나타납니다. 그 방법이 음양오행입니다. 음양은 1년을 크게 둘로 나눈 것이고, 오행은 계절로 나눈 것이며, 육기六氣는 좀 더 세분하여 운을 여섯으로 나눈 것입니다. 이렇게 1년을 여러 단위로 나눠서 살펴 그 안에서 벌어지는 실제 자연현상을 해석하는 틀이 생긴 것입니다.

따라서 우리가 주역이라는 말로 표현할 때 종종 두 가지가 뒤섞이는 것을 확인할 수 있는데, 첫째는 주역이라고 배운 그 괘의 주역, 사주팔자나 운기론 같은 잡술을 가리키는 주역이 그것입니다. 우리는 종종 이 둘을 혼동합니다. 같은 곳에서 출발하여 서로 다른 쪽으로 분화해간 까닭입니다. 물론 잡술 쪽에서는 자신의 열등감 때문에 그 근본원리를 주역의 괘를 이용하려 설명하려고 듭니다. 특히 침뜸이 송대에 이르러 주역과 결합하는 것은, 성리학자에 대한 선비 의원들의 열등감에서 나온 것입니다. 서로 다른 길을 갔으면서도 뿌리가 같다고 주장하여 자신의 열등감을 메워보려는 것이죠.

그러나 그런 열등감은 가지를 혼동하여 생긴 것에 불과합니다.

성리학자들이라고 하여 완벽한 사람은 아닙니다. 정신을 공부하는 것과 일상을 공부하는 것의 차이일 뿐이죠. 그런 구별에 상하를 두는 것은 의미가 없습니다. 직업의 귀천이 없는 것과 마찬가지죠. 자신의 위치를 잃은 사람들은 종종 그런 오류를 범합니다. 침뜸은 침뜸일 뿐, 그 이상도 그 이하도 아닙니다. 굳이 철학자들에 대해 꿇린다고 여기는 것은 아주 어리석은 생각입니다.

오히려 현실과 동떨어지기 쉬운 속성을 지닌 것이 철학입니다. 그러니 반대로 철학이 침뜸의 눈치를 봐야 할 일입니다. 침뜸은 아무리 아름다운 이론이라도 환자가 낫지 않으면 허무맹랑한 짓이 되는 까닭에 현실로부터 발을 떼려야 뗄 수 없는 운명입니다. 그런데도 의학이 힐끔힐끔 철학의 눈치를 보는 것은, 철학이 문제가 아니라 의학 스스로 만든 착각이자 환영일 뿐입니다.

2⁻ 주역을 보는 눈길 : 24절기

주역이 인사와 맞물려 선천과 후천으로 갈라지고, 그것이 뒤섞여 오늘날 우리가 보는 복잡다단한 여러 가지 이론이 탄생했습니다. 그렇지만 복잡해질수록 원래의 의도를 생각해야 문제의 본질에서 벗어나지 않습니다. 주역이 인사와 뒤섞이면서 이렇게 복잡해졌지만, 주역은 원시인들이 해의 운동을 부호화한 것임을 잊으면 안 됩니다.

그렇다면 복잡해진 주역의 여러 이론을 들먹이지 않아도, 우리는 옛사람들처럼 해를 관찰하여 주역이 전하고자 하는 본래의 뜻에 도달할 수 있을 것입니다. 여기서는 그것을 알아보고자 하는 것입니다. 그게 가능할까요? 잘라 말하지만, 얼마든지 가능합니다. 인간들이 아무리 복잡한 이론체계를 만들어 잘난 체를 해도, 해는 천 년 전이나 만 년 전이나 똑같이 하늘을 돌고 있습니다. 10만 년 뒤에도 100만 년 뒤에도 마찬가지일 것입니다. 심지어 인간이 멸종해도 마찬가지로 돌고 있을 것입니다. 그러니 인간들이 만든 이론을 보지 말고 하늘의 해를 보면 됩니다. 실제로 그렇게 해서 옛 현인들은 날짜에다가 하늘의 질서를 부여했습니다. 그것이 60갑자라고 말씀드렸습니다. 그러니까 우리가 할 수 있는 일은, 이렇게 부여된 날짜의 질서를 우리의 시각으로 찾아내어 현실에 적용하는 것입니다.

하늘의 질서는 해의 운동으로 나타납니다. 그 영향을 받아 지구에 변화가 나타납니다. 하늘의 질서를 통해서 지구의 변화를 예측하는 것입니다. 그것이 주역을 통해 원시인들이 알아내고자 하는 것이었습니다. 그러므로 해의 운동 법칙을 계산하면 우리는 지구의 변화를 정확히 예측할 수 있을 것입니다. 그러자면 해의 질서를 알아내야 합니다. 어떻게 할 수 있을까요? 간단합니다. 벌써 우리가 수천 년 전부터 써왔던 태양력이 그것입니다. 태양력은 24절기에 그대로 나타나고, 24절기는 우리의 생활 속에 깊숙이 드리웠습니다. 그러면 24절기부터 알아볼까요?

봄 : 입춘, 우수, 경칩, 춘분, 청명, 곡우
여름 : 입하, 소만, 망종, 하지, 소서, 대서

가을 : 입추, 처서, 백로, 추분, 한로, 상강

겨울 : 입동, 소설, 대설, 동지, 소한, 대한

24절기는 농사짓기에 좋은 구분법입니다. 그러니까 처음으로 해의 움직임을 관찰한 분들이 어떤 의도로 주역의 체계를 고민하여 세웠는가를 알 수 있는 대목입니다. 농경의 질서를 정확히 파악하기 위해 해를 관찰했다는 결론에 이를 수 있습니다. 실제로 식물이 자라는 변화를 눈으로 감지할 수 있는 것이 보름 정도의 시간입니다. 그 절반으로 나눌 수도 있습니다만, 식물의 성장 속도나 변화 양상은 대체로 보름 정도에 따라 눈으로 선뜻 확인할 수 있을 만큼 나타납니다. 그래서 24절기가 농사꾼들의 뼛속까지 침투하여 생활 곳곳에 지혜를 번득이는 틀로 작용한 것입니다.

24절기는 농사꾼들이 날씨와 식물의 변화를 체감할 수 있는 단위로 나눈 것입니다. 그렇지만 피부로 느끼는 이런 변화의 이면에는 지구와 태양이 움직이면서 만드는 기운이 먼저 서리기 마련입니다. 지상의 변화를 예측하려면 그런 기운을 먼저 감지하지 않으면 안 됩니다. 먼저 그런 기운이 움직이는 것을 알아야 하고, 그러자면 그런 변화를 미리 살필 수 있는 수단이나 방법을 만들지 않으면 안 됩니다. 이렇게 만든 수단이 철학이고 학설입니다.

이런 이론의 출발점은 현실의 변화를 미리 감지하고 그것을 예측하려는 것이기 때문에 해의 운동을 파악하면 됩니다. 여기서 해의 운동을 어떻게 설명하느냐 하는 것이 각 학파의 고민입니다. 그리고 그 고민의 끝은, 과연 어떻게 하면 가장 정확한 예측을 할 것이며, 그러자면 지구 변화의 과정을 몇 단계로 나눌 것이냐 하는 것입니다. 이 과정에서 학파가 등장하는 것입니다.

가장 먼저, 1년 24절기의 변화를 크게 하지와 동지 두 마디로 나누는 것이 음양론이고, 4마디로 나누는 것이 오행론이며, 5마디로 나누는 것이 오운론이고, 6마디로 나누는 것이 육기론입니다. 오행론이 왜 4마디냐고요? 4계절에 환절기를 끼워 넣은 것이 오행론입니다.

그런데 주역 공부를 하다 보면 이것들이 서로 뒤섞여 경계가 분명하지 않고 서로 넘나드는 통에 아주 혼란스럽습니다. 세월이 흘러가면서 좀 더 정교한 이론이 탄생하고, 이런 이론의 출현은 그 이전의 이론들이 지닌 허점을 메우려는 것이어서, 앞의 이론을 자꾸 끌어들여 이런 혼란이 생긴 것입니다. 특히 오운론과 육기론의 장단점을 보완하여 통합한 것이 당나라 무렵에 등장하는 오운육기 학설입니다. 물론 이 이론의 배경에는 오행이 있습니다만, 오운육기론에 이르면 동양의 모든 이론이 몽땅 뒤섞여서 정말 혼란스럽습니다. 미신이라고 비판받아도 쌀 만큼 온갖 이론이 잡탕밥처럼 섞였습니다.

우리가 혼란스러운 것은 오행과 육기가 뒤섞이는 상황입니다. 분명히 서로 다른 이론임을 얘기하면서도, 설명하는 분들 자신이 이 둘을 정확히 나누어 설명하지 않고, 그때그때 임기응변으로 뒤섞어 설명하는 통에, 스승에 대한 믿음이 없으면 모든 설명이 궤변으로 들리기 딱 좋은 경우가 대부분입니다. 각 문파의 대가들 자신이 이런 분명한 구별 의식 없이 떠오르는 대로 지껄이는 실정입니다. 이쪽에 부족한 것을 저쪽 이론으로 기워서 자신의 논리 전체를 누더기로 만들고 말죠.

그래서 오행과 육기의 관계를 먼저 분명하게 정리하지 않으면 이런 혼란은 끝이 없습니다. 이런 혼란을 없애려면 오행과 육기의 관계를 좀 더 분명하게 인식할 필요가 있습니다. 이 둘을 어떻게 설명해야 좋을까요? 아무래도 하늘을 처음 관찰한 옛 무당들의 방식으로 돌아가는 것이 좋을 듯합니다. 즉 마당에 막대기를 세워놓고 관찰하는 것이죠. 마당에 세워놓은 막대기가 제도화되면 규^圭가 됩니다. 여섯 자 정도의 돌 막대기를 뜻합니다. 이것을 평면에 세워놓고 거기에 드리운 그림자를 관찰하는 것입니다.

돌 막대기는 변하지 않지만, 그림자는 변합니다. 정확히 해의 상태를 반영합니다. 이것은 공간의 상황입니다. 그렇지만 1년 전체를 계산하면 시간의 상황으로 변합니다. 이 상황을 시간으로 바꿀 때 변하지 않는 고정 요인과 변하는 요인이 생길 것입니다. 변하지 않는다는 것은 4계절과 같은 것을 말합니다. 변한다는 것은 4계절에 따른 날씨 같은 것을 말하죠.

따라서 오행은 고정된 요인을 말하는 것이요, 육기는 변화요인을 말하는 것입니다. 돌 막대기는 오행을 말하고, 그림자는 육기를 말하는 것입니다. 그래서 오행은 목 화 토 금 수라는 다섯 가지 요인으로 나타나지만, 육기는 풍 열 서 습 조 한이라는 여섯 가지 요인으로 변화무쌍한 상태를 보이는 것입니다. 비유하자면 돌 막대기에 해당하는 것은 오행이고, 그림자는 육기라 할 수 있습니다.

『황제내경』에는 오행과 육기를, '형의 성쇠'와 '기의 다소'로 표현한 곳이 많습니다. 오행을 형의 성쇠라고 하는 것은 이미 형식이 갖춰진 것을 말하고, 육기를 기의 다소라고 하는 것은 아직은 형식까지 갖춰지진 못한 것을 말합니다. 너무 어려운가요? 오행에서 말하는 4계절이란 사실상 없는 것입니다. 꾸준히 흐르는 시간만 있을 뿐, 그런 구분이 자연 자체에 있는 것은 아니라는 겁니다. 오로지 사람이 이해하기 편하게 하려고 사람들 스스로 만든 개념이요 단위라는 말입니다. 그렇지만 모든 사람이 계절이라는 개념을 확고히 갖고 있어서 그것이 자연 본래의 모습이라는 착각을 하고 삽니다. 계절이 본래 없는 것이라는 생각은 정말 깨달음에 가까이 간 사람들이라야 자각할 수 있는 것입니다.

반면에 우리가 느끼는 풍 열 서 습 조 한은, 4계절이라는 뚜렷한 특징과 형식에 비하면 너무나 애매모호합니다. 바람이 분다는 것은 실제로 느껴지기 때문에 덜할지 모르지만, 습기가 많다 적다는 정말 코에 걸면 코걸이, 귀에 걸면 귀걸이 식이거든요. 그렇지만 분명히 그런 징후가 있는 것은 확실합니다. 이렇게 또렷이 어떤 실체를 지닌 것처럼 확실하진 않지만, 그렇다고 없다고 무시할 수 없는 자연현상을 '기'라고 하는 것입니다. 오행이 사람들의 동의를 분명히 얻을 수 있는 형식을 갖추었다면, 육기는 사람에 따라 의견이 다를 수 있는, 그런 좀 애매모호한 상태의 질서나 에너지를 말하는 것입니다.

이렇게 개념을 정리하면 우리는 왜 이론의 혼란이 일어났는가를 이해할 수 있습니다. 육기는 지기地氣라고 하면서 하늘의 변화요 인이라고 설명하는 모순된 경우를 아주 많이 보는데, 바로 이런 상황 때문입니다. 계절이 바뀌면서 나타나는 풍 열 서 습 조 한이라는 대기의 상태를 말하는 것입니다. 그러니 식물에서 직접 나타나는 변화는 거의 고정된 것인데 반해 대기의 상태는 한순간도 멈추지 않고 변덕을 부립니다. 그래서 이 상태를 설명하려다 보니 고정된 요인과 변화요인을 마구 뒤섞어서 적용하곤 하는 것입니다. 그렇지만 규와 그림자로 관찰한 옛사람들의 지혜로 돌아가면 이 같은 이론상의 혼돈도 어느 정도 정리할 수 있습니다. 우리가 늘 반구저기反求諸己하고 원시반본原始返本해야 하는 이유가 바로 이런 것입니다.

재밋거리로 규圭를 살펴보고 가겠습니다. 圭는 土 위에 土를 쌓은 글자입니다. 자전을 찾으면 홀笏이라고 하는데, 홀은 옛날에 신하들이 임금에게 보고를 올릴 때 양손으로 잡는 두어 뼘가량의 얇은 널판입니다. 거기다가 보고할 내용을 간단히 메모해서 보려는 것입니다. 그런데 土로 이루어진 것을 보면 원래는 흙으로 이루어졌던 것임을 알 수 있습니다. 그러니까 태초에는 흙을 높이 쌓아서 해의 움직임을 관찰했거나, 높은 언덕이 땅에 드리운 그림자를 보고서 해의 움직임을 관찰했음을 짐작할 수 있습니다. 그러다가 돌 막대기를 세웠겠지요. 土에 土를 쌓은 圭는 돌이라는 뜻인데, 돌은 다름 아닌 흙을 아주 세게 압축한 것입니다.

동양에서는 오래전부터 시간을 60간지로 표시했습니다. 천간 10개와 지지 12개를 차례로 합성하여 시간을 나타낸 표기로 삼은 것입니다. 이 표기는 단순한 숫자와 다릅니다. 해와 달과 지구의 관계를 그 안에 품고 있습니다. 그래서 저는 자주 '엑스레이로 찍은 것과 같다'고 표현하고는 하는데, 이 표현이 적절하다고 생각합니다.

우주 변화와 한의학

이 흑백 사진을 놓고서 보는 사람에 따라 찾아내는 내용이 다릅니다. 공부를 많이 하고 경험이 많은 사람일수록 많은 것을 찾아냅니다. 그래서 판독 능력에 따라 그 의사의 능력이나 지위가 달라집니다. 똑같은 사진에서 남들이 보지 못하는 것을 읽어낸다면 용하다며 사람들이 줄을 서지요. 청주에도 엑스레이 판독을 아주 잘하는 의사가 있어서 날마다 문전성시입니다. 오로지 판독만 해줍니다. 엑스레이 한 장을 놓고서 별의별 병을 다 찾아냅니다. 그러면 그 결과를 듣고 큰 병원에 가서 정밀진단을 하죠. 수많은 환자가 큰 병을 미리 알아서 어렵지 않게 고치곤 합니다.

우리가 오랜 세월 써온 60갑자에는 이런 비밀이 숨어있습니다. 해와 달과 지구의 관계가 그 안에 X레이로 찍혀있습니다. 그래서 그것을 읽으려는 노력을 오랜 세월 수많은 현인이 해왔고 나름대로 몇 가지 방법을 찾아냈습니다. 그런 방법들이 바로 음양, 오행, 오운, 육기, 팔괘 같은 것들입니다.

지금 우리는 침뜸에 국한하여 이 이야기를 하지만, 시간을 논한 것은 오히려 침뜸보다 명리학이나 천문 같은 곳에서 더 많이 씁니다. 실제로 명리학 쪽으로 들어가면 한 시점에 나타난 시간을 분석하여 그 사람의 운명을 정확히 밝혀냅니다. 그만큼 시간에 관한 공부는 많이 발전했습니다. 보통 시간은 년, 월, 일, 시로 나타내죠. 그러면 모두 네 가지 시간이 합성되어 한 시점을 표현합니다. 이것이 시간을 나타내는 네 기둥, 곧 사주입니다. 그런데 시간은 동양에서 간지로 나타낸다고 했죠. 각 기둥을 두 글자로 표현할 수 있는 겁니다. 그래서 여덟 글자가 됩니다. 이 둘을 합쳐서 사주팔자라고 하는 것이고, 운명을 가리키는 말로 쓰입니다. 사주와 팔자는 이중 표현이죠. 겹말입니다.

그러니 이제부터는 60간지로 표현된 한 시간을, 여러 이론별로 어떻게 보아야 하는가 하는 것을 알아볼 차례입니다.

3⁻ 음 양

먼저 음양에 대해 알아보겠습니다. 간지로 표현된 시간을 음양론으로는 어떻게 보는가 하는 것입니다. 예를 들어 임진년壬辰年의 경우를 보겠습니다. 임진을 음양으로 나타내야 합니다. 10간을 음양으로 나누면 이렇습니다. 갑 을 병 정 무 기 경 신 임 계 중에서 홀수 순서는 양이고, 짝수 순서는 음입니다. 그러니까 갑 병 무 경 임은 양이고, 을 정 기 신 계는 음입니다. 양은 양의 성질을 나타내고, 음은 음의 성질을 나타냅니다.

그러니까 임진년의 '임'은 양의 성질을 띤 해입니다. 따라서 임진년에 나타나는 여러 가지 현상들은 강하고 변화가 큰 양상을 띤다는 말입니다. 몸에서는 격렬한 통증이 나타나고, 증상이 한눈에 드러나는 변화가 나타납니다. 사회 현상으로는 큰 변화를 드러내는 시점입니다. 임진, 하면 떠오르는 이미지는 임진왜란입니다. 왜란은 조선을 뒤흔들어놓은 사건이었죠. 그러면 2012년의 임진년은 어떨까요? 국회의원 선거가 있었네요. 궤변이라구요? 그럴 수도 있습니다. 워낙 단순하게 둘로 나누는 이론이니, 그럴 수도 있습니다. 그러면 그럴 거라고 하고 일단 넘어갑시다.

다음은 12지를 보겠습니다. 12지도 음과 양 둘로 나눌 수 있습니다. 12지는 자 축 인 묘 진 사 오 미 신 유 술 해죠. 이 중에서 홀수 자리에 오는 것은 양이고, 짝수 자리에 오는 것은 음입니다. 자 인 진 오 신 술이 양이고, 축 묘 사 미 유 해가 음입니다. 임진의 진은 양에 해당합니다.

임진년은 10천간과 12지지가 모두 양인 해입니다. 앞서 보았듯이 임진의 임은 양의 성질을 띠는데 지지까지 양이어서 이 해에는 양의 기운이 가득하게 될 것입니다. 대체로 굵직굵직한 사건들이 일어날 것이고, 몸에서는 잔병보다는 큰 병이 훨씬 더 잘 발병할 수 있는 해입니다. 음의 기운이 있으면 갈등이 일어나도 조정하여 원만하게 끝나는데, 음이 없으면 매개자나 중개자가 없어서 부딪힘이 아주 격렬해집니다. 의견이 한쪽으로 쏠려서 도대체 중용을 이루기 어렵죠.

천간과 지지는 막대와 그림자의 관계라고 했습니다. 그러면 막대가 이 해의 기둥 노릇을 하겠죠? 한 해의 성질을 결정짓는 것은 막대에 해당하는 천간이 더 또렷합니다. 여기에 지지인 진이 더 작용한다고 보면 됩니다. 그렇다고 해서 어느 한쪽의 영향이 더 크다는 것은 아닙니다. 천간과 지지를 구별하여 볼 때 그렇게 순서를 정하여 보아야 한다는 것입니다.

그렇다면 임진 다음에 오는 계사년은 어떨까요? 계는 음이고, 사도 음이네요. 천간과 지지가 둘 다 음이니, 조용한 한 해가 될 것으로 보입니다. 보이지 않는 곳에서 일이 은밀히 이루어질 것이라는 암시입니다. 사회 현상으로는 선거가 끝난 뒤의 조용한 국면이 연상되고, 그런 조용한 가운데 그 이듬해 양의 기운이 올 때를 대비한 어떤 중요한 변화가 생길 것으로 짐작됩니다. 연말의 대통령선거를 생각하면 될 듯합니다. 병으로는, 아마도 은근한 고질병들이 더욱 악화하는 증상으로 나타날 것입니다. 병이 겉으로 드러나지 않으면서도 은근히 뿌리가 깊어 침뜸을 해도 잘 낫지 않는 한 해가 될 것입니다.

이것이 음양론으로 60갑자를 바라보는 방식입니다. 60갑자는 모두 60개입니다. 그러니 각각의 해에 해당하는 60년의 특징을 이런 식으로 분석할 수 있을 것입니다. 이렇게 분석해놓으면 각 해의 특징이 나타날 것이고, 이것을 몇 차례 반복하면 같은 임진년으로 나타나는 어떤 특징을 종합할 수 있을 것입니다. 그런 작업이 필요합니다. 그런데 실제로는 그런 분석이 많지 않습니다.

이유는 간단합니다. 이보다 더 정확하고 세밀한 방법이 그 뒤에 나왔거든요. 오행론이 그것입니다. 오행을 더 적용하면 훨씬 더 섬세하고 분석할 수 있습니다. 이것이 음양론으로 더 이상 연주를 분석하지 않는 이유입니다. 그렇다고는 해도 한 해 전체의 성격을 규정하는 건 분명하여 이론이 너무 단출하다고 하여 무시하거나 그러면 안 됩니다. 단순한 것은 전체의 성격을 잘 드러내 주거든요. 복잡한 이론으로 들어가면서 언제든지 거울처럼 되비쳐 보아야 할 존재이기도 합니다.

4⁻ 오 행

이번에는 임진년을 오행으로 살펴보겠습니다.

10천간을 오행으로 나눌 때는 둘씩 묶습니다. 그래서 목 화 토 금 수에 순서대로 배당합니다. 갑을이 목, 병정이 화, 무기가 토, 경 신이 금, 임계가 수입니다. 그러면 '임'은 수에 해당하죠. 임진년은 수의 성질에 해당한다는 말입니다. 수는 물입니다. 일종의 정기이고 씨앗이죠. 그러니까 무엇이 될지 알 수 없다는 암시가 들어있습니 다. 다만 안으로 응축되어서 미래에 무언가 될 가능성을 가득 담고 있다는 것만을 알 수 있습니다.

```
              巳      午      未

       辰                      申

       卯                      酉

       寅                      戌

              丑      子      亥
```

12지지는 방향으로 배당을 합니다. 12지지를 둥글게 배치해서 동서남북과 중앙으로 나누는 겁니다. 자를 북쪽에다 놓고 하나씩 둥글게 배치하면, 인 묘 진은 동쪽에 해당하고, 사 오 미는 남쪽에 해당하며, 신 유 술은 서쪽에 해당하고, 해 자 축은 북쪽에 해당합니다. 이 중에서 토에 해당하는 것이 있습니다. 즉 환절기죠. 진 술 축 미는 모두 토에 해당하는 것으로, 계절로는 환절기라고 보고 중앙에 배당합니다. 그래서 토가 되죠. 이런 식으로 본다면 임진년의 '진'은 어디에 해당하나요? 토에 해당합니다. 토면서도 인 묘 진이어서 동쪽의 성격이 아주 강합니다. 흙이되 봄날의 생기를 촉촉이 머금은 땅이 연상되시나요?

임진년의 10천간과 12지지를 합성하면 어떻게 될까요? 생기를 촉촉이 머금은 땅 위에 양의 성질을 띤 물이 있는 상황입니다. 봄날 비가 많이 와서 생기는 현상이 떠오르죠? 그리고 오행 상 수 밑에 토가 있는 형국입니다. 수와 토는 상극관계죠. 토극수土剋水가 됩니다. 그러니 천간인 임이 지지인 진으로부터 극을 당하는 형국입니다. 공격을 당한다는 말입니다. 물을 머금은 흙인 '진'이 고요히 머물고자 하는 거센 물살을 공격하는 형국입니다. 게다가 임도 진도 모두 양입니다. 그 양상이 격렬할 것이라는 짐작을 할 수 있습니다.

오장육부에 대입하면 임은 방광이고, 진은 위장입니다. 위장이 방광을 억압하여 수액 대사가 잘 안 되고, 방광염을 비롯하여 진액 대사와 관련 있는 병을 앓는 사람들이 한층 고생할 것입니다. 이에 따라 위장병 계통도 무사히 넘기기 어려운 해가 될 것입니다. 위산이 너무 많이 분비되어 속이 쓰리고, 이런 증상은 진액 대사에도 영향을 미쳐 오줌을 제대로 누기 어려우며, 덩달아 땀과 담음이 뒤엉켜 에너지가 온몸에 산포 되지 않아 설사와 피부병이 유행할 것입니다. 이때 유행병이 오면 괴질이 되는 수가 많습니다.

물론 이것이 1년 내내 그렇지는 않을 것입니다. 1년의 성격은 그렇다고 해도, 1년에는 4계절이 있어서 4가지 특징이 있기 때문입니다. 봄은 목의 기운이니, 목이 토를 극하여 오히려 병은 좀 덜할 것입니다. 또 천간인 '임'은 수이고, 목은 수의 자식이니 임의 지나친 기운을 덜어내기 때문에 좀 더 화평할 것입니다. 여름은 화이니 수의 기운을 조금이나마 덜어주지만, 토의 기운을 북돋아 주니 봄보다는 조금 더 심해질 것입니다. 가을은 금으로 수에게 보태주고 토로부터 기운을 덜어내니 여름보다는 더 안 좋아지겠지만, 그래도 나은 편입니다. 그렇지만 겨울은 다시 수 위에 수가 겹친 구조이니, 임진년의 고통이 가장 큰 시기가 될 것입니다. 한 해 전체의 흐름으로 보면 봄에 다소 나았다가 점차로 악화하는 절차를 밟을 것입니다.

　　그런데 이상한 게 한 가지 있죠? 사회 현상입니다. 음양론에서는 사회 얘기를 했는데, 여기서는 안 할 생각입니다. 우리는 지금 자연의 질서를 논하기 때문입니다. 물론 할 수도 있습니다만, 그 지지고 볶는 인간사 얘기해야 곧 신문 기사처럼 사람들의 생각 뒤편으로 사라질 것들이고, 매일 지지고 볶는 일들이 반복되기 때문에 이렇게 큰 틀을 논하는 자리에서는 의미가 없습니다. 물론 관심이 있는 분은 그쪽으로 파고들어서 얘기해도 됩니다. 할 수 있습니다.

　　나중에 결론 비슷이 얘기할 것입니다만, 인간사는 지지고 볶는 거라는 말이 압축언어입니다. 인간사의 지지고 볶는 관계를 파악하려는 것이 상극관계입니다. 그렇지만 여기서는 자연의 질서에 초점이 맞추어졌으므로 우선 상생 관계를 중심으로 논하는 자리입니다. 지지고 볶는 인사는 또 다른 장을 마련하여 논해야 할 것입니다.

5 ̄ 오 운

숫자 5가 나왔습니다. 그러면 당연히 오행으로 생각하기 쉽습니다. 그러나 오행과 오운은 다릅니다. 오행은 형의 성쇠라고 했고, 육기는 기의 다소라고 했는데, 오운은 형이 아니라 기에 해당합니다.

우리가 침뜸 공부를 하고 주역 공부를 하다 보면 한 가지 모호한 것을 발견합니다. 오행으로 시간을 분류할 때 토를, 어떨 때는 환절기라고 하고, 어떨 때는 한여름[長夏]이라고 한다는 점입니다. 이걸 분명하게 구별하지 않고 제멋대로 갖다 붙여 해석합니다. 정말코에 붙이면 코걸이 귀에 붙이면 귀걸이여서, 따지고 자시고 할 겨를도 없습니다. 말하는 사람도 이걸 분명하게 구별해서 설명하지 않습니다. 제가 오랜 세월, 이 이론을 주제로 공부하면서도 이것을 구별하여 말한 사람을 지금껏 못 보았습니다. 말하는 사람들 모두 그때그때 편의에 따라서 설명합니다.

이유는, 시간을 오행으로 볼 때와 오운으로 볼 때를 구별하지 않은 까닭입니다. 이론의 혼동은 구별하지 않아서 생긴 일입니다. 장하를 토에 배당하는 것은, 오행이 아니라 오운에서 하는 일입니다. 오행에서 토는 환절기를 말합니다. 계절의 사이사이에 끼어서 전환점 노릇을 하는 시기를 말합니다. 그렇지만 오운에서는 상생 순서대로 돌아가기 때문에 여름의 뒤에 토가 나옵니다. 그래서 장하에배당한 것입니다.

두 이론이 이렇게 뒤섞인 것은, 이론을 구별하지 않는 사람들의 무지 탓도 있지만, 이렇게 예민하게 촉각을 곤두세우지 않으면 구별하기 힘들 만큼 그 두 이론이 서로 닮고 넘나들기도 하기 때문입니다. 그렇지만 그 이론의 배경이 다른 것이니, 그것을 구별하는 것이 여러모로 공부하는 사람에게는 중요한 일입니다.

오행은 형이고, 오운은 기라는 것이 중요합니다. 1년 동안 지구가 해의 둘레를 돌면서 운동을 하면 일조량과 여러 가지 해의 영향으로 인하여 지구에는 기운의 변화가 생깁니다. 변화가 생기는 그 기운의 양상을 오행으로 파악하겠다는 것이 오운론입니다. 당연히 1년을 다섯 단계로 구분합니다. 그 구분의 기준은 24절기입니다. 24절기로 나타나는 지구상의 기운을 다섯으로 나눕니다. 그런데 24절기가 6으로는 공평하게 나뉘어도 5로는 그렇게 안 됩니다. 그래서 날짜가 좀 더 긴 경우가 나타납니다.

1운 : 대한, 입춘, 우수, 경칩, 춘분
2운 : 청명, 곡우, 입하, 소만
3운 : 망종, 하지, 소서, 대서
4운 : 입추, 처서, 백로, 추분, 한로, 상강
5운 : 입동, 소설, 대설, 동지, 소한

이렇게 해서 1년 24절기를 다섯으로 등분했습니다. 그런데 살펴보면 기간이 똑바르지가 않네요? 똑바르지 않을 뿐만 아니라 불공평합니다. 부족하다면 4로 하고, 많다면 여기에 하나만 더 추가하여 5로 하면 될 것네 절기입니다. 어째서 이럴까요? 이것은,

풍 열 습 조 한이라는 특징이 분명히 드러나는 시기를 관찰하여 정한 것이기 때문에 그렇습니다. 여기에 동의할 수 없다면 여러분 스스로 한 번 조정해보십시오.

예컨대 4운이 너무 기니 입추나 상강을 다른 운으로 붙이거나 옮기는 게 더 좋겠다면 그렇게 해보면 될 것입니다. 그러나 그게 쉽지 않을 것입니다. 옛 분들이 천기를 관찰하고 나름대로 결론을 얻어서 결정한 것이니, 그런 관찰을 하여 확실한 오류가 발견되기 전까지는 이대로 따르는 게 좋겠습니다.

그렇지만 생각해볼 것은 있겠지요. 예컨대 중국의 양자강 남쪽이나 베트남 쪽이라면 이 구분이 달라질 것입니다. 만주나 시베리아로 거슬러 올라가면 또 달라지겠죠. 습기와 온도의 차이가 있을 테니까, 그때는 또 자연 상태를 다시 면밀하게 관찰하여 이 구분을 조정해야겠지요. 그렇지만 지금 우리가 배우는 운기학은 동북아시아의 황하와 발해만 주변 지역을 표준으로 합니다. 운기학이 뿌리내리기 시작한 진한시대와 한나라, 당나라가 바로 이 지역에서 오랜 기간 터전 삼았기 때문입니다. 특히 주나라가 자리 잡은 황하 중류 지역이 가장 근접하다고 하겠습니다. 위도상으로는 한반도도 거기에 포함됩니다. 그러니 일단 이 기준을 따르기로 합니다.

그런데 10천간은 다섯이 아니고 열입니다. 이를 어떻게 하면 다섯으로 나눌까요? 이때 필요한 것이 마주 보는 것은 닮는다는 이치입니다. 이것은 해가 직선운동이 아니라 원운동을 한다는 사실 때문에 생기는 것입니다. 그래서 10간을 둥글게 배치하면 둘씩 마주 보게 됩니다. 그렇게 마주 보는 양상을 명리학에서는 충冲이라고 합니다. 서로 부딪힌다는 것이죠. 부딪히면 모습은 달라도 기운은 같습니다. 이해하기 어렵다고요?

100kg짜리 쇠와 100kg짜리 돌은 크기가 다릅니다. 밀도가 다르기 때문이죠. 그런데 동그란 이 쇠와 돌이 서로 마주 보는 방향에서 굴러와 부딪힌다면 어떻게 될까요? 그 자리에서 딱 멈춥니다. 힘이 같기 때문입니다. 크기가 같은 돌과 쇠라면 사정이 다르지요. 쇠는 가만있고 돌이 반대 방향으로 튕겨나겠지요. 쇠의 무게가 더 나가고, 무게 때문에 생긴 기운이 더 세기 때문입니다. 아인슈타인이 한 얘기지만, 질량은 곧 에너지입니다. 따라서 굴러온 쇠와 돌에는 에너지가 있고, 그 에너지가 마주 볼 경우, 힘의 크기에 따라서 변화가 생기는 것입니다.

지구는 동일한 크기이고 무게입니다. 다만 공전에 따라서 서로 위치만 바꾸는 것입니다. 그렇게 마주 보는 위치에너지는 서로에게 똑같은 힘으로 작용하는 것입니다. 이렇게 작용하는 것을 말합니다. 이렇게 마주 보면 모양인 형은 달라도 그 기운은 같습니다. 즉 오랜 세월 공전하는 과정에서 서로를 닮는 것입니다. 마치 서로 다른 두 사람이 만나 결혼하여 오래 살다 보면 오누이처럼 닮는 것을 말합니다. 이런 것을 합合이라고 합니다. 부부처럼 닮으니 부부합이라고 해야 할까요? 오운은 이렇게 닮는 것을 말합니다. 10천간을 둥글게 배치했을 때 서로 마주 보는

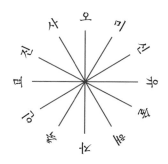

것끼리 닮습니다.

10천간에는 음양이 있다고 말했습니다. 음양이 있는데 차례로 순서를 배치했기 때문에 마주 보는 두 짝은 서로 음과 양입니다. 이렇게 되죠.

갑기합토
을경합금
병신합수
정임합목
무계합화

두 가지 요인이 마주 보면서 닮는데, 이 둘을 합치면 오행의 성질이 변합니다. 이것이 단순한 오행과 다른 점입니다. 이 변화를 잘 살펴야 합니다. 그리고 위의 변화는 외워야 합니다.

갑과 기는 마주 보고 돌기 때문에 오랜 세월 도는 동안 갑이 목 본래의 성질을 버리고 토의 성질로 변했습니다. 그렇다고 하여 목 본래의 성질이 다 사라졌을까요? 그렇지는 않을 겁니다. 당분간 토의 성질을 띠며 그렇게 작용하겠지만, 본래의 성질인 목은 그 토 속에서 무언가 다른 작용을 준비하고 있을 것입니다. 그 변화까지 살펴야 하는데, 여기서는 그렇게까지 하기 어렵습니다. 좀 더 이 분야로 파고들 분들의 노력이 필요한 부분입니다.

갑기와 을경과 정임은 서로 마주 보는 그 안의 속성으로 변했는데, 정임과 무계는 자신들이 갖지 않은 전혀 다른 성질로 변했습니다. 즉 정은 화이고 임은 수인데, 정임이 합쳐져서 화나 목으로 변한 것이 아니라 수로 변했다는 말입니다. 무계도 그렇죠. 무는 토고, 계는 수인데, 제 안의 성질인 토나 수로 변한 것이 아니라 화로 변했습니다. 이것이 무엇을 의미할지 또 생각해보아야 합니다. 아마도 합의 성질이 약간 다를 것입니다. 명리학에서는 합의 성질을 구별합니다. 부부합, 형제합, 남녀합. 이 역시 숙제 거리로 남겨둡니다.

이 결합을 잘 보면 10천간 중에서 하나는 양이고 하나는 음임을 알 수 있습니다. 여기서도 음양론이 등장합니다. 새 이론은 그 이전의 이론을 바탕으로 확대해석하는 성질이 있습니다. 동양의 이론은 이런 전통을 잘 답습합니다. 하나는 음이고 하나는 양이라는 게 무엇을 의미할까요? 우리는 지금 오행을 말하는 것이 아니라 오운이라는 기운을 말하는 것입니다. 양은 기운이 넘친다는 얘기이고, 음은 기운이 좀 모자란다는 얘기입니다. 이것을 각기 태과와 불급이라고 합니다. 말뜻 그대로입니다. 따라서 양인 해에는 기운이 넘치는 것이고, 음인 해에는 그 기운이 부족한 것입니다.

도대체 모르겠다구요? 갑기년을 한 번 보겠습니다. 갑기년은 합에 따라 토의 기운이 작용하는 해입니다. 그런데 양인 갑년에는 토의 기운이 넘치고 음인 기년에는 토의 기운이 모자란다는 얘깁니다. 그러면 갑년은 토의 실을 유발하고 기년은 토의 허를 유발하는 겁니다.

이것이 병으로 가면 어떻게 될까요? 만약에 위장병이 있는 사람은 갑년이 되면 어떻게 될까요? 위산과다나 위염 같은 실증의 병을 앓는 사람이라면 오히려 병이 나아질 것입니다. 그러나 당뇨나 빈혈 같은, 비장의 기능에 문제가 생긴 사람은 오히려 더 악화하는 상황이 올 것입니다. 토의 기운이 지나치게 많은 해이기 때문입니다. 만약에 신부전증이 있는 사람은 어떨까요? 신부전증은 신실이라고 본다면 오히려 상극관계 때문에 더 나아지겠죠. 토가 실해지면 신장은 허해지므로 그렇습니다.

이런 식으로 사람의 장부에 1년 내내 영향을 끼칩니다. 그러니 어떤 병이냐에 따라서 그해에 주관하는 기운의 영향은 막대합니다. 갑년은 그런데, 기년은 어떨까요? 기년은 갑년과 정반대의 증상이 나타나겠죠? 기는 음이고 음은 불급이며, 불급은 기운이 모자란 것을 뜻하거든요. 을경, 병신, 정임, 무계 나머지 모두에 이런 논리가 해당합니다.

이런 해에는 이름이 붙어있습니다. 기운이 정상으로 들어올 때를 평기라고 하고, 모자랄 때를 불급, 넘칠 때를 태과라고 하는데, 각기 이름이 있습니다. 『황제내경』에 나오는 이름입니다. 뒤의 '3분 5기' 항목에서 다시 설명하겠습니다.

이제 진도를 조금만 더 나가보겠습니다. 이미 발을 들여놓았으니, 여기서 멈추면 아니 감만 못합니다. 용기 내어 따라오십시오.

10천간이 마주 보는 양상에 따라 한 해의 기운이 넘치고 모자람을 헤아릴 수 있습니다. 그런데 석년石年을 말하면서 잠깐 언급했죠. 내가 한 곳에 고정되면 4방위 때문에 생기는 고정요인이 있고, 시간에 따라서 생기는 또 다른 변화요인이 있다고 말입니다.* 이 운도 마찬가지입니다. 1년간 지배하는 기운을 대운이라고 합니다.

---

* 정진명, 『우리 침뜸의 원리와 응용』, 학민사, 2011, 202~204쪽

크다는 뜻입니다. 1년 전체의 기운이 대운인 것입니다. 그러나 전체의 기운이 결정되었다고 해도 4계절이 바뀌면서 기운은 또 변화를 일으킵니다. 이렇게 계절에 따라서 변화하는 것을 주운이라고 합니다. 이것은 앞서 말했듯이 5등분을 했다고 했습니다. 이 5등분 한 것이 계절에 따라서 목 화 토 금 수로 작용하는 것입니다.

1운(목) : 대한, 입춘, 우수, 경칩, 춘분
2운(화) : 청명, 곡우, 입하, 소만
3운(토) : 망종, 하지, 소서, 대서
4운(금) : 입추, 처서, 백로, 추분, 한로, 상강
5운(수) : 입동, 소설, 대설, 동지, 소한

그러니까 24절기 중 청명부터 소만까지는 여름이기 때문에 토운이라는 대운의 적용을 받으면서 화의 기운을 추가로 받는다는 얘기입니다. 전체의 기운은 토의 기운이 주관하지만, 그 안에서 다시 화의 기운이 작용하는 기간이라는 말입니다. 이것은 고정되어 변하지 않는 요인입니다. 그래서 주운이라고 합니다.

그러나 변화요인이 한 가지 또 있습니다. 객운이라는 것입니다. 객운은 시간 요인이 변화를 일으킨 것입니다. 한 해가 바뀌면서 처음에 기운이 들어올 때 앞서 들어오는 경우가 있고 늦게 들어오는 경우가 있습니다. 이 변화에 따라 나머지 기운도 떠밀리거나 앞당겨지는 것입니다. 그것이 태과와 불급으로 나타납니다. 객이란 손님이란 말이죠. 주운은 늘 고정된 것이기 때문에 영향이 그리 많지 않습

니다. 뻔히 예상되는 것이기도 하고요. 그러나 손님이란 말 그대로 언제 올지 모르고 언제 갈지도 모릅니다. 그래서 예측불허입니다. 따라서 몸에 일으키는 질병은 왔다 갔다 하는 손님이 일으키는 바람결에 더 큰 영향을 받습니다. 그래서 실제로 주운보다는 객운이 병에 더 큰 영향을 끼칩니다.

이 객운이 들어오는 데는 일정한 법칙이 있습니다. 주운과 마찬가지로 5등분을 하는데, 이 5등분 한 각기 작은 마디들은 상생 관계를 따라 펼쳐집니다. 즉 갑년이면 전체의 대운은 토운이 되는 것이고, 그 1년의 토운 안에서 다시 상생의 순서대로 기운이 전개된다는 것입니다. 토 다음의 상생은 금이죠. 토 금 수 목 화 순으로 운이 전개된다는 것입니다. 그러니까 1운은 토운, 2운은 금운, 3운은 수운, 4운은 목운, 5운은 화운이 되는 겁니다. 앞서 24절기를 5등분 했죠? 그 기간에 순서대로 배당하면 됩니다. 이렇게 됩니다.

1운(토) : 대한, 입춘, 우수, 경칩, 춘분
2운(금) : 청명, 곡우, 입하, 소만
3운(수) : 망종, 하지, 소서, 대서
4운(목) : 입추, 처서, 백로, 추분, 한로, 상강
5운(화) : 입동, 소설, 대설, 동지, 소한

따라서 갑년의 경우 대운은 토운이지만, 청명부터 소만까지는 금운이 작용하는 시기입니다. 앞서본 주운에서는 이 기간이 화운이었습니다. 열기가 그득해야 하는데 그 안에 객운이 작용하여 수렴

하는 금 기운이 스며든 것입니다. 이 변화가 바로 자연과 몸에 작용하면 예측하기 힘든 변화가 나타납니다. 오운은 그런 변화를 추적하는 방법론입니다.

그러면 임진년을, 이 오운의 논리로 살펴보겠습니다. 임진년의 오운은 '임'만을 봅니다. 임은 양이고 오행으로 수입니다. 그러므로 수 기운이 태과되는 해입니다. 수 기운이 태과된다는 것은 날씨로 보면 찬 기운이 서린다는 말이고, 몸에서는 신장이 탈을 일으킨다는 말입니다. 이것이 오행으로 본 것입니다. 그런데 오운으로 보자면 임은 정과 만나서 정임합목이 됩니다. 따라서 임은 오행으로는 수이지만 오운으로는 목이어서 목의 기운이 태과되는 해가 됩니다. 목이 태과된다는 것은 날씨로 보면 돌풍이 많이 생기고, 병으로 보면 예측할 수 없는 급성병이 나타날 것이며, 사회 현상으로 보면 이것저것 뜬금없는 사건들이 불쑥불쑥 일어나서 혼란스러운 한 해가 될 것입니다.

더욱이 이 해는 대운이 목인 데다가 주운도 객운도 목으로 시작되어 봄에는 목이 세 번이나 겹치는 계절입니다. 그래서 이런 현상이 더욱 극단화한 상태로 폭발할 것입니다. 그러니 중풍 기운이나 심장병이 있는 사람들은 정말 위험한 봄철이 될 것입니다. 그래서 평소에 중풍기가 있다든가 몸이 뚱뚱하다든가 해서 몸에 습이 많은 사람은 특별히 조심해야 합니다. 욱하는 마음에 감정을 일으키면 풍으로 건너가기 쉽습니다. 그러니 스트레스를 줄이고 감정을 스스로 잘 조절하고 억제하여 현명하게 넘어가야 할 것입니다. 이것이 오운이 암시하는 임진년의 상황입니다.

풍목의 바람이란 변화와 움직임을 뜻합니다. 뿌리째 흔들리는 변화가 아니라 바람에 나뭇가지와 잎사귀가 소란 떠는 그런 변화를 말합니다. 따라서 기초와 바닥은 가만히 있는데, 그 위로 뜬 것들이 바깥의 잦은 변화에 응하여 부산을 떨며 소란을 피우는 것입니다. 이것을 임진년의 사회상황에 견준다면 어떤 것이 될까요? 아마도 4월에 있었던 국회의원 선거가 되겠죠?

선거라는 게 정치인들을 뽑는 행위인데, 정치인들 하는 짓이라는 게 일반 백성들은 아무 생각도 없는데 거기다가 돌을 던져서 파문을 일으킨 다음에 그 파도 위에 자신을 내세워서 자신만이 그것을 해결할 수 있노라고 호언장담하고 다니는 것 아니던가요? 4월 상순 내내 선거로 온 세상 바닥이 부글부글 끓어올랐습니다. 이 선거 바람이 목이 세 번이나 겹친 임진년의 봄 상황을 나타내는 게 아닌가 합니다. 출근길에 형형색색으로 옷을 차려입고 유세차에서 꽝꽝 울리는 우스꽝스러운 음악에 맞춰 춤추는 정치인들과 그 운동원들을 바라보면서 임진년의 봄이 저렇게 지나가는구나, 속으로 생각했습니다. 좀 황당하다는 생각이 들면서도 재미있는 관찰이죠?

6ᐨ육 기

『조선왕조실록』을 읽다 보면 알쏭달쏭한 대화가 자주 등장합니다. 과거시험을 실시하는데 초시는 자오묘유년에 하고 복시는 진술축미년에 한다는 말입니다. 올해는 자가 들어가는 해이니 과거

초시를 시행해야 한다느니, 하는 식으로 대화가 나옵니다. 조선 시대 과거는 3년에 한 번씩 실시 되었습니다.[*] 첫해에 지방에서 초시를 보고 그 이듬해에 서울 성균관에서 복시를 치릅니다. 이것을 말하는 것입니다. 3년마다 반복되기 때문에 12지지 중 '자'가 들어가는 해에 시험을 치른다는 말입니다. 3년 후의 지지는 묘년이 되고, 다시 3년 후는 오년이 되며, 다시 3년 후는 유년이 되는 것입니다. 이것을 자오묘유년이라고 한 것입니다. 그림을 보지요.

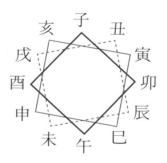

　　12지지를 둥글게 배치하면 이런 그림이 되는데, 이 중에서 동서남북의 한 가운데에 자리 잡은 것이 뭔가요? 자 오 묘 유죠? 그래서 이 네 지지를 가장 올바른 곳에 있다고 해서 4정위正位라고 합니다. 위의 그림에서 굵은 선으로 연결된 것들입니다. 정위는 말하자면 임금에 해당합니다.

　　그렇다면 그 옆에서 임금을 도와주는 자를 뭐라고 할까요? 재상

---

[*] 이성무, 『한국의 과거 제도』, 집문당, 1994, 211쪽

이라고 하죠. 그러면 재상이 있을 자리는 상위相位라고 하겠네요? 그렇습니다. 자 오 묘 유의 옆에 무엇이 있습니까? 인 신 사 해가 있죠. 실선으로 연결한 것들입니다. 그래서 이 넷의 자리를 4상위라고 합니다.

그러면 진 술 축 미는 뭔가요? 이 넷은 오행 상 모두 토라는 특징이 있습니다. 4계절에서 토는 뭐죠? 환절기죠. 그래서 각 계절의 사이에서 분명한 경계선 노릇을 합니다. 경계선이란, 존재하지 않으면서도 양쪽의 성격을 분명하게 해주는 노릇을 합니다. 방위에서는 각각의 위치를 분명하게 만들어주죠. 그래서 유지한다는 뜻의 유위라고 합니다. 4유위維位. '維'는 그물에서 굵은 줄을 뜻합니다. 그 줄에 가느다란 줄들을 걸쳐서 그물을 만들죠. 진 술 축 미가 바로 그런 노릇을 맡습니다. 점선으로 연결한 것들입니다.

지금 한 이야기는 굉장히 낯설 것입니다. 처음 듣는 사람도 있을 것입니다. 그렇지만 옛사람들은 일상생활에서 늘 쓰던 말이었습니다. 그러니 오늘날 우리의 옛 생활과 풍속으로부터 얼마나 멀어졌는가 하는 것을 이런 데서 알아볼 수 있습니다. 결코 자랑스러운 일도 아니고, 오히려 부끄러워해야 할 일입니다. 조상들이 날마다 쓰던 용어와 개념을 후손인 우리가 아예 쓰지도 않을뿐더러 알아듣지도 못하게 되었다는 것은 슬픈 일입니다. 오늘날 우리가 무슨 짓을 하며 사는가 하는 것을 한 번쯤 뼈아프게 뉘우쳐야 할 것입니다.

그런데 육기 얘기를 하는데 서두가 이렇게 기냐, 의문을 품는 분이 계실 것 같습니다. 이 정위, 상위, 유위는 육기를 논하면서 끊임없이 나올 것이기 때문에 미리 변죽을 울려둔 것입니다.

앞서 오운론에서 잠시 의문이 들었을 것입니다. 1운부터 5운까지 1년을 나누는데 길이가 들쭉날쭉이라는 거죠. 이거 좀 뭔가 깔끔하게 정리하는 방법이 없을까, 한 번쯤 생각이 머물지 않았나요? 그렇지 않다면 너무 편하게 사시는 겁니다. 공부하는 사람이 생각이 없다면 진척이 느립니다. 이 책을 읽는 분들은 공부하는 사람이기 때문에 이런 쓴소리를 하는 것입니다. 앞서 생긴 의문에 대한 답이 바로 육기론입니다. 육기론에서는 1년을 똑같이 나눕니다. 1년이 24절기이기 때문에 각 절기를 넷으로 나누면 정확히 6등분 됩니다.

1기 : 대한, 입춘, 우수, 경칩
2기 : 춘분, 청명, 곡우, 입하
3기 : 소만, 망종, 하지, 소서
4기 : 대서, 입추, 처서, 백로
5기 : 추분, 한로, 상강, 입동
6기 : 소설, 대설, 동지, 소한

1년이 자연스럽게 6등분 되었습니다. 오운론에는 각 단위별 이름이 없이 그냥 목 화 토 금 수였지만, 여기 육기론에서는 독특한 이름이 있습니다. 다음과 같습니다.

1기 : 궐음풍목
2기 : 소음군화
3기 : 소양상화
4기 : 태음습토

5기 : 양명조금

6기 : 태양한수

오운을 공부할 때도 그랬는데, 육기도 마찬가지입니다. 대운이 있는 것처럼 대기가 있고, 주운이 있는 것처럼 주기가 있으며, 객운이 있는 것처럼 객기가 있습니다. 이 변화를 알아보겠습니다. 대기는 당연히 지지에 해당하는 것입니다. 임오년의 경우는 '오'니까 군화에 해당합니다. 이게 무슨 말이냐?

10천간이 해의 운동 때문에 생기는 것이고, 그래서 둥글게 나타낼 수 있으며, 그렇게 하면 서로 마주 보며 짝을 이루는 것들이 생긴다고 했습니다. 그것을 명리학에서는 '충'이라고 한다고 했습니다. 서로 다른 것들이 닮아서 그 안에 비슷한 성질을 품게 되는 것이라고 설명했습니다. 이와 똑같은 일이 12지지에서도 일어납니다. 왜냐하면, 12지지는 달의 운동 때문에 생기는 것이거든요. 따라서 12지지도 둥글게 배치할 수 있습니다. 이렇게 배치된 12지지를 우리는 벌써 봤죠. 4정위, 4상위, 4유위를 얘기할 때 그렇게 했습니다. 앞의 그림을 참고하시기 바랍니다. 한 번 더 봐야겠다구요?

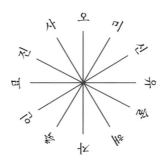

이 그림을 보면 서로 마주 보는 것들이 생깁니다. 지지는 모두 열둘이니까, 여섯 개가 생기겠죠. 다음이 그것입니다.

자오, 축미, 인신, 묘유, 진술, 사해

그런데 이것들이 서로 합치고 나면 성질도 변합니다. 다음이 그것입니다.

자오 – 소음, 군화
축미 – 태음, 습토
인신 – 소양, 상화
묘유 – 양명, 조금
진술 – 태양, 한수
사해 – 궐음, 풍목

소음이니, 태음이니 하는 것들은 육기론으로 이름을 붙인 것입니다. 그렇지만 그것을 활용할 때는 오행으로 번역하여 적용합니다. 그것이 육기론 이름 뒤에 나오는 오행입니다. 화가 둘이죠. 군화와 상화. 이 둘은 오행 상 똑같은 화이지만, 성격이 다릅니다. 군화는 내부에서 은근히 피어오르는 군불 같은 것이고, 상화는 바깥에서 비추는 햇볕 같은 것입니다. 비슷하지만 다르죠. 군화는 열에 가깝고 상화는 빛에 가깝습니다. 군화는 뜨겁고, 상화는 따갑습니다.

육기에 와서 이렇게 불을 둘로 구분한 것은, 오행에 견주어볼 때 불의 기능이 좀 더 특별하다고 생각한 까닭입니다. 특히 지지는 땅의 변화를 촉발하는 것이기 때문에 그 변화에 엄청난 영향을 끼치는 태양의 기능을 둘로 쪼갠 것입니다. 이것을 인신상화론이라고 해서 역 공부를 하는 분들은 엄청 중요하게 여깁니다. 그리고 머리가 딱딱 아프게 설명하죠. 지구가 23.5도가량 기울어서 도는 바람에 해와 마주 보는 각도가 생김으로써 생긴 현상이라고 생각하면 간단합니다. 운기학이 발달한 한반도와 황하 유역의 위도에 여름이 겨울보다 조금 더 길어서 빛의 작용을 좀 더 세분할 필요가 생겼다, 뭐 그런 발상에서 온 생각입니다.

　이렇게 되면 12지지도 각기 음양이 있고 오행이 있는데, 육기에 이르러서 합의 작용으로 인하여 성격이 변한 것입니다. '자'는 원래 오행으로 수입니다. 그렇지만 화인 '오'와 만나서 군화(화)로 변했다는 말입니다. 그래서 자의 경우 원래의 성격은 오행 상 수지만 실제로 기운으로 작용할 때는 화의 성질을 띤다는 말입니다. 나머지도 모두 같습니다. 성질이 달라졌음을 말하는 것인데 정리하면 다음과 같습니다.

	오행	육기
자	수	화
축	토	토
인	목	화
묘	목	금
진	토	수
사	화	목

	오행	육기
오	화	화
미	토	토
신	금	수
유	금	금
술	토	수
해	수	목

12지지가 오행으로 쓰일 때와 육기로 작용할 때 어떤 차이가 있는가를 한눈에 볼 수 있죠. 임진년의 경우 지지가 '진'이기 때문에 오행 상으로 토인데, 육기 상으로는 군화에 해당한다는 말입니다. 따라서 올해는 군화의 기운이 1년 전체를 장악한다는 말이고, 지구의 날씨는 군화의 지배하에 놓인다는 말입니다. 이렇게 1년을 지배하는 지지의 기운이 대기입니다.

주기는 1기부터 6기까지 차례로 오는 계절별 순서를 말합니다. 문제는 객기입니다. 오운론에서도 주운보다 객운이 영향을 더 끼친다고 말했는데, 육기에서도 마찬가지입니다. 주기보다는 객기가 훨씬 더 큰 영향을 미칩니다. 그러므로 객기의 변화를 살펴보아야 합니다.

육기는 오운과 다른 게 한 가지 있습니다. 곧 육기에서는 대기가 결정되고 나면 객기도 결정되는데, 이때 객기의 작용이 사천司天과 재천在泉으로 나뉜다는 것입니다. 먼저 사천을 정하는 법부터 보겠습니다. 사천은 대기에 따라 결정됩니다. 곧 임진년의 경우 지지는 '진'이죠. 그러면 '진술-태양한수'에 따라 올해는 한수가 1년 전체의 기운을 장악하게 됩니다. 이것이 사천입니다. 사천은 하늘을 장악한다는 뜻입니다. 하늘에 서린 기운이 태양한수의 성질을 띤다는 말입니다. 그러니 임진년은 천기가 차가워서 대체로 다른 해에 비해 서늘한 기후가 1년을 지배한다는 말입니다.

사천과 동시에 작용하는 또 한 기운이 있습니다. 그것이 재천입니다. 사천이 천기를 뜻한다면 재천은 지기를 뜻합니다. 그러면 천기는 허공의 하늘이나 머리 위의 공간이라는 것을 알 수 있겠는데, 지기는 또 뭘까요? 땅속을 뜻하는 걸까요? 땅 위라면 천기와는 또 어떻게 다른 걸까요? 역 공부를 하다 보면 별의별 고민을 다 하게 됩니다. 어떤 때는 정말 팽개치고 싶은 생각이 납니다. 그렇지만 또 그 뒤에다가 남들이 생각지 않은 듯한 '철학'을 굴려 보는 재미에 또 생각을 되씹곤 하지요.

재천은, 또 다른 말로 사지同地라고도 합니다. 이건 땅의 기운인데, 지표면을 말합니다. 그러면 어차피 땅속도 아니고 땅 위의 일인데, 천기와는 어떻게 구별될까요? 글쎄요! 이걸 구별한 사람은 아직 못 보았습니다. 그러니 저의 '철학'이 세상에 드러나는 순간이네요. 궁색하지만 이렇게 설명해봅니다.

지상에는 동식물이 활동하는 공간이 있습니다. 나무가 서 있는 높이가 있고, 사람들이 돌아다니는 영역이 있습니다. 이때 사람들이 움직이고 식물이 자랄 수 있는 공간을 뭐라고 불러야 할까요? 단순히 하늘이라고 할 수는 없습니다. 하늘은 우리가 손이나 도구로 만질 수 없는 높이를 말합니다. 그런 하늘 아래의 허공을 구별해 줄 필요가 있습니다. 바로 이 공간을 재천이라고 합니다.

재천을 지표면이라고 표현하는 수가 있는데, 이 지표면이라는 것은 식물과 동물의 활동공간을 말하는 것입니다. 땅에서 올라오는 기운을 직접 느끼고 확인할 수 있는 공간이죠. 그래서 저는 이 영역을 사지, 곧 재천이 작용하는 곳이라고 혼자서 상상을 해보았습니다. 꼭 이게 아니라고 해도 상관은 없습니다. 사천과 재천은 어차피 인간의 활동 상태를 점검하려고 만들어낸 개념이니까요. 하늘과 땅 사이에 사람이 있다는 것은 바로 이 활동공간을 두고 하는 말이라고 저는 생각합니다.

요즘 기상청에서 기상관이 날씨를 설명하는 것을 보면 이런 생각이 좀 더 확실하게 듭니다. 뭐냐면, 슈퍼컴퓨터가 보여주는 하늘의 모습이 상부에는 제트기류를 비롯하여 시베리아 고기압과 열대성 저기압이 만나는 자리가 바로 한반도 상공이고, 그래서 찬 기운과 더운 기운이 하늘에서 겹치다 보니 대기가 불안정해지는데, 바로 이런 현상을 말합니다. 우박이 빗물이 상공의 찬 기운을 만나 얼어붙어 떨어지는 현상임은 익히 알려진 사실입니다. 이처럼 하늘도 여러 겹이 있습니다. 심지어 불교에서는 이 하늘을 9겹으로 나누기도 하지요.

그런데 왜 재지가 아니고 재천, 곧 '샘 泉' 자를 썼는지는 잘 모르겠습니다. 샘이 때로는 하늘과 짝하여 지하세계를 표현할 경우도 쓰입니다. 황천 간다는 그 황천黃泉이 그렇죠. 식물을 염두에 둔 발상일지도 모르겠습니다. 식물이 샘의 물을 먹고 자라듯이, 이 세상의 만물이 뿌리를 내릴 수 있는 근거라는 어떤 상태를 드러내기 위해 굳이 땅이란 말을 버리고 샘이라는 표현을 썼을지도 모른다는 생각을 해봅니다. 땅은 그냥 흙이거든요. 그렇지만 샘이라면 땅속에 든 물이니, 식물의 생명을 열고 북돋아 주는 존재입니다.

재천은, 땅의 상태를 말합니다. 곧 동식물에 영향을 줄 수 있는 땅의 성질을 나타낸 말입니다. 그런데 이 땅의 성질은 당연히 하늘의 상황이 반영됩니다. 하늘의 상태가 어떻게 되느냐에 따라서 땅의 성질도 영향을 받는다는 말이죠. 하늘에서 비가 오면 땅은 축축할 수밖에 없잖습니까? 이와 같은 방식으로, 눈에는 안 보이는 하늘의 어떤 에너지가 땅에 미치는 영향이 있을 것입니다. 바로 그 영향 관계를 나타내는 말이 바로 재천입니다.

재천에는 일정한 형식이 있습니다. 그 형식의 원리는 앞서 본 4정위, 4상위, 4유위입니다. 표를 한 번 보겠습니다.

	사 천	재 천
자오	자오 소음군화	묘유 양명조금
축미	축미 태음습토	진술 태양한수
인신	인신 소양상화	사해 궐음풍목
묘유	묘유 양명조금	자오 소음군화
진술	진술 태양한수	축미 태음습토
사해	사해 궐음풍목	인신 소양상화

사천과 재천의 관계를 잘 살펴보십시오. 자오-묘유, 축미-진술, 인신-사해로 묶였음을 알 수 있습니다. 자오묘유는 4정위, 인신사해는 4상위, 진술축미는 4유위입니다. 대충 넘어가지 말고, 꼭 확인하고 넘어가야 합니다. 이것을 확인하면 이 표를 군이 외울 필요가 없습니다. 머릿속에 이미 들어있는 것을 외울 필요가 없죠. 그렇지

만 이런 원리를 모르면 생짜로 외워야 합니다. 덜 외우고 알기 위해서 생각에 생각을 거듭해야 합니다.

사천과 재천이 짝을 이루는 것은, 고기압과 저기압이 서로 짝을 이루는 것과 같은 이치입니다. 고기압이란 말은 저기압이라는 말 때문에 생기는 것입니다. 기압이 서로 다른 공기층이 만나서 고기압과 저기압이라는 이름을 얻고, 두 기압의 차이로 거대한 기운이 움직이면서 각종 기상 현상을 만들어내는 것과 같습니다. 그런 하늘 밑에 땅이 있고, 그 땅에 사람과 동식물이 서식합니다. 그것을 드러내려는 옛사람들의 사고방식이라고 보면 될 듯합니다.

임진년은, 진술 태양한수가 하늘에 가득한데, 인간이 살아 움직이는 활동공간에는 땅으로부터 태음습토 기운이 계속해서 올라온다는 말입니다. 하늘은 차고 땅은 축축하니 어떨까요? 비가 많이 온다는 암시입니다. 이것을 좀 더 세분해서 보려면 어떻게 할까요? 1년을 다시 6등분 해서 각기 찾아오는 객기를 살펴보면 됩니다. 오운에서는 대운의 다음 운부터 상생의 순서로 전개되었습니다. 육기에서도 마찬가지입니다. 객기는 재천에서 찾습니다. 재천의 다음 기부터 차례로 들어옵니다. 임진년의 경우, 진은 태양한수이니 재천은 축미태음습토입니다. 따라서 축 미 다음인 인-묘-진-사-자-축 순으로 1기부터 6기까지 차례로 들어오는 것입니다.

그러면 육기론이 드러내 주는 임진년의 상황을 분석해보겠습니다. 진은 음양으로 양이고, 오행으로는 토입니다. 이것만 본다면 습한 기운이 맹위를 떨치는 해가 되겠죠. 그렇지만 육기로 보면 진은 한수에 해당합니다. 습하면서 동시에 차갑다는 뜻입니다. 따라서 식물이 자라기에는 최악의 해가 될 것입니다. 식물은 습할 때 습하고 더울 때 더워서 각 계절의 특징이 분명하게 나타나야만 제대로 자라는데, 습기가 너무 많아서 수렴 작용이 안 되고, 차갑기까지 해서 냉해가 많이 생기기 때문에 꽃이 피기도 어렵고 열매를 맺기도 어려운 상황이 올 것입니다. 3기에는 한수가 오고, 4기에는 궐음이 옵니다. 하지 무렵에는 냉해가 온다는 뜻이고, 입추 무렵에는 바람이 거세게 불 것입니다. 이 바람이 무엇일까요? 더위가 꺾일 무렵의 강한 바람이란, 태풍뿐이죠. 결국, 태풍이 이 무렵에 들이닥칠 것이라는 암시입니다. 따라서 과수농가들이 크게 피해를 입을 것입니다.

사람의 병으로 보자면 태양한수는 본래의 기운보다 차고 서늘하여 당연히 열이 허한 사람에게 큰 병으로 나타날 것입니다. 평상시 몸이 찬 사람은 더욱 차져서 냉기가 돌 것이고, 이것은 신장 방광의 실증으로 이어져 수액 대사가 안 되어 토의 조절 작용까지 방해를 받을 것입니다. 따라서 냉기로 인해 설사가 많아지고, 수액 대사와 조절이 안 되어 진액이 넘쳐나는 환자들이 고생할 것입니다.

3장

하늘과 땅 그리고 사람의 변화

1˘ 동기관계

2˘ 상생과 상극

3˘ 특수 결합

4˘ 운기와 체질

5˘ 오운의 병증

6˘ 육기의 병증

7˘ 3분5기

8˘ 달 력

3장

하늘과 땅, 그리고 사람의 변화

✦
✦
✦
✦
✦

　지금까지는 동양의학에서 세계와 몸을 바라보기 위해 등장한 여러 가지 이론을 순서대로 살펴보았습니다. 그런데 지금까지 오면서 느낀 것이겠지만, 이론은 점차 복잡한 과정으로 전개되는데, 앞의 단순한 이론이 뒤의 복잡한 이론 속으로 계속해서 합류하는 것을 볼 수가 있습니다. 새로 나타난 이론은 그 전과 다른 이론이 아니라, 앞것을 수정하고 보충한 것이라는 뜻입니다. 그러면 우리는 이제 지금까지 알아 온 이론들이 하나로 합쳐지는 장면에 맞닥뜨릴 것입니다. 그리고 그 순간에 이르렀음을 직감하였을 것입니다.

　그러면 어떻게 이 서로 다른 이론들을 합성해야 할까요? 특히 오운과 육기는 천간과 지지를 중심으로 논하는 것인데, 그러자면 어떻게 이 둘을 결합할 것인가 하는 것이 가장 중요하고 민감한 문제로 떠오릅니다. 이 둘이 서로 잘 어울릴 때도 있지만 삐걱거릴 때도 많거든요. 어떻게 봉합해야만 서로 다른 두 이론이 조화를 이루어서 세상과 몸을 바라보는 새로운 눈이 되어줄까요? 그러자면 오운과 육기에게 각각 알맞은 자리를 정해주어야 할 것입니다. 이 둘에게 어떻게 자리를 매겨줄까요?

이 질문의 답에 대한 암시는 벌써 나왔습니다. 하늘과 땅의 변화가 사람에 영향을 끼친다는 것이 우리 연구의 가장 중요한 뼈대입니다. 그래서 인사에 영향을 미치는 하늘과 땅의 관계를 살펴본 것이고, 그것이 천간과 지지로 나타났다는 전제에서 그것을 보는 시각들을 정리해 왔습니다. 그러니 오운과 육기가 잡아야 할 자리도 이미 결정된 셈입니다. 우리는 하늘과 땅, 사람이라는 세 층으로 나눌 수 있고, 각기 여기에 배당하면 될 것입니다.

육기론에서 사천과 재천을 얘기할 때 벌써 눈치채셨어야 합니다. 사천은 하늘의 기운이고 재천은 땅의 기운이니, 하늘과 땅 사이에 무엇이 있느냐는 질문에 대해 우리는 '사람'이라고 답을 할 수 있습니다. 식물과 사람이 활동하는 공간이 우리의 연구 주제입니다. 따라서 오운과 육기는 이 공간에서 만나는 것입니다.

오운과 육기에서 이 가운데 공간인 인사에 영향을 미치는 기운이 무엇이던가요? 대운과 대기죠. 이것이 바로 천기와 지기가 사람의 활동공간에 펼쳐놓은 에너지가 되는 것입니다. 이곳에 작용하는 기운의 성질을 분석하여 서로 맞물리는 관계를 파악하면 우리는 현실을 좀 더 명확하게 이해할 수 있을 것입니다. 그러자면 대운과 지지, 사천, 재천의 관계를 오행으로 환산하면 이런 관계가 잘 드러납니다. 이렇게 분석한 표가 다음입니다.

	대운	지지	사천	재천	관계
갑자	토	수	군화	금	순화
을축	금	토	토	수	순화
병인	수	목	상화	목	불화
정묘	목	목	금	군화	세회, 천형
무진	화	토	수	토	천형
기사	토	화	목	상화	천형
경오	금	화	군화	금	동천부, 천형
신미	수	토	토	수	동세회, 천형
임신	목	금	상화	목	동천부, 소역
계유	화	금	금	군화	동세회, 불화
갑술	토	토	수	토	세회, 동천부, 불화
을해	금	수	목	상화	불화
병자	수	수	군화	금	세회, 불화
정축	목	토	토	수	불화
무인	화	목	상화	목	천부
기묘	토	목	금	군화	소역
경진	금	토	수	토	소역
신사	수	화	목	상화	소역
임오	목	화	군화	금	소역
계미	화	토	토	수	불화
갑신	토	금	상화	목	순화
을유	금	금	금	군화	세회, 태을천부
병술	수	토	수	토	천부
정해	목	수	목	상화	천부
무자	화	수	군화	금	천부
기축	토	토	토	수	천부, 태을천부
경인	금	목	상화	목	천형
신묘	수	목	금	군화	순화
임진	목	토	수	토	순화
계사	화	화	목	상화	동세회, 순화

	대운	지지	사천	재천	관계
갑오	토	화	군화	금	순화
을미	금	토	토	수	순화
병신	수	금	상화	목	불화
정유	목	금	금	군화	천형
무술	화	토	수	토	천형
기해	토	수	목	상화	천형
경자	금	수	군화	금	동천부, 천형
신축	수	토	토	수	동천부, 천형, 세회
임인	목	목	상화	목	동천부, 소역
계묘	화, 목	목	금	군화	동세회, 불화
갑진	토	토	수	토	세회, 동천부, 불화
을사	금	화	목	상화	불화
병오	수	화	군화	금	불화
정미	목	토	토	수	천부
무신	화	금	상화	목	천부
기유	토	금	금	군화	소역
경술	금	토	수	토	소역
신해	수	수	목	상화	소역
임자	목	수	군화	금	소역
계축	화	토	토	수	불화
갑인	토	목	상화	목	순화
을묘	금	목	금	군화	천부
병진	수	토	수	토	천부
정사	목	화	목	상화	천부
무오	화	화	군화	금	세회, 천부, 태을천부, 천형
기미	토	토	토	수	천부, 태을천부
경신	금	금	상화	목	천부
신유	수	금	금	군화	순화
임술	목	토	수	토	순화
계해	화	수	목	상화	동세회, 순화

우주 변화와 한의학

이 표의 내용을 보고 분석하는 것입니다. 이 중에서 필요한 몇 가지 요소를 뽑아내어 영향 관계를 파악하는 것입니다. 60갑자 중에서 우선 크게 두 가지로 나눠볼 수 있습니다. 대운과 지지의 기운이 같을 때가 있을 것이고, 대운과 사천의 기운이 같을 때가 있을 것입니다. 이렇게 한 다음에 좀 더 세밀하게 비교를 진행합니다.

1⁻ 동기관계

기운이 서로 같을 경우

가) 대운과 지지가 같을 경우 : 세회

60갑자 중에서 대운과 지지가 같은 해를 뽑아보면 다음과 같습니다.

	대운(천간)	지지	대기(사천)
갑술	토	토	태양한수
갑진	토	토	태양한수
기축	토	토	태음습토
기미	토	토	태음습토
정묘	목	목	양명조금
무오	화	화	소음군화
을유	금	금	양명조금
병자	수	수	소음군화

잘 살펴보면, 사천은 모두 다른데 대운과 지지가 오행으로 같습니다. 이것은 1년의 운과 그해의 지지가 같다는 것을 뜻합니다. 지지의 기운이 1년의 운을 도와준다는 말입니다. 이것을 일러 운이 본 기지위本氣之位에 임한다고 표현합니다. 세회는 태과와 불급이 없는 평기의 해로, 병이 없으며 설령 병이 생긴다고 해도 크게 악화하지 않는 아주 좋은 해입니다. 뱃속이 아주 편안합니다. 이런 신세에 놓인 사람을 옛날에는 명령을 내리는 쪽이라고 본 모양입니다. 그래서 세회를 일명 '발령관'이라고도 합니다. 『황제내경』의 「육미지대론」에 나오는 얘기입니다. 또 세회의 뜻은, 대운의 세지와 같은 기운이 모인다는 말이고, 세직歲直이나 세치歲値라고도 합니다. 다 같은 말입니다.

나) 대운과 사천이 같은 경우 : 천부

반면에 대운과 사천이 같은 예도 있을 것입니다. 60갑자 중 다음의 12년에 해당합니다.

	대운(천간)	지지	대기(사천)	
무오	화	화	군화	*
무자	화	수	군화	
을유	금	금	금	*
을묘	금	목	금	
무신	화	금	상화	
무인	화	목	상화	
정해	목	수	목	
정사	목	화	목	
병진	수	토	수	

	대운(천간)	지지	대기(사천)	
병술	수	토	수	
기축	토	토	토	*
기미	토	토	토	*

'하늘의 기운인 대운과 땅의 기운인 사천이 일치합니다.' 이 말의 의미를 잘 생각해보십시오. 하늘도 땅도 한 기운으로 작용한다는 얘깁니다. 오행과 육기 중에 어느 특정한 기운이 쏠린다는 얘깁니다. 좋은 일일까요, 나쁜 일일까요? 아마도 나쁜 쪽일 겁니다. 왜냐하면, 우리는 지금 몸에 나타난 질병에 대해 논하는 중이고, 어느한쪽으로 기운이 쏠리는 경우 그 기운에 영향을 많이 받는 병을 앓는 사람은 회복할 수 없는 충격을 받을 것이기 때문입니다. 장마철에 태풍까지 얹힌 격입니다.

그래서 이런 해에는 병을 얻으면 그 병의 양상이 심하고, 또 급하여 급성병과 난치병이 창궐하게 됩니다. 병으로 죽는 사람들이 유난히 많이 생기는 해입니다. 그래서 세회를 명령을 내리는 관리로 봤다면, 천부는 그 명령을 집행하는 관리, 곧 '집법관'으로 비유했습니다. 아픈 사람에게는 저승사자 노릇을 한다는 얘기입니다.

위의 표에서 * 표시를 한 부분을 눈여겨보기 바랍니다. 무오, 을유, 기미, 기축 말입니다. 이것은 둘만 같은 게 아니라 셋이 모두 같습니다. 이렇게 세 기운이 일치하는 것을 특별히 태을천부라고 합니다. 천부에 비하면 훨씬 더 강한 기운이 작용하겠지요. 이건 핵폭탄급입니다. 이런 해는 특별히 조심해야 합니다.

태을은 태극과 같은 말입니다. 乙은 새를 뜻하는 말입니다.

그런데 여기서는 새를 뜻하는 말이 아닙니다. 乙은 영어의 S자 모양을 나타내기 때문에 쓴 것입니다. 乙을 흘림체로 쓰면 S와 비슷해집니다. 한문에는 S가 없죠. 그래서 그 모양과 비슷한 乙을 쓴 겁니다. 그러면 乙로 나타내려는 그림은 무엇일까요? 그건 태극문양입니다. 음과 양이 만나는 경계면이 S자 모양이거든요. 음과 양을 가르는 그 경계선 모양을 乙로 나타낸 것입니다. 음양의 중간이면서 그 둘을 다 아우르는 것은 태극이거든요. 그래서 극이란 말 대신 乙을 넣어서 태을이라고 한 것입니다.

　　민족종교나 선가에서는 궁궁을을ㄹㄹ乙乙이라고도 표현하는데, 이도 같은 말입니다. ㄹ이나 乙이나 붓글씨로 흘려 쓰면 모두 S자 모양을 나타냅니다. 음과 양 두 쪽을 다 아우르는 태극이란 말입니다. 『황제내경』에는 '태일'이라고도 나옵니다. 이 하나란 전체를 말하는 것으로, 태극과 같은 말입니다. 이 하나가 갈라지면 음양이 되면서, 그 사이에 S자 모양의 선이 생기는 것이죠.

다) 대운과 재천이 같을 경우 : 동천부, 동세회

　　천부와 세회는 각기 대운이 지지와 사천이 어떤 관계이냐를 보고서 판단하는 것이라고 했습니다. 그런데 12지지를 보는 방법에는 사천만 있는 게 아니라 재천도 있습니다. 그런데 재천은 사천에 따라서 결정됩니다. 그래서 이런 것들은 따로 이름을 갖기보다는 천부와 세회의 영역 안에 있다고 보아서 앞에다가 같다는 뜻의 말만을 덧붙입니다. 그래서 동천부, 동세회라고 합니다.

　　대운과 재천이 같은데, 천간이 양이냐 음이냐에 따라서 달라집니다. 양일 때가 동천부이고, 음일 때가 동세회입니다. 이것을 운기 책에서는 "태과지운이 지기에 가림한다", "불급지운이 지기에 가림 한다"고 표현합니다. 말만 어렵습니다. 내용은 이와 같은 관계를 나 타내고자 하는 것입니다.

동천부표

	대운	지지	사천	재천
경오	금	화	군화	금
임신	목	금	상화	목
갑술	토	토	수	토
경자	금	수	군화	금
계묘	화	목	금	군화
갑진	토	토	수	토

위의 표를 잘 보면, 뽑아낸 간지의 천간이 모두 양임을 알 수 있습니다. 동천부인 해는 천부인 해와 거의 비슷한 양상을 나타냅니 다. 각 해의 특징은 천부의 상황과 비슷하다고 보고 판단하면 되겠 습니다.

동세회표

	대운	지지	사천	재천
신미	수	토	토	수
계유	화	금	금	군화
계사	화	화	목	상화
신축	수	토	토	수
계묘	화	목	금	군화
계해	화	수	목	상화

위의 표를 보면 간지의 천간이 모두 음이라는 것을 알 수 있습니다. 동세회인 해는 세회인 해와 작용이 거의 같다고 보면 됩니다. 판단도 그렇게 합니다.

2⁻ 상생과 상극

앞서 살펴본 것은 천간의 기운과 지지의 기운이 같을 경우였습니다. 그런데 이 기운이 같은 경우만 있는 것이 아니라 상생과 상극의 관계를 이루는 경우가 있을 것입니다. 바로 상생과 상극의 관계에 따라서 붙는 이름이 각기 다릅니다. 지금부터는 그것에 대해 알아보겠습니다.

상생 : 순화와 소역

사천이 대운을 생할 때를 순화라고 하고, 대운이 사천을 생할 때를 소역이라고 합니다. 이것은 상생의 방향이 달라서 붙은 이름입니다. 각기 어미와 자식의 위치가 바뀐 것인데, 천간은 지지에 뿌리를 박고 있으므로 양이면서 자식에 해당하고, 지지는 천간의 뿌리가 되기 때문에 음이면서도 어미가 됩니다.

그래서 자식과 어미가 제 자리에 있을 때를 상득이라고 하고, 그 반대일 때를 불상득이라고 합니다. 상득인 해를 상득지세라 하고, 불상득인 해를 불상득지세라고 합니다. 상득이면 순화이고, 불상득이면 소역이 되는데, 순화인 해에는 순탄하여 병이 없고, 소역인 해에는 자잘한 병을 앓게 됩니다. 순화와 소역은 각기 12년이 있습니다.

순 화 표

	대운	지지	사천	재천
갑자	토	수	군화	금
갑오	토	화	군화	금
갑신	토	금	상화	목
갑인	토	목	상화	목
임진	목	토	수	토
임술	목	토	수	토
을축	금	토	토	수
을미	금	토	토	수
신묘	수	목	금	군화
신유	수	금	금	군화
계사	화	화	목	상화
계해	화	수	목	상화

소 역 표

	대운	지지	사천	재천
임자	목	수	군화	금
임오	목	화	군화	금
임인	목	목	상화	목
임신	목	금	상화	목
갑술	토	토	수	토
갑진	토	토	수	토
계축	화	토	토	수
계미	화	토	토	수
기묘	토	목	금	군화

	대운	지지	사천	재천
기유	토	금	금	군화
신사	수	화	목	상화
신해	수	수	목	상화

위의 표에서 사천과 대운의 관계를 잘 살펴보기 바랍니다. 오행으로 상생과 상극의 관계에 있음을 확인할 수 있습니다.

상극 : 천형과 불화

사천이 대운을 극하는 것을 천형이라 하고, 대운이 사천을 극하는 것을 불화라고 합니다. 사천이 대운을 극하는 것은 신하가 임금을 공격하는 형국이라 하여 천형이라는 이름을 붙였습니다. 반대로 주인인 천간의 운이 지지에 해당하는 사천을 극하는 경우는 천형보다는 좀 더 약한 어감을 지닌 불화라고 이름 붙였습니다.

이것으로 보면 이 두 가지 해에 나타날 병증의 경중도 점쳐볼 수 있을 것입니다. 천형보다는 불화의 해가 조금이라도 덜 심각하겠지요? 그렇지만 불상득이 되는 관계로 이 둘은 모두 질병에 나쁜 영향을 끼치게 됩니다. 이 천형과 불화도 각각 12년씩 있습니다.

천 형 표

	대운	지지	사천	재천
경자	금	수	군화	금
경오	금	화	군화	금
경인	금	목	상화	목

우주 변화와 한의학

	대운	지지	사천	재천
경신	금	금	상화	목
무진	화	토	수	토
무술	화	토	수	토
신축	수	토	토	수
신미	수	토	토	수
정묘	목	목	금	군화
정유	목	금	금	군화
기사	토	화	목	상화
기해	토	수	목	상화

불 화 표

	대운	지지	사천	재천
병자	수	수	군화	금
병오	수	화	군화	금
병인	수	목	상화	목
병신	수	금	상화	목
갑진	토	토	수	토
갑술	토	토	수	토
계묘	화	목	금	군화
계유	화	금	금	군화
을사	금	화	목	상화
을해	금	수	목	상화
정축	목	토	토	수
정미	목	토	토	수

　위의 표를 잘 보면, 대운이 사천을 극하고 있음을 알 수 있습니다. 상극관계에 따라 12년이 나오는 것입니다. 오행의 곱절인 10과 상화가 하나 더 있어서 12가 나옵니다.

3⁻ 특수결합

지금까지는 우리에게 이미 익숙한 개념인 오행의 상생상극이 만드는 변화였습니다. 그렇지만, 변화는 이 두 가지만 있는 게 아닙니다. 이제부터는 좀 특수한 관계를 살펴보겠습니다.

그 전에 부符라는 한자에 대해서 좀 알아보겠습니다. 보통 딱 들어맞는 것을 가리킬 때 쓰는 말입니다. 앞서 천부라는 말도 나왔습니다만, 하늘과 딱 들어맞는다는 말입니다. 왜 딱 들어맞냐? 원래 한 덩어리였던 것을 쪼갠 까닭입니다. 옛날에 신표로 삼을 때 이런 식으로 했습니다. 예를 들면 거울을 두 조각으로 깨어서 나눠 갖고 있다가 세월이 지난 후에 상대가 진짜인가를 판별하기 위해 둘을 맞춰보는 겁니다.

동명왕도 칼을 부러뜨려서 기둥 밑에 숨겨놓았다가 자식인 유리가 그것을 들고 오자 자신이 갖고 있던 나머지 칼과 맞추어보고, 자신의 자식으로 인정하여 왕의 자리를 넘겨주었죠. 중요한 물건을 남이 뜯어보지 못하도록 봉인을 하는데, 종이로 발라서 도장을 찍어두죠. 이런 방식도 모두 부의 방식이 변화된 것입니다. 어쨌거나 두 쪽이 딱 들어맞는다는 말입니다.

여기에도 덕부라는 말이 나오는데, 지덕과 간덕이 서로 딱 맞는다는 말입니다. 지덕부는 지지의 기운이 딱 맞는다는 뜻이고, 간덕부는 천간의 덕이 딱 맞는다는 말입니다. 그런데 지덕부를 알기 위해서는 계절의 순서를 알아야 합니다. 1년은 4계절이니, 달수로 환산하면 1계절은 3달이 됩니다. 그러면 각 계절에 해당하는 3달은 순서가 생기죠. 첫 번째 달과 중간 달과 끝달이 됩니다. 이것을 한자로는 맹, 중, 만이라고 이름 붙입니다. 예를 들어 가을의 경우 맹추, 중추, 만추가 되는 겁니다.

그래서 지덕부는 대운이 각 계절의 맹과 같은 기운일 경우를 말하는 것입니다. 그러니까 전체 몇이나 될까요? 당연히 계절별로 하나이기 때문에 네 경우가 됩니다. 맹춘, 맹하, 맹추, 맹동. 따라서 지덕부의 경우 대운과 맹월孟月이 서로 같은 것을 말하는데, 임인년, 계사년, 경신년, 신해년이 이에 해당합니다.

> 임인년은 정임합목이니 목운이고, 인은 목이므로 목과
> 목이 서로 어울려서 지덕부가 되고,
> 계사년은 무계합화이니 화운이고, 사는 화이므로 화와
> 화가 서로 어울려서 지덕부가 되고,
> 경신년은 을경합금이니 금운이고, 경은 금이므로 금과
> 금이 서로 어울려서 지덕부가 되고,
> 신해년은 병신합수이니 수운이고, 해는 수이므로 수와
> 수가 서로 어울려서 지덕부가 되고.

잘 보면 토에 해당하는 것이 없는데, 토에 해당하는 것이 있으려면 진술축미 중에서 가운데 오는 것이 있어야 합니다. 그러나 진술축미는 모두 각 계절의 끝에 옵니다. 그래서 지덕부를 이룰 수가 없습니다. 그래서 빠진 것입니다.

간덕부는 천간의 변화를 봐야 합니다. 그리고 월건을 알아야 합니다. 월건은 만세력을 보면 나옵니다. 월건은 그달을 60갑자로 표현한 것입니다. 명리학에서는 사주를 세울 때 태어난 날의 일간이 정해지면 월건도 결정됩니다. 그달의 60갑자를 말합니다. 월건의 천간과 대운이 맞는 경우를 간덕부라고 합니다.

10천간은 음양으로 나눌 수 있고, 음은 불급이고 양은 태과라고 했습니다. 불급의 경우 기운이 허함을 뜻하기 때문에 나를 극하는 존재가 왕성하여 나를 못살게 굴기 마련이죠. 그런데 이때 나를 도와주는 존재가 어딘가에 있다면 어떻게 될까요? 힘이 백배로 나면서 버틸 만하겠죠? 이렇게 나를 닮은 오행이 월건에 있을 때를 간덕부라고 하는 것입니다. 한 해가 제 안에 똑같은 오행의 월건을 포함하면 간덕부가 됩니다.

예를 들어 정유년의 경우를 보겠습니다. 정은 음이기 때문에 불급입니다. 기운이 허하죠. 정임합목으로 목운이기 때문에 아마도 목이 허하여 금이 날뛸 것입니다. 그런데 1월의 월건이 임인입니다. 임목이죠. 그래서 날뛰는 금의 기운을 어느 정도 견딜 수 있다고 보는 것입니다. 이런 경우를 간덕부라고 합니다.

이와 같이 음양은 넘치거나 부족하고, 오행은 서로 물고 물려서 센 놈과 약한 놈이 생기게 마련입니다. 그런데 이런 것 중에서 서로 중화되는 경우는 없을까요? 넘치는 것을 덜어주는 것이 나타나고, 부족한 것에 채워주는 것이 나타나는 경우 말입니다. 이런 경우에는 저절로 균형이 맞겠죠? 앞서 본 몇 가지 법칙이 서로 뒤섞이면 이런 경우가 나타납니다. 이렇게 하여 차고 넘치는 것들이 적당하게 조절되는 경우를 평기부라고 합니다.

　몇 가지 경우의 수가 있습니다. 태과한 대운을 사천이 극할 때를 천형이라고 하는데, 이때 평기가 됩니다. 대운이 태과 되었다는 것은 기운이 넘쳤다는 것인데, 이것을 극하는 존재가 나타나면 태과된 것이 많이 줄어들겠죠? 그래서 평기가 되는 것입니다. 천간이 양인데, 천형이 오면 이런 일이 생깁니다. 예를 들어 무진년의 천간은 양이어서 화 태과인데, 사천은 진술태양한수죠. 화가 수의 극을 받는 것입니다. 이래서 함부로 넘치지 못하고 균형이 잡히는 것입니다.

　태과의 넘침이 문제라면 불급은 모자람이 문제죠. 이 모자란 부분을 상생으로 채워주는 경우가 있습니다. 예컨대 계사년의 경우, 무계합화로 화불급입니다. 그런데 지지는 사해궐음풍목으로 목이죠. 화에게 목은 어미입니다. 어미의 기운을 받는 것이죠. 그래서 모자란 부분이 채워진다고 보는 것입니다. 이런 경우를 평기라고 합니다.

4⁻ 운기와 체질

　우리는 지금 운기에 대해 말하고 있습니다. 운기는 지구와 그 주변의 별들에 관한 이야기입니다. 우주 변화의 논리죠. 우리가 무엇 때문에 이렇게 거창한 이야기를 하고 있을까요? 답은 간단합니다. 그 안에 깃들어 사는 사람은 거대한 우주 변화의 논리에 지배당한다는 것이죠. 해와 달과 별이 지구에 미치는 영향이 시시각각 우리의 몸에 전달되고, 우리 몸은 우리가 의식하지 않는 순간에도 끊임없이 거기에 호응하여 생명 유지를 위해 몸부림치고 있다는 것입니다. 우리는 우리 몸에 깃든 그 호응의 원리를 지금 찾아 나선 것입니다.

그렇다면 결론은 저절로 서는 셈입니다. 곧 앞서 복잡하게 살펴본 운기의 논리가 우리의 몸에 그대로 적용된다는 말입니다. 우주 변화의 논리에 따라 우리 몸이 변화를 일으킨다는 것입니다. 몸의 병이란 그런 변화에 제대로 호응하지 못해서 생기는 부적응 상태를 가리킨다는 것이죠. 그러면 치료의 방법이란 몸이 그런 변화를 따라가도록 해주는 모든 수단이 될 것입니다.

그렇다면 사람은 언제부터 이 우주 변화의 논리를 따를까요? 일단 태어나는 순간부터 그렇다고 말할 수 있을 것입니다. 독립된 한 개체가 되는 순간이 우주 변화에 스스로 호응하는 첫 순간이 될 것입니다. 따라서 사람이 출생할 때의 운기를 안다면 그 운기가 그 사람에게 어떤 영향을 끼칠 것인가를 추리해낼 수 있고, 그것이 된다면 또한 그 사람이 평생 어떤 형태로 병을 앓다가 죽을 것인지도 추측할 수 있을 것입니다. 이 얼마나 신통하고 위대한 일입니까?

그래서 바로 이런 문제점에 착안하여 사람의 체질을 알아내려고 한 노력이 많았습니다. 『황제내경』의 운기 관련 부분도 그렇고, 그 후의 여러 의원이 내세운 체질론이 그런 것들입니다. 우리나라에서도 마찬가지여서 많은 분이 운기와 병의 관계를 파악하려고 애를 썼고, 그것은 동양 3국 중에서 가장 심오한 경지까지 이르렀습니다. 조선 후기에 이르면 가장 발달한 운기학 처방을 하게 됩니다.

옛 시대를 배경으로 한 영화를 보면 가끔 의원이 환자를 보지도 않고 부모에게 약을 지어주는 장면을 마주합니다. 이상하다고 생각하죠. 저건 완전히 뜬구름 잡는 돌팔이라는 생각을 하게 됩니다. 그러나 그렇게 약을 짓는 의원들의 머릿속에는 바로 생년월일이 암시하는 운기학이 들어있었던 것입니다. 바로 운기학으로 셈하여 약을 처방한 것이죠. 물론 그 약이 제대로 작용했는지 어떤지는 알 수 없습니다만, 분명히 환자를 보지 않고서도 그의 생년월일로 따져서 약을 짓는 관행은 조선 시대의 아주 중요하고 분명한 방법이었습니다. 문제는 그렇게 해서 지은 약이 어떤 때는 맞고 어떤 때는 맞지 않았다는 것이죠. 그래서 계속해서 그에 대한 의문과 믿음이 오락가락했던 것입니다.

그러면 어째서 출생일로 추정한 체질 약에 이런 의혹과 믿음이 동시에 일었던 걸까요? 그렇다면 이렇게 생각해볼 수 없을까요? 출생일로 보는 것만으로는, 몸속에 내장된 우주 변화의 칩을 읽어내는 데 부족하다. 따라서 다른 방법이 필요하다! 만약에 이런 의문에 나름대로 답을 해본다면 어떻게 문제를 풀어가야만 할까요?

답은 출생일의 의미에 있습니다. 출생일은 엄마의 몸에서 분리된 순간을 말합니다. 그렇지만 생명은 그때부터 시작된 게 아닙니다. 생명의 시작은 바로 부모의 정자와 난자가 만난 순간입니다. 이것을 일러 입태일이라고 하죠. 그러면 이 입태일의 운기가 사람의 생명과 체질에 영향을 미치지 않을까요? 출생일로 본 운기 체질에 정확성이 떨어진다면, 사람의 몸에 영향을 끼친 또 다른 요인을 감안하지 않았기 때문이고, 그 또 다른 요인이란 입태일의 운기라면 우리는 새로운 방향에서 사람의 몸을 바라볼 수 있는 것입니다.

그렇다면 입태일을 알아서 그 무렵의 운기를 계산하면 될 것입니다. 입태일은 어떻게 알까요? 그리 어렵지 않습니다. 사람은 부모의 몸속에서 태아로 자라는 기간이 일정하거든요. 사람의 임신 기간은 280일입니다. 그러니까 출생일로부터 이 날짜만큼 거슬러 가면 입태일의 운기는 저절로 파악됩니다. 이렇게 되면 사람의 건강상태를 결정하는 또 다른 중요한 요인 하나의 비밀을 풀 수 있습니다.

그렇다면 출생일과 입태일이 결정하는 이 두 가지의 요인이 몸에 어떻게 적용될까요? 이걸 또 고민해야 합니다. 상하로 나뉠까요? 앞뒤로 나뉠까요? 좌우로 나뉠까요? 겉과 속으로 나뉠까요? 대각으로 나뉠까요? 과연 어떻게 정해야 할까요? 이에 대한 답 하나가 사람의 병증입니다. 중풍 맞은 사람은 몸이 좌우로 쫙 갈라집니다. 한쪽은 멀쩡한데 한쪽은 완전히 굳죠. 중풍 환자들을 보면 몸이 하나가 아니라 두 짝으로 된 몸뚱이를 붙여서 바느질해놓은 것 같다는 생각이 들 정도로 좌우가 따로 놉니다. 이것만으로도 충분한 힌트가 됩니다.

그렇다면 출생일과 입태일을 좌우 어느 쪽에, 어떻게 배당할까요? 출생일의 체질이 왼쪽으로 오고, 입태일의 체질이 오른쪽으로 온다! 수지침을 창시한 유태우 회장의 결론입니다. 놀랍게도 체침이 아니라 수지침에서 이 결론이 나왔습니다. 세상에서는 수지침에 대해 이러쿵저러쿵 말이 많습니다만, 저는 이 논리정연한 체질론 하나만으로도 유 회장의 이론이 동양의학사의 한 획을 그은 위대한 업적이라고 생각합니다.

몸에 대한 지배력은 어떨까요? 대체로 이모저모 임상을 해보면 오른쪽 체질이 왼쪽 체질보다 더 뿌리 깊다는 결론이 우세합니다. 입태일이 그만큼 그 사람의 몸에 큰 영향을 준다는 것입니다. 결국, 생명이 처음 잉태할 때의 운기가 그 생명의 모양새와 성질을 크게 결정한다는 말입니다. 따라서 한 사람의 생일만 알면 그 사람이 평생 지고 가야 할 질병의 상태도 짐작할 수 있고, 이를 근거로 병을 예방할 수도 있습니다. 이에 대한 자세한 내용은 유태우의 운기체질에 관한 글들을 참고하시기 바랍니다.

사람의 몸은 좌우가 다릅니다. 다르다는 것은 약간 틀리다는 게 아니라 정반대일 경우가 많다는 것입니다. 그럴 수밖에 없는 것이 어느 한쪽이 강하면 그 반대편은 약하게 되는 것이 음양의 이치지요. 심장이 왼쪽에 있어 왼쪽의 심경이 실해지면 반대쪽의 심경은 저절로 허해지게 마련입니다. 왼쪽의 심장이 실하면 같은 쪽의 아래에 있는 신장은 허해지게 마련입니다. 이에 따라 오른쪽의 신장은 실해지지요. 당연한 추론입니다. 이런 식으로 몸은 좌우가 칼로 쪼개놓은 듯이 서로 반대되는 경향이 강합니다. 그래서 보사법을 쓸 때 좌우를 잘 판단해서 적용해야 효과가 좋게 납니다.

그러면 한 사람을 예로 들어 운기가 몸에 미치는 영향에 관해 공부해 보겠습니다. 남의 사주 들추기 귀찮으니, 제 것으로 해보겠습니다. 저는 1960년 양력으로는 9월 1일, 음력으로는 7월 11일생입니다. 물론 운기체질표나 만세력에는 음력과 양력이 모두 나오니 하나만 알면 나머지도 알게 됩니다.

운기체질조견표를 찾으면 음력 7월 11일에는 일진이 임진이라고 나오고, 그 밑의 체질에는 '목토'라고 나옵니다. 목은 장이고, 토는 부인데, 오장육부 중에서 오장이 더 중요합니다. 그러므로 토는 살펴볼 필요가 없습니다. 목토의 목은 오장을 말하는 것입니다. 그리고 체질 밑에 운기를 보면, 입태일의 운기는 기해라고 나옵니다. 기해의 '기'은 음양으로 볼 때 음에 해당합니다. 음에 해당하는 천간은 기운이 모자란다는 뜻이므로 불급이라고 하고, 양 천간은 지나치다는 뜻이므로 태과라고 합니다. 그러니 기해의 목토 체질은 목불급이 되겠습니다. 목은 간을 뜻하니 간허가 되고, 간이 극하는 비장은 반대로 실해져서 비실이 됩니다. 간이 힘겨우니 그것을 억제하는 폐는 반대로 날뛰겠죠.

이것은 입태할 때의 체질입니다. 입태 체질은 몸의 오른쪽을 지배합니다. 오른쪽은 간허, 비실, 폐실이 된다는 말입니다. 육부의 관계는 이와 반대로 생각하면 됩니다. 곧 담실, 위허, 대장허가 됩니다.

그러면 이번에는 출생 시의 체질을 살펴보겠습니다. 출생 시의 체질을 알려면 1960년의 운기를 나누어서 셈하면 됩니다. 이것도 운기체질조견표에 나옵니다. 1960년을 찾아보면 이렇게 됩니다.[*]

1운1기 : (금수) 1959년 12월 23일 - 1960년 2월 22일
1운2기 : (금목) 2월 23일 - 3월 6일

---

[*]   유태우, 『운기체질총론』, 음양맥진출판사, 1994.

우주 변화와 한의학

2운2기 : (수목) 3월 7일 – 4월 25일

2운3기 : (수화) 4월 26일 – 5월 14일

3운3기 : (목화) 5월 15일 – 6월 29일

3운4기 : (목토) 6월 30일 – 윤 6월 19일

4운4기 : (화토) 윤 6월 20일 – 8월 2일

4운5기 : (화토) 8월 3일 – 9월 26일

5운5기 : (토화) 9월 27일 – 10월 3일

5운6기 : (토금) 10월 4일 – 12월 15일

위에서 7월 11일의 날짜가 어디에 해당하는가를 찾아보면 됩니다. 4운4기에 속하죠. 4운4기는 화토 체질에 속합니다. 경자년이므로 화태과에 해당합니다. 곧 심실이죠. 심화가 실하면 폐금은 허하고, 심화가 날뛰면 그것을 극하는 신수도 허해집니다. 이것은 왼쪽 체질입니다. 곧 소장삼초허에, 대장실, 방광실이 될 것입니다. 좌우를 한꺼번에 정리하면 이렇습니다.

우 : 간허, 비실, 폐실, 담실, 위허, 대장허

좌 : 심실, 폐허, 신허, 소장삼초허, 대장실, 방광실

저의 체질을 이렇게 정리해놓으니, 떠오르는 장면들이 몇 가지 있습니다. 어렸을 적에 유난히 달리기를 못 했다는 것입니다. 아마도 입태 체질인 오른쪽의 문제가 아니었나 생각합니다. 벌써 폐에서 문제를 일으킬 소지를 갖고 있었다는 얘기죠. 결국은 30대에 두

차례나 기흉 수술을 하게 됩니다. 이 수술의 소지를 오른쪽 체질이 갖고 있었다는 암시를 여기서 엿볼 수 있습니다.

그리고 중학교 때의 얘기입니다. 초등학교 때와 달리 중학교에 가면 모자를 씁니다. 교모가 박힌 두껍고 검은 모자 말이죠. 그 나이의 아이들이 어디 가만가만 다닙니까? 늘 뛰어다니죠. 땀범벅입니다. 그런데 옛날에는 머리를 스포츠형으로 아주 짧게 깎거나 바리캉으로 아예 중처럼 밀고 다니는 게 원칙이었습니다. 그래서 저도 머리를 박박 깎고 다녔는데, 저녁때 집에 와서 모자를 벗으면 머리에서 꺼풀이 거짓말 조금 보태 손바닥만 하게 벗겨지는 것입니다. 비듬이라면 보통 가루 비슷한 크기로 벗겨지는데, 저는 살살 잡아떼면 지우개만 한 크기로 비듬이 벗겨졌습니다. 그래서 지저분해서 그렇다고 생각하고 비누로 머리를 박박 깨끗이 감아도 마찬가지였습니다. 폐가 안 좋으면 피부에 비듬이 많이 생기고, 오른쪽 선천체질의 영향으로 그 무렵에 피부가 벗겨진 게 아닌가 추정합니다. 그때부터 폐에 심각한 문제가 있었던 것인데, 시골에서 자란 사람들은 그런 거 별로 신경 쓸 겨를도 없이 살아가던 게 그 무렵의 분위기였습니다.

비듬도 얘기하자면 할 말이 많습니다. 겨울에 내복을 갈아입으려고 옷을 벗으면 발등으로 허연 비듬이 밀가루처럼 흘러내렸습니다. 그것도 제가 목욕을 안 해서 그렇다고 생각하고 속으로 부끄러워했는데, 지금 이 체질을 놓고서 보니까 지저분해서 그런 게 아니라 폐실로 인해서 피부에 문제가 생겼던 것임을 알게 됩니다.

30대 초반에 기흉 수술을 할 무렵에는 똥이 문제였습니다. 먹는 건 많은데 나오는 똥의 양은 정말 적었습니다. 그리고 물찌똥이 었습니다. 그래서 참기도 힘들었죠. 밥을 먹었다면 똥 눌 때를 생각해서 만반의 준비를 해야 했습니다. 폐실로 인해 대장허가 유발되어 그랬던 것인데, 참 미련하게 살았던 셈입니다. 근래에 들어 침뜸을 배우면서 백회에 뜸을 뜬 후로는 황금색 똥이 가래떡처럼 나오는 것을 볼 때마다 마음까지 흐뭇해집니다.

그리고 간허 얘기를 하니까 하나 생각나는 게 있습니다. B형 간염 접종 얘깁니다. 1980년대에 간염 접종 바람이 불어서 저도 접종을 했습니다. 세 차례에 걸쳐서 해야 항체가 생긴다고 했습니다. 그래서 몇 달 간격으로 세 번 접종을 했죠. 그렇게 하고 군대를 갔다 왔는데, 항체가 생기지 않은 것입니다. 그래서 그 후에 단 한 번이면 된다기에 가서 했습니다. 그런 뒤에야 B형 간염 항체가 생겼습니다. 이것도 저의 체질 때문이라고 생각합니다. 간허 체질이다 보니 간염 바이러스가 몸에 들어와도 병을 일으키지 않는 것입니다. 그러니 굳이 예방 접종을 하지 않아도 간염이 들러붙기 어려운 체질이었던 것인데, 지금 생각하면 굳이 두 차례나 해서 몸 안에 항체를 만들 필요가 있었겠는가 하는 생각도 해봅니다.

입태 시의 오른쪽 체질과 출생 시의 왼쪽 체질 중 어느 쪽이 더 영향을 끼칠까 생각해보기로 합니다. 그런데 왼쪽은 심실이고 오른쪽은 폐실이니, 상초에 둘 다 문제가 생겼다는 것을 알 수 있습니다. 둘 다 상초여서 어느 한쪽으로 더 영향을 준다기보다는 거의 동시에 작용하는 것 같다는 생각을 했습니다. 기본 체질은 오른쪽 입태 체질이 바탕을 이루는데, 평상시 생활에서 나타나는 증상은 심화가 불끈거려 화를 잘 내는 성격이었던 편입니다. 그래서 전체의 큰 질병 관계는 오른쪽의 입태 체질에서 왔는데, 일상생활에서 작용하는 것은 심화 쪽이 아니었나 짐작을 하고 있습니다. 실제로 심장 쪽으로는 아직 발병하지 않았습니다. 그래서 저의 경우는 출생 체질보다는 입태 체질이 더 깊은 영향을 미친다고 생각합니다. 그렇다면 저의 경우는 운기로 병의 상황을 살필 때 오른쪽 입태 체질을 중심으로 보는 것이 더 잘 맞을 것이라는 추정을 할 수 있습니다.

그렇다면 임진년의 경우는 어떨지 한 번 살펴보겠습니다. 그러려면 임진년(2012)의 오운육기부터 살펴야 할 것입니다. 운기체질조견집에서 보겠습니다.

1운1기(목화) : 12월 15일 - 2월 27일

1운2기(목금) : 2월 28일 - 3월 10일

2운2기(화금) : 3월 11일 - 윤 3월 30일

2운3기(화수) : 4월 1일 - 4월 17일

3운3기(토수) : 4월 18일 - 6월 3일

3운4기(토목) : 6월 4일 - 6월 24일

4운4기(금목) : 6월 25일 - 8월 6일

4운5기(금화) : 8월 7일 - 10월 1일

5운5기(수화) : 10월 2일 - 10월 8일

5운6기(수토) : 10월 8일 - 12월 8일

예를 들어 2012년 4월 22일로 가정하고 위의 표를 살펴보면,

3운3기에 속한다는 것을 알 수 있습니다. 3운3기는 토수이고, 임진년의 '임'은 양년이니, 토태과가 됩니다. 비실, 신허, 목허가 온다는 말입니다. 그러면 이 조건이 좌우 체질에 영향을 미칠 것입니다. 저의 경우 오른쪽 입태 체질은 비실입니다. 따라서 오른쪽의 입태 체질과 똑같은 상황이 오니 비실이 두 번이나 겹치는 꼴입니다. 따라서 입태 체질인 오른쪽으로는 이 3운3기 동안 더 악화할 것입니다. 목이 토를 극하지 못하여 간허 증상은 더욱 심해질 것이고, 이 여파로 폐실 증상은 더욱 심해질 것입니다. 그러고 보니 요즘 들어 목이 깔깔하고 기침이 자꾸 이유 없이 나는 사연을 이제야 알 수 있을 듯합니다. 4운은 금태과이니 오히려 폐실이 더욱 심해질 것입니다. 그러니 2012년에는 폐를 잘 살펴 가며 병을 다스려야 한다는 얘깁니다.

반대로 왼쪽 출생 체질은 폐허이니 더 나아질 것입니다. 따라서 2012년의 병은 오른쪽 체질을 중심으로 처방을 해야 하고, 약을 지어도 폐의 왕성한 기운을 억제하는 방향으로 처방해야 한다는 결론이 나옵니다. 이러니 굳이 환자를 보지 않아도 약을 지어올 수 있게 되는 것입니다. 옛날 영화에서 환자를 보지도 않고 약을 지어주는 의원을 보는데, 바로 이런 사연 때문에 그렇습니다.

한 사람으로 마치기 아쉬우니, 한 명만 더 해보자고요? 못 할 거 뭐 있겠습니까? 하면 되지요. 그러면 2012년에 태어난 아이로 한번 더 살펴보겠습니다. 예컨대 2012년 7월 16일(음력)에 한 아이가 태어났다고 칩시다. 그 아이의 체질을 살펴보겠습니다. 운기체질조견집을 들추면 7월 16일은 토목 체질에 운기가 신묘입니다. 신은 음간이니 불급이 됩니다. 따라서 이날 태어나는 아이의 입태 체질은 토불급이 됩니다. 장부로는 비허가 주증이죠. 이에 따라 간목이 실하고, 신수가 실합니다. 육부는 반대겠죠.

　출생일의 운기는 위에서 저를 분석할 때 나온 표를 보고 셈하면 됩니다. 7월 16일은 오운육기 상으로 볼 때 4운4기 금목에 해당합니다. 2012년은 경자년이고, 경자의 '경'은 양간이므로 태과입니다. 곧 이 아이의 출생 체질은 금태과죠. 폐실이 됩니다. 따라서 왼쪽 체질은 폐실에 심허, 간허가 됩니다. 이대로 정리하면 이 아이의 체질은 이렇게 될 것입니다.

　　우 : 비허, 간실, 신실, 위실, 담허, 방광허
　　좌 : 폐실, 간허, 심허, 대장허, 담실, 소장실

　이 아이는 선천체질인 오른쪽의 비허로 인해 위실이 유발됩니다. 따라서 소화흡수가 잘 안 되어 삐쩍 마른 체질로 자랄 것입니다. 토극수의 관계에 따라 신장이 억제가 잘 안 되어 신장에서 먼저 병이 발병할 것입니다. 신우염이나 신장염 같은 것이 나타나다가 억제가 잘 안 되면 심장으로 병이 건너가서 심근경색이나 부정맥 같은 것이 나타날 것입니다. 특히 부신이 잘 조절되지 않기 때문에 처음에 부정맥이 나타나다가 나중에는 대동맥 협착증 같은 병으로 발전하기 쉽습니다. 여자일 경우에는 더욱 심하게 나타날 것입니다. 바로 후천 체질에서 왼쪽에 심허가 오기 때문입니다.

　원인제공은 비장에서 하는데, 발병은 주로 소음군화에서 나타납니다. 이런 사람들이 여자일 경우에는 호리호리하고 연약한 깡마른 체질로 자라 어딘가 보호 본능을 자극하는 여성이 됩니다. 예술 쪽에 뛰어난 재주를 나타내어 방송이나 연예계로 진출한다면 크게 성공할 체질입니다. 그리고 그런 끼를 마음껏 발산하지 않으면 그것이 심화로 쌓여서 더욱 병을 부채질합니다. 따라서 어떤 식으로든 그것을 발산하는 행위가 필요한데, 그것이 예술성과 아주 가깝습니다. 체질 이야기는 이 정도에서 끝내겠습니다.

5 ̄ 오운의 병증

이제 우리는 몸이 좌우가 다르다는 것도 알았고, 좌우로 작용하는 우주 변화의 논리도 알았습니다. 그렇다면 운기의 영향으로 나타나는 질병의 상태와 전이 과정에 대해서도 알아야 할 것입니다. 오운이 사람의 몸에 미치는 질병에 대해서 정리하고 넘어가겠습니다. 『황제내경』의 「기교변대론」에 나오는 내용을 병증만 추려서 정리하겠습니다.*

10천간 중 5양간에 따른 병증

10천간 중에서 갑 병 무 경 임은 양간에 해당합니다. 양이기

---

* 박찬국 역, 『황제내경』, 소문, 운기 7편 주석, 집문당, 2009 ; 이경우 역, 『황제내경』, 소문, 여강출판사, 2000 참조.

때문에 기운이 지나쳐 태과합니다. 그 해歲에 목운이 태과하면 풍기가 유행하여 비토가 사기를 받습니다. 그러면 사람들이 설사를 앓아 음식을 제대로 먹지 못하고 몸이 무거우며, 가슴이 답답하고 장에서 꾸르륵 소리가 나고 배가 치받히듯이 그득합니다.(비토의 증상) 심하면 깜짝깜짝 자주 놀라고 어지러우며, 머리가 아프고 옆구리가 아프면서 구토가 심해지는데, 충양맥이 끊어지면 죽게 됩니다.(간목의 증상)

그 해에 화운이 태과하면 불타는 더위가 유행하여 폐금이 사기를 받습니다. 그러면 사람들이 학질을 앓으며 숨이 가쁘게 기침을 하고, 피가 넘치거나 혈변을 보며 물을 붓듯이 설사를 합니다. 또 목마르고 귀를 멀며 중초 부위와 어깨 등 쪽에 열이 납니다.(폐금의 증상) 심하면 가슴이 아프며 옆구리가 치밀어 그득한 느낌이 나고 아프며, 등의 견갑 사이가 아프고, 양팔의 안쪽이 아픕니다. 또한, 몸에 열이 나서 살갗이 아프게 되어 피가 상하는 침음이 생깁니다.(심화의 증상)

그 해에 토기가 태과하면 비와 습기가 유행하여 신수가 사기를 받습니다. 그러면 백성들이 배탈을 앓으며 즐겁지가 않고 몸이 무겁고 가슴이 편하지가 않습니다.(신수허의 증상) 심하면 살이 시들시들하고 다리가 늘어져 질질 끌고 다니며 걸을 때 자주 발바닥이 아프며 담음이 퍼져 배가 그득하고 제대로 먹지 못하며 사지가 늘어집니다.(비토의 증상)

그 해에 금운이 태과하면 건조한 기운이 유행하여 간목이 사기를 받습니다. 그러면 사람들이 옆구리와 소복이 아프고, 눈이 충혈

우주 변화와 한의학

되고 아프며 눈초리가 헐고 귀도 들리지 않고, 숙살이 심하면 몸이 무겁고 가슴이 번거롭고, 가슴이 아프고 등이 당기고, 양 옆구리가 그득하고 아프며 소복이 당깁니다.(간목의 증상) 심하면 옆구리가 너무 아파서 돌아눕지도 못하며 기침과 치밀어 오르는 기운이 심하여 피를 쏟다가 태충맥이 끊어지면 죽습니다.(폐금의 증상)

그해에 수운이 태과하면 한기가 유행하여 심화가 사기를 받습니다. 그러면 사람들이 몸은 덥고 가슴은 번거로워져서 조급해하고 떨며 음궐증이 생깁니다. 음궐이란 몸에 열이 느껴지는데도 살갗은 열이 없고 손발이 차가와지는 것을 말합니다.(심허의 증상) 심하면 배가 불룩해지고 다리가 부으며 숨이 가쁘고 기침을 하고 도한(잠잘 때 땀을 많이 흘리는 것)이 나고 바람을 싫어합니다.(심허의 증상) 심하면 배가 부르고 장에서 꾸르륵 소리가 나고, 설사를 하며 소화가 안되고, 구갈이 있으면서 망령을 부리고 정신이 흐릿해져 신문이 끊어진 자는 죽습니다.(신수의 증상)

10천간 중 5음간에 따른 병증

10천간 중에서 을 정 기 신 계는 음간에 해당합니다. 음이기 때문에 기운이 모자라 불급합니다. 그해에 목이 불급하면 건조한 기운이 크게 유행하고 생기가 제때에 응하지 못하여 초목이 늦게 자랍니다. 사람들은 중초가 서늘하여 옆구리와 소복이 아프고 장에서 꾸르륵 소리가 나고 설사를 합니다.(목허의 증상) 심하면 한열과 창양(부스럼 종류)이 생기고, 살갗에 갖가지 종기와 곪는 것들이 생깁

니다.(폐금의 증상)

　그해에 화기가 불급하면 찬 기운이 크게 유행하고 뻗치는 기운이 쓰이지 못합니다. 그러면 사람들은 가슴이 아프고 옆구리가 부풀어 오르며 가득하여 아프고, 가슴과 등의 견갑 사이와 양팔의 안쪽이 아프고, 머리가 무언가로 싸맨 듯이 답답하고, 정신이 흐리며 가슴이 아프면서 갑자기 말을 못하며, 가슴과 배가 커지는 것 같고, 옆구리 아래와 등허리가 서로 당기면서 아프다가 심하면 등을 구부리고 펴지 못하며 엉덩이와 다리가 떨어져 나가는 것 같습니다.(심화의 증상) 심하면 설사를 하고 배가 그득하고 음식이 내려가지 않으며, 한기가 중초로 들어가 배가 꾸르륵거리고 설사가 물을 쏟듯이 하며 매가 아프고 갑자기 경련이 오다가 시들어 마비되면 다리에 힘이 빠져 몸을 가누지 못합니다.(신수의 증상)

　그해에 토기가 불급하면 바람이 크게 유행하고 화기가 펼쳐지지 않습니다. 그러면 사람들은 설사와 곽란을 앓고 몸이 무겁고 배가 아프고, 근골이 긴장하고 살이 떨리고 시리며 화를 잘 냅니다.(비토의 증상) 심하면 가슴과 옆구리가 갑자기 아프면서 소복이 밑으로 당기고, 자주 한숨을 쉬고 제대로 못 먹습니다.(간목의 증상)

　그해에 금이 불급하면 불볕이 크게 유행합니다. 그러면 사람들은 어깨와 등짝이 답답하고 무거우며 코가 막히고 재채기하고 혈변을 물 붓듯이 합니다.(폐금의 증상) 심하면 머리의 뇌호가 아프다가 머리 꼭대기까지 아프며 열이 납니다.(심화의 증상)

　그 해에 수가 불급하면 습한 기운이 크게 유행합니다. 그러면 사람들은 배가 부르고 몸이 무겁고 묽은 설사를 하며, 찬 성질의 창양에 진물이 흐르고 허리와 고관절 통증이 생기고 다리가 불편하고 가슴이 번거롭고 답답하며, 다리가 시들고 싸늘하게 오그라들며 발바닥이 아프고 심하면 발등이 붓습니다.(신수의 증상) 심하면 근골이 오그라들고 살이 떨리며 눈이 흐리고 발진이 생기며 기가 횡격막 근처로 모임으로 가슴 쪽 배가 아픕니다.(비토의 증상)

6⁻ 육기의 병증

육기에 따른 병증에 대해서는 『황제내경』의 「지진요대론」에 나옵니다. 거기에 있는 내용을 정리하겠습니다. 재천과 사천이 다릅니다. 각기 해당하는 대로 정리하겠습니다. 아래에 풍음이니 조음이니 하는 말이 나오는데, 여기서 말하는 음澤은 육음을 말합니다. 즉 날씨가 일으키는 각종 병증을 말합니다.

육기의 재천에 따른 병증

그 해에 궐음이 재천하여 풍음이 이긴 상황이면 지기가 밝지 못하여 들판이 어둑어둑하고 풀은 일찍 이삭이 나옵니다. 사람들은 오싹오싹 추워 떨고 자주 기지개 켜고 심장 부위가 아프고 떠받치는 듯하면서도 그득하고, 양쪽 옆구리의 속이 당기며 음식이 내려가지 않고 횡격막과 인후 사이가 막히고 먹으면 토하는데도 배가 부르고 트림을 하고 똥을 누면서 방귀가 나오면 시원하고 복창이 줄어드는 듯하고 몸이 무겁습니다.

　그해에 소음이 재천하여 열음이 이긴 상황이면 아지랑이가 내 아 연못에 뜨며 그늘까지 오히려 밝습니다. 사람들은 뱃속이 늘 꾸르륵 소리가 나고 기운이 가슴으로 치밀어 올라 숨이 가빠서 오래 서지를 못하고 한열이 오락가락하면서 살갗이 아프고 눈이 어둡고 이가 아프고 콧마루가 부으며 오한 발열이 학질처럼 나고 소복 속이 아프며 헛배가 부릅니다.

　그 해에 태음이 재천하면 초목이 일찍 피어나며, 습음이 이긴 상황이면 티끌이 바윗골까지 자욱하다가 네 번째 기가 들어오면 황색이 도리어 흑색을 보입니다. 사람들은 식적이 생기고 가슴이 아프고 귀가 들리지 않고 눈이 어지럽고 희미하며, 목이 붓고 인후가 마비되고 대소변에 피가 섞이고 소복이 아프고 부으며 소변이 나오지 않고 기가 위로 치밀어 두통을 앓으며 눈이 빠지는 것 같고, 목이 빠지는 것 같으며 허리가 부러진 것 같고 넓적다리를 돌리지 못하며 오금이 묶어놓은 것 같고 장딴지가 떨어질 것 같습니다.

　그 해에 소양이 재천하여 화음이 이긴 상황이면 들판이 불꽃같이 밝으며 추위와 더위가 번갈아듭니다. 사람들은 적백색의 설사를 쏟으며 소복이 아프고 소변이 붉고 심하면 혈변을 봅니다.

　그 해에 양명이 재천하여 조음이 이긴 상황이면 안개가 끼어 날씨가 맑으면서도 어둡습니다. 사람들은 구역질을 잘 하고, 입이 쓰고 한숨을 잘 쉬며 가슴과 옆구리가 아파서 돌아눕지 못하고, 심하면 목이 마르고 얼굴에 때가 끼며 몸에 윤기가 없고 발등에 도리어 열이 납니다.

그 해에 태양이 재천하여 한음이 이긴 상황이면 날씨가 풀리지 않아 덜덜 떨립니다. 사람들은 소복으로 고환이 올라붙어 허리까지 당기고, 양기가 위로 치밀면서 가슴 통증이 나고 피가 나며 목이 아프고 턱이 붓습니다.

육기의 사천에 따른 병증

궐음이 사천하여 풍음이 이기면 하늘이 티끌로 어둑어둑하며 구름이 움직이며 추울 때인데 따뜻하여 흐르는 물이 얼지 않습니다. 사람들은 가슴 아래위와 부위의 통증이 양 옆구리로 뻗치며 횡격막에서 인후까지 통하지 않아 음식이 내려가지 않고 혀뿌리가 굳고 먹으면 구역질을 하고, 냉설을 하면 뱃속이 꾸르륵 소리가 나고 설사를 하면 징가가 생겨 소변이 막힙니다.

소음이 사천하여 열음이 이기면 열이 들끓어 화기가 지배합니다. 사람들은 가슴속이 답답하고 열나고 목구멍이 마르며, 오른쪽 옆구리가 그득하며 피부가 아프고 한열이 나고 기침을 하고 숨이 차고, 큰비가 오면 침과 피를 통하거나 혈변을 보고 코피가 나고 재채기와 구역질을 하며 오줌 색이 변하고, 심하면 창양과 부종이 생기고, 어깨 등 쪽과 팔과 결분의 가운데가 아프고 심장이 아프며 폐가 붓고 배가 크게 불러 팽팽하고 가쁘게 기침을 합니다. 병이 폐에서 생겼으니 척택의 맥이 끊기면 죽습니다.

태음이 사천하여 습음이 이기면 짙은 비구름이 자꾸 끼어 비가 와 서 나무가 고목이 되게 합니다. 사람들은 부종과 골통이 생기음비가 발생하니, 음비라는 것은 누르면 어디가 아픈지 모르나 허리와 등과 목이 아프며 때로 어지러우며 대변이 잘 안 나가고 음기가 작용을 하지 않음으로 배가 고프지만 먹으려 하지 않고 기침을 하면 피가 나오며 가슴이 매어달린 것 같으니, 이것은 병의 뿌리가 신장에 있어 태계가 끊어지면 못 고칩니다.

소양이 사천하여 화음이 이기면 온기가 유행하여 금의 다스림이 평온하지 못합니다. 사람들은 머리가 아프고 발열 오한이 나다가 학질이 발작하여 열이 뜨면 피부가 아프고 얼굴빛이 황적색으로 변한 병이 전변되어 부종이 되고 몸과 얼굴이 붓고 배가 그득하여 위로 치키며 숨을 쉬고 적백색의 물 설사를 하거나 부스럼이 생기며, 기침을 하면 피를 뱉고 가슴이 답답하고 열이 나고 심하면 코피가 납니다. 폐에서 병이 생긴 것이라 천부가 끊어지면 죽습니다.

양명이 사천하여 조기가 이기면 나무가 늦게 잎이 피고 풀이 늦게 나고 근육과 뼈가 안에서 병듭니다. 사람들은 왼쪽 옆구리가 아프고 차고 서늘한 기운을 가운에서 느끼며 학질이 발생하면 기침을 하며 뱃속이 꾸룩꾸룩 하고 쏟는 설사나 묽은 설사를 하고, 가슴과 옆구리가 갑자기 아파서 돌아눕지도 못하며 목이 마르고 얼굴에 때가 끼며 허리가 아프고, 남자는 산증이 생기며 부인은 소복이 아프고 눈이 어둡고 눈자위가 헐며 창 좌 옹 같은 종기가 생깁니다.

태양이 사천하여 한음이 이기면 따뜻한 날씨에 한기가 돌아서 물이 다시 얼고 피가 속에서 변질하였다가 종기나 부스럼으로 나옵니다. 사람들은 기가 궐하여 가슴이 아프고 피를 토하거나 혈변을 보거나 코피가 나고, 자주 슬퍼하며 때로 쓰러지고, 날씨가 더워지면 소낙비가 오다가 우박이 오며, 가슴과 배가 그득하며 손이 뜨겁고 팔꿈치가 뒤틀리며, 겨드랑이가 붓고 가슴이 크게 울렁거리며 가슴과 옆구리와 위완이 불안하며, 얼굴이 붉고 눈이 노래지며 자주 한숨을 쉬고 목이 마르고, 심하면 안색이 그을린 듯하며 갈증으로 물을 먹으려고만 합니다. 병이 심장에서 생긴 것이라 신문이 끊어지면 고치지 못합니다.

7 ‑ 3분5기

오행의 3분5기라! 어려워 보이지요? 그렇지만 실제 내용은 아주 간단합니다. 오행의 각 요소는 세 가지로 변화한다는 말입니다. 어떻게 변할까요? 기운이 넘칠 때가 있고 부족할 때가 있으며 넘치지도 모자라지도 않을 때가 있습니다. 목 화 토 금 수는 각자 이렇게 3단계가 있다는 것입니다. 이것을 일러 3분5기라고 하는 것입니다. 그래서 그럴 때마다 이름이 달라서 각 오행은 이름이 셋씩 있게 됩니다. 다음 표가 그것입니다.

	목	화	토	금	수
평 기	敷和	升明	備化	審平	靜順
불급지기	委和	伏明	卑監	從革	涸流
태과지기	發生	赫曦	敦阜	堅成	流衍

지루하더라도 이 용어에 대해서 하나씩 설명을 하겠습니다.

정 지루하신 분은 그냥 넘어가시기 바랍니다.

목에는 부화와 위화와 발생, 이렇게 세 가지 이름이 붙습니다. 오행의 목은, 단순히 나무를 뜻하는 것이 아닙니다. 그것은 겨우내 움츠렸던 것이 막 밖으로 솟아오르려는 힘, 약동을 막 시작하려는 힘을 상징합니다. 이것이 평기일 때의 모습이 부화입니다. 부는 막힘이 없이 일직선으로 쭉쭉 뻗어 나가는 것을 뜻하는 한자입니다. 그러니 서서히 양기를 펴는 것을 말하죠. 화는 잘 어울린다는 말입니다. 자신의 기와 사물의 기를 잘 조화시키는 것을 말합니다. 그러니까 부화란, 기를 펴는 속도를 환경에 잘 맞추는 것을 말합니다. 기가 제대로 들어오고 작용할 때는 이처럼 기운이 주변의 환경에 잘 맞추어서 조화를 이룬다는 말입니다. 그러면 식물은 무럭무럭 잘 자랍니다.

위화의 '위'는 움츠러든다는 말입니다. 그러니까 위화는 움츠러든 화라는 뜻이죠. 조화가 제대로 이루어지지 못하고 움츠러들었다는 말입니다. 기운이 제때에 이르러야 하는데, 그래야 그 기운을 바탕으로 움츠러든 기운을 펼치는데, 아직 때가 이르지 않아서 기를 펴지 못하고 있다는 말입니다. 따라서 자신이 스스로 기운을 펼치지 못하기 때문에 남의 움직임을 따르게 됩니다. 자주성 없이 외부환경만을 따르는 것을 위화라고 합니다.

발생은 태과의 상태이기 때문에 위화와는 정반대 현상입니다. 쭉쭉 뻗어 나가는 모양을 발생이라고 합니다. 평기 때와 불급 때는 모두 '화'자가 들어갔는데 여기서는 아예 화가 빠졌습니다. '발'은 발사나 격발이란 말에서 보듯이 주변과 조화를 이루려는 것이 아니라 뛰쳐나가려는 것입니다. 그래서 '화'자가 빠지고 그 모양과 세력만 나타난 것입니다.

오행의 화에 붙는 이름은 승명, 복명, 혁희입니다. 평기에 붙는 승명의 '승'은 올라간다는 말입니다. 그러니 승명이란 어두웠던 목의 기운이 화로 변하면서 밝아지는 것을 나타낸 말입니다. '올라가는 밝음'이라는 뜻입니다.

복명은, 제대로 올라가서 빛을 발해야 하는데, 그러지를 못하고 엎드렸으니 효용이 없음을 나타내는 말입니다. '伏'은 엎드린다는 말입니다. 빛은 원래 높은 곳에 올라가야 의미가 있는 것인데, 이렇게 엎드려 있으면 그 효과가 거의 없죠. 그 상태를 나타내기 위해서 '복'자를 쓴 겁니다.

혁희는, 불이 지나쳐서 아주 뜨겁고 밝은 빛을 말합니다. 원래 '赫'은 기나 열이 실하여 빛나는 것을 말하고, '曦'는 태양의 빛만을 가리킵니다. 둘 다 엄청나게 밝은 것을 가리키는 말입니다. 이상의 세 가지 이름은 빛의 밝기를 단계에 따라 나타내려고 붙은 말입니다.

오행의 토에 붙은 이름은 비화, 비감, 돈부입니다. 비화란, 준비라는 말입니다. 무엇을 준비하느냐면 변화를 주관하는 준비를 말합니다. 여기서 특히나 '化'가 붙은 것을 눈여겨볼 필요가 있습니다. 토는 계절상으로 환절기에 속합니다. 환절기는 따로 독립한 계절이기보다는 각 계절의 사이에 끼어서 변화가 생기는 기간을 말합니다. 한 계절에서 다른 계절로 넘어가는 변화의 시기죠. 그래서 각 계절의 특징을 분명하게 드러내기 위해 그 중간에서 작용하는 것입니다. 이렇게 자신은 변하지 않으면서 그 변화의 마디를 분명하게 해주는 일을 '화'라고 합니다.

　오장육부에서 토인 비위가 하는 것도 기운 전체의 승강을 가운데서 조절하는 것입니다. 곧 승청과 강탁을 주관하죠. 이렇게 몸 전체의 움직임을 조절하려는 기능이 있고 그런 기능을 '화'라고 하는 것입니다. 비란 이런 조절 기능이 제대로 될 수 있도록 준비한다는 말입니다. 그래서 비화는 오행이 순환하는 변화를 잘 하기 위한 준비를 뜻하는 말입니다.

　토가 불급일 때를 비감이라고 합니다. '비'는 낮다는 뜻이고, '감'은 살핀다는 뜻입니다. 낮은 곳에서 살피고 단속한다는 뜻이죠. 원래 감시라는 것은 높은 곳에 올라서 해야 잘 보이고 잘 됩니다. 그런데 이렇게 낮은 곳에서 감시하면 그게 잘 될까요? 잘 안 됩니다. 잘 안 되는 상태를 나타내려고 이런 말을 쓴 것입니다. 토기가 낮아져서 그렇게 된 것입니다. 농사꾼들이 농사지을 때 흙을 갈아엎는 이유는 흙이 잘 부풀어야만 그 속에 각종 알뿌리도 키우고 식물이 잘 뻗을 수 있기 때문입니다. 그런데 그게 부풀지 않으면 식물들이 자라기가 힘들죠. 그래서 흙이 주저앉아서 이런저런 것들을 제대로 품어 안지 못하는 위축된 양상을 나타내려고 붙인 이름입니다.

　토가 태과일 때를 돈부라고 합니다. '돈'은 두텁다는 뜻이고, '부'는 불쑥 솟은 언덕이라는 뜻입니다. 앞서 비화와 비감이라는 말과 비교하면 대번에 그 차이를 알 것입니다. 부풀 대로 부풀어서 크게 솟아오른 언덕 같다는 뜻입니다. 원래 토는 화가 이루어진 다음에 나타나는 양상입니다. 동식물의 경우 성장과 연관 지어 이 관계를 살펴보면 키가 쭉 큰 다음에 옆으로 퍼지는 것인데, 위로 쭉쭉

자라는 것이 목과 화의 역할이라면, 그 상태에서 옆으로 불려가는 것이 토의 기능입니다. 그런데 옆으로 퍼지는 기능이 너무 커져 버린 것이 태과입니다. 따라서 돈부는 줄기보다 가지나 잎사귀가 지나치게 무성한 나무나 둘레가 너무 커진 뚱뚱보 같은 느낌을 가리키는 말입니다.

오행의 금에 붙은 이름은 심평, 종혁, 견성입니다. 심평은 살펴보고서 편안해진다는 말입니다. 원래 봄여름에는 주로 자라는 계절이기 때문에 기운을 벌어들이려고 몸부림칩니다. 그렇지만 이런 작용이 영원한 것이 아닙니다. 그렇게 해서 벌어들이는 일이 끝날 무렵에는 벌어들인 상황을 스스로 돌아보고 살펴보아야 합니다. 그래야 그다음의 변화를 맞이할 것이기 때문입니다. 그리고 다음 방향이 정해지면 그동안 부산스럽게 벌어들이려고 몸부림을 친 것도 차분히 가라앉으면서 평화로워집니다. 바로 이것을 일러 심평이라고 한 것입니다. '심'은 살핀다는 말이고, '평'은 평화롭다는 말입니다. '금'은 나무로 된 곡식을 쇠붙이로 된 각종 장비로 거둬들이는 것을 말합니다. 이런 것을 숙살이라고 하죠. 죽인다는 말입니다. 그럴 때 그렇게 하기 위해 살펴보고 냉정히 판단하는 것을 가리킨 말입니다.

금기가 늦은 불급지기를 종혁이라고 합니다. '종'은 좇아간다는 말이니까 스스로 가는 것이 아니라 마지못해 따라가는 것입니다. 이것은 불급하기 때문에 그렇습니다. 때가 지나서야 마지못해 좇아가서 양기를 거두는 작용을 말합니다. '혁'은 혁명이라는 말로 쓰입니다. 완전히 판을 갈아엎는 것을 말합니다. 가을에 동물이 털을 갈고 나뭇잎이 떨어지는 것을 보면 스스로 지닌 것까지도 냉정하게 털어내야 하는 사물의 생리를 알 수 있습니다. 이렇게 불필요한 것을 도려내는 작용을 '혁'이라고 하는 것입니다.

이 혁명을 마지못해 따라가며 한다는 뜻이 종혁입니다. '혁'은 가죽이라는 말인데, 가죽을 가리키는 말에는 두 가지가 있습니다. '혁'이 있고 '피'가 있죠. 피는 살아있는 가죽을 가리킵니다. 그래서 살갗을 피부라고 하지 혁부라고 하지 않습니다. 반면에 제혁, 혁띠라는 말에서 보듯이 혁은 가공된 가죽을 가리킵니다. 털가죽을 무두질하여 쓸 수 있게 만드는 과정이 완전히 탈바꿈한다고 하여 새롭게 변하는 모습을 나타내는 말로 쓰인 것입니다. 종혁의 '혁'도 누군가 가공하는 것을 가리키는 말입니다. 혁명이란 가공하는 것이죠. 완전히 새 판을 짜는 것을 가리킵니다.

금기가 지나친 것을 견성이라고 합니다. '견'은 단단하다는 뜻이고, '성'은 이룬다는 말입니다. 말 그대로 단단하게 된다는 말입니다. 심평과는 좀 다르죠. 심평은 살펴서 저절로 단단하게 여무는 것을 말하는데, 여기서는 그 기능이 지나친 것을 뜻하다 보니 단단하다는 말을 직접 한 것입니다. 겉이 굳어지는 것을 '견堅'이라고 하고 속이 굳는 것을 '고固'라고 합니다.

오행의 수에 붙은 이름은 정순, 학류, 유연입니다. 평기에 붙은 정순은, 말뜻 그대로입니다. '정'은 '동'과 짝을 이루는 말입니다. 앞의 세 계절 동안 움직여온 것이 이제 고요한 상태로 바뀐다는 말입니다. '순'은, 성질이 순하다는 뜻입니다. 활동을 더 이상 하지 않기 때문에 순하다고 표현한 것이죠.

불급지기인 수는 학류라고 합니다. 학류란, 물이 흐르다가 말라버린 냇물을 뜻하는 말입니다. 말 그대로 수 기운이 부족해서 수렴이 안 되는 것을 냇물의 모양에 비유한 것입니다. 태과일 때는 유연이라고 합니다. 유연은 흘러넘친다는 말입니다. 물이 너무 많아서 둑 위로 흘러넘치는 상황이 나타나는 말입니다. 이것도 비유죠.

오행이 이렇게 셋으로 분화되면서 사물과 인사에 영향을 끼칩니다. 그것에 대한 자세한 분석은 끝이 없습니다. 그리고 그렇게 나타나는 여러 가지 증상과 현상에 대해서 자세히 언급한 책은 역시 『황제내경』입니다. 「오상정대론」에 잘 정리되었습니다. 그것을 일일이 설명하자면 끝이 없습니다. 그래서 내경에 나오는 내용의 뼈대만을 추려서 간략하게 정리했습니다. 이들이 갖는 관계와 변화 양상은 오래 시간을 두고 탐구하고 연구해야 할 것입니다. 아래에 정리합니다.

한글로 풀어놓을까 생각했지만, 오히려 풀어놓음으로써 원래의 뜻이 잘 안 드러나는 경우가 많아서 일단 원문 그대로 두었습니다. 시간 나는 대로 차차 읽으면서 공부하시기 바랍니다. 시간이 걸려도 어쩔 수 없습니다. 이런 부분은 남이 설명한 것을 들어도 알쏭달쏭합니다. 스스로 혼자서 탐구하고 고민한 끝에 나오는 것들이 정말 자기 것이 됩니다.

1) 평기

	목	화	토	금	수
이름	敷和	升明	備化	審平	靜順
氣	端	高	平	潔	明
性	隨	速	順	剛	下
用	曲直	燔灼	高下	散落	沃衍

	목	화	토	금	수
化	生榮	蕃茂	豊滿	堅斂	凝堅
類	草木	火	土	金	水
政	發散	明曜	安靜	勁肅	流演
侯	溫和	炎署	溽蒸	淸切	凝肅
令	風	熱	濕	燥	寒
藏	肝	心	脾	肺	腎
畏	淸	寒	風	熱	濕
主	目	舌	口	鼻	二陰
穀	麻	麥	稷	稻	豆
果	李	杏	棗	桃	栗
實	核	絡	肉	殼	濡
應	春	夏	長夏	秋	冬
蟲	犬	馬	牛	雞	彘
色	蒼	赤	黃	白	黑
養	筋	血	肉	皮毛	骨髓
病	裏急支滿	瞤瘛	否	欬	厥
味	酸	苦	甘	辛	鹹
音	角	徵	宮	商	羽
物	中堅	脈	膚	外堅	濡
數	8	7	5	9	6

2) 불급지기

	목	화	토	금	수
이름	委和	伏明	卑監	從革	涸流
氣	斂	鬱	散	揚	滯
用	聚	暴虐	靜定	躁切	滲泄
動	緛漏拘緩	彰伏變易	瘍涌分潰癰腫	鏗禁瞀厥	堅止
發	驚駭	痛	濡滯	欬喘	燥槀

	목	화	토	금	수
藏	肝	心	脾	肺	腎
果	棗李	栗桃	李栗	李杏	棗杏
實	殻	絡濡	濡核	殻絡	濡肉
穀	稷稻	豆稻	豆麻	麻麥	黍稷
味	酸辛	苦鹹	酸甘	苦辛	甘鹹
色	白蒼	玄丹	蒼黃	白丹	黅玄
畜	犬雞	馬彘	牛犬	雞羊	彘牛
蟲	毛介	羽鱗	倮毛	介羽	鱗倮
主	霧露悽滄	氷雪霜寒	飄怒振發	明曜炎爍	埃鬱昏翳
聲	角商	徵羽	宮角	商徵	羽宮
病	搖動注恐從金化也	昏惑悲忘從水化也	留滿否塞從木化也	嚏欬鼽衄從火化也	痿厥堅下從土化也

3) 태과지기

	목	화	토	금	수
이름	發生	赫曦	敦阜	堅成	流衍
化	生	長	圓	成	凜
氣	美	高	豊	削	堅
政	散	動	靜	肅	謐
令	條舒	鳴顯	周備	銳切	流注
動	掉眩巓疾	炎灼妄擾	濡積幷稸	暴折瘍疰	漂泄沃涌
德	鳴靡啓坼	暄暑鬱蒸	柔潤重淖	霧露肅飋	凝慘寒雰
變	振拉摧拔	炎熱沸騰	震驚飄驟崩潰	肅殺凋零	氷雪霜雹
穀	麻稻	麥豆	稷麻	稻黍	豆稷
畜	雞犬	羊彘	牛犬	雞馬	彘牛
果	李桃	杏栗	棗李	桃杏	栗棗
色	靑黃白	赤白玄	黅玄蒼	白靑丹	黑丹黅
味	酸甘辛	苦辛鹹	甘鹹酸	辛酸苦	鹹苦甘

	목	화	토	금	수
象	春	夏	長夏	秋	冬
經	足厥陰少陽	手少陰太陽 手厥陰少陽	足太陰陽明	手太陰陽明	足少陰太陽
藏	肝脾	心肺	脾腎	肺肝	腎心
蟲	毛介	羽鱗	倮毛	介羽	鱗倮
物	中堅外堅	脈濡	肌核	殼絡	濡滿
病	怒	笑瘇瘡瘍血流 狂妄目赤	腹滿四支不擧	喘喝胸憑仰息	脹

8‒달 력

한 연수를 받으러 갔는데, 행사가 시작되면서 사회자가 안내 방송을 합니다. 즉, 핸드폰을 안전모드로 전환해달라는 것이었습니다. 그러자 옆에 앉았던 어느 분이 뭐라고 투덜거립니다. 귀를 쫑긋 세우고 들어보니까, 매너모드지 예절모드가 뭐냐는 것입니다. 그러면서 같이 왔는지 옆 사람에게 한 동안 그 얘기를 하더군요. 그 얘기의 뼈대는, 한자와 영어를 섞어 쓴다는 것이었고, 하나로 일치시켜야 올바른 게 아니냐는 것이었습니다.

국어를 전공한 저는 속으로 웃었습니다. 그건 옳지 않습니다. 예절은 한자고, 모드는 영어이지만, 그것이 외래어라는 점에서는 같기 때문입니다. 외래어와 외국어는 다릅니다. 외국어는 다른 나라의 말이고, 외래어는 다른 나라의 말이 우리나라에 들어와서 우리말로 정착한 것입니다. 한때 국회의원의 발언으로 우스개로 발전했던 〈오우뤈지〉는 외국어이지만, 〈오렌지〉는 엄연히 우리말인 외래어인 것입니다. 그러니 예절이라는 우리말과 모드라는 우리말이 결합하는데, 무슨 문제가 있겠습니까?

그런데 정말 많은 사람이 무언가 같은 색으로 만들어야 한다는 일치의 논리를 벗어나지 못하여 우리말을 마구 혼탁하게 만들곤 합니다. 그런 행태를 비웃듯이 우리는 〈달력〉이라는 말을 씁니다. 달은 순우리말이고, 력은 한자말입니다. 이걸 월력이라고 하는 사람은 하나도 없습니다. 한자말은 중국에서 온 것이지만 우리말로 정착했기 때문에, 이렇게 순우리말과 결합하는 것입니다. 이뿐이 아닙니다. 음달과 양달도 그런 결합이죠. 음과 양은 한자말입니다. 달은 북방계 고구려어로 언덕이나 땅을 뜻하는 말입니다. 아무런 어색함도 없이 자연스럽게 어울린 말이죠. 일치의 논리는 앞뒤 정황을 정확히 파악할 때 가치를 발휘하는 것입니다.

달력 얘기를 하려던 것인데, 엉뚱한 곳으로 얘기가 번졌네요. 달력은 인류가 오랜 세월 고민해온 흔적을 보여줍니다. 해는 1년을 돌아서 다시 제자리에 옵니다. 아니, 그 반대겠죠. 지구가 도는 것이겠죠. 하지만 옛날에는 그렇게 생각을 하지 않았습니다. 그래서 그런 생각의 흔적이 달력의 역사에 고스란히 나타납니다.

음력

음력은 태음력을 말합니다. 밤하늘에 나타나는 달의 모양을 보고서 날짜를 셈하는 방법입니다. 밤하늘의 달은 날마다 모양이 변합니다. 1년에 12번 차고 기웁니다. 그래서 나온 것이 12달이고,

그것을 셈한 방법이 태음력입니다. 달이 한 번 차고 기우는데 걸리는 시간은 29일 12시간 44분 2.9초입니다. 대략 29.5일이죠. 그래서 29일과 30일을 교대로 배치해서 12개월을 1년으로 칩니다. 이렇게 되면 1년은 354일밖에 안 되어 11일 정도가 벌어집니다. 지구의 공전주기인 1년은 365일 5시간 48분 45.3초이기 때문입니다.

태음태양력

이런 문제점을 극복하려고 나온 것이 태음태양력입니다. 이것은 음력에서 지구의 공전주기와 짝하여 남은 날짜인 11일을 해소하려는 방법입니다. 1년에 11일이나 남으니 3년쯤 지나면 33개월이 남습니다. 그러면 1년의 길이와는 무려 1달간의 차이가 납니다. 그래서 자투리로 남은 날짜를 모아서 새로 한 달을 추가시킨 것입니다. 이것이 윤달입니다. 이 윤달에 태어나는 사람은 생일을 평생에 한 번 밖에 못 해 먹습니다. 60년이 돌아와야만 똑같은 날이 오거든요. 이 달력은 태음력을 1년의 길이에 적당히 맞춘 것입니다. 적당히 맞추기 위해서 이리저리 짜깁기한 고민이 아주 많았습니다.

양 력

양력은 태양력을 말합니다. 지구가 해의 둘레를 한 바퀴 돈 기간을 1년으로 하여 만든 달력입니다. 12달은 달을 기준으로 만들었기 때문에 '달'이라는 말이 붙은 것인데, 태양력에서 나온 달은 이름만 같을 뿐 실제 달의 움직임과는 완전히 다릅니다. 단순히 365일 6시간을 12로 나눈 것입니다. 이렇게 하여 큰달(31일)을 7번, 작은달 (30일)을 4번, 더 작은 달(28일)을 1번으로 하여 1년을 맞추었습니다.

이렇게 하여 만든 달력은 1년이 365일이기 때문에 1년에 6시간 정도가 남습니다. 이 6시간이 4년쯤 모이면 하루가 더 생깁니다. 그래서 모자라는 달에 하루 더 넣어서 29일로 합니다. 이 방법은 로마 때 확정되었기 때문에 그 무렵의 황제였던 율리우스 이름을 붙여 '율리우스력'이라고 합니다. 음력에 비하면 한결 더 좋아진 방법이죠.

이 작은 달 때문에 생긴 우스개도 있습니다. 어느 복덕방에서 전세 계약을 했는데, 잔금을 치르는 날을 2월 29일로 적어 넣은 것입니다. 실제로 2월은 28일이거든요. 그래서 그 계약서를 들고 와서는 이거 법의 효력이 있는 거냐 없는 거냐며 한동안 웃은 적이 있습니다.

그런데 그 후에 역법이 더욱 발전하여 해가 처음 출발한 자리로 돌아오는 데 걸리는 시간이 365일 5시간 48분 45.3초라는 것을 알아냅니다. 이 정밀한 계산은 천동설 시절의 쾌거라고 할 수 있지요. 이 정확한 수치로 계산해보면 율리우스력의 1년 주기와 약 11분 10초 정도 차이가 납니다. 실제 길이는 더 짧았던 것입니다. 따라서 윤년 정하는 법을 따로 정하게 됩니다.

방법은 이렇습니다. 서기의 연수가 4로 나누어지면 그 해는 1년을 366일로 하여 2월을 29일로 합니다. 그리고 다시 연수가 100으로 나누어지는 해 중에서 그 나누어진 값이 다시 4로 나누어지지 않으면 그 해는 그대로 평년으로 하는 방법입니다. 이 역법은 그레고리오력이라고 합니다. 1582년 로마 교황 그레고리오 13세가

정했기 때문에 이런 이름이 붙은 것입니다.

이 역법은 명나라 때 마테오리치가 중국에 전합니다. 그 전 송나라에서는 역법을 두고 갖가지 방법을 만들어냅니다. 그중에서도 이런 수치 계산법으로 우주의 나이까지 셈하는 방법도 등장합니다. 혼원수까지 계산한 『황극경세서』의 논리가 바로 해와 달의 주기를 바탕으로 전개된 것입니다. 소옹은 『황극경세서』에서 계산의 논리를 정합니다. 30년을 1세, 12세를 1운(360년), 30운을 1회(10,800년), 12회를 1원(129,600년)으로 합니다. 12진법과 30진법을 써서 논리를 확장하고 있다는 사실을 확인할 수 있습니다.

이 책에서는 지구가 78원을 지나고 있다고 말합니다. 78×129,600 =10,108,800년이 벌써 지나간 '낡은 지구'인 셈입니다. 2012년 현재 10,147,929년. 우리가 알고 있는 지구 나이 45억 년 하고는 많이 차이가 나죠? 그렇지만 송나라 때 사람들에게는 1천만 년이 상상할 수 있는 세월의 끝이었던 셈입니다. 45억 년이라니! 입이 딱 벌어지는 송나라 선비들의 얼굴이 떠오릅니다. 명나라로 전해진 서양의 역법이 조선에도 오죠. 우리는 국사 시간에 '시헌력'이라고 배웠습니다. 기억나시죠?

4장

눈은 둘이다

1ˉ 큰 의심

2ˉ 성리학과 주역

3ˉ 도가의 주역

4ˉ 금화교역

5ˉ 오장육부론에 이의 있다

6ˉ 기항지부는 중심축

7ˉ 약과 침뜸

8ˉ 사람이 소우주라 하여, 꼭 우주를 닮아야 하나?

눈은 둘이다

✦
✦
✦
✦
✦

1⁻ 큰 의심

지금까지 우리는 사람의 몸을 탐구하면서, 지구에 나타난 우주 변화의 큰 틀에 관해 얘기해 왔습니다. 한 사람이 얘기하기에는 너무나 어마어마한 내용이지만, 오랜 세월 동양의 성현들이 고민했던 부분을 죽 알아본 것입니다. 지금까지 거쳐온 이 과정에서 한 가지 이상한 것을 발견하지 못했나요?

그렇습니다! 우리가 침뜸 이론에서 약방의 감초처럼 등장하는 하도니, 낙서니, 팔괘니 하는 것들이 이곳에서는 단 한 차례도 등장하지 않았다는 것입니다. 그런데도 우리는 우리 몸에 작용하는 우주 변화의 기틀까지 장황하게 얘기했습니다. 그러면서도 아무런 불편을 느끼지 못했습니다. 이거 정말 이상하지 않은가요?

이 점은 똑같이 음양오행 이론을 사용하는 다른 분야의 학문을 살펴보면 더욱 분명하게 드러납니다. 사주명리학이나 풍수 같은 학문을 보면, 음양오행 이외의 다른 얘기를 하지도 않고 할 겨를도 없습니다. 음양오행론을 말하기에도 벅차서 딴 이론에 숨 돌릴 틈이 없습니다. 오직 침뜸, 아니 의학 분야에서만 하도니 낙서니 팔괘니 하면서 떠듭니다. 왜 이럴까요? 의학에는 다른 분야와 달리 꼭 주역 팔괘를 이용하여 풀어야만 하는 어떤 내용이 있는 걸까요?

이런 질문을 해보면, 지금까지 우리가 해온 이야기들을 종합할 때, 그런 내용이 달리 없다는 결론에 이릅니다. 결국, 의학에서 하도가 어쩌고 낙서가 저쩌고 하면서 떠든 것들은 꼭 필요한 것이 아니었다는 결론입니다. 좀 더 현대식으로 우아하게 표현하자면 주역은 의학의 필요충분조건이 아니라는 말입니다. 그런데도 의학서를 몇 개만 들추면, 서두 부분이 주역의 이상한 부호로 떡칠이 되어 있습니다.

어찌 된 일일까요? 알 수 없습니다. 이에 대해 의문을 제기한 사람도 없을뿐더러 당연히 그래야 하는 줄 알고 그래왔을 뿐입니다. 여기서 처음으로 제가 의문을 던지는 것입니다. 그리고 결론은 앞의 과정을 통해서 이미 나왔습니다.

그렇지만 의학 이론이 주역과 하도, 낙서로 도배된 데에 대해 짐작 가는 바는 있습니다. 동양의학의 개념이 오늘날처럼 깔끔히 정리되는 시기는 송나라 때입니다. 송나라 때에 이르면 오장육부론이 동양의학의 확고부동한 지위를 차지하면서 다른 모든 의문이 지하로 잠복합니다. 의문의 여지가 없는 세월이 벌써 1천 년이나 흐른 것입니다. 의원들은 새로운 고민을 하지 않고 송나라 때 완성된 오장

육부론으로 사람을 보게 된 것입니다. 이 관점은 동양의학이 서양
의학의 변두리로 밀려난 지금에도 여전히 유지되는 중입니다.

의학에 이런 확고부동한 이론을 제공한 사람들은 유의들이었
습니다. 유의란 유학자 출신의 의사를 말하는 것입니다. 그전에는
선비들이 의원으로 나가지 않았습니다. 의원은 따로 있고, 선비들은
공부를 통해 관직으로 나아갔습니다. 그러나 송나라 후기, 특히 북
쪽의 신흥국 금나라에 밀려 남쪽으로 도읍을 옮긴 남송 시대에 이
르면, 유학자 증가로 관직에 진출하기 어려운 여건에서 의학 분야로
도 진출합니다. 그리고 실제로 의학 발전의 한 전기를 이루죠. 우리
가 오늘날 공부하는 모든 이론은 그들이 정비한 것입니다. 그 시대
를 대표할 만한 저서가 이천의 『의학입문』입니다.* 이보다 좀 더 늦
은 시기인 명나라 때 나온 양계주의 『침구대성』** 도 이런 범주에 포
함할 수 있습니다.

여기에서 우리는 왜 의학 서적이 주역의 팔괘로 도배되었는가,
하는 의문에 대한 실마리를 잡을 수 있습니다. 바로 유의들이 주역
의 개념을 의학으로 끌어들인 것입니다. 왜 그랬을까요? 그들은 사
람을 고치는 자기 일이 세상을 이해하는 성리학과 다르지 않음을
드러내려던 것입니다. 의원은 신분이 유학자들보다 한 단계 아래입
니다. 그런데 유의들은 그것을 인정할 수 없었던 것이고, 자신들은
그전의 무지한 계층과는 다르다는 것을 보여주어야 했던 것입니다.

---

* 　이천, 『의학입문』(진주표 역주), 법인문화사, 2009.
** 　양계주, 『침구대성』(이병국 옮김) 상중하, 현대침구원, 2005.

정확히 말해 이것은 의원들의 성리학 콤플렉스라고 할 수 있죠. 우주 자연과 인사의 이법을 설명하려는 성리학에서 가장 중요한 노릇을 맡은 것이 주역이고, 선비들은 항시 주역의 괘사와 구절을 끌어들여 세상만사를 설명하려고 했습니다. 그런 풍조 속에서 의학도 그에 못지않은 중요한 영역이란 것을 그들에게 드러내어 자신들의 위치가 결코 그들과 다르지 않다는 것을 강조하려 했던 것입니다. 그 결과 송대 이후 의학서적은 주역의 난해한 구절과 괘로 가득 차게 됩니다.

그러면 과연 그들은 하도와 낙서, 주역의 괘와 언어들을 통해 인체의 신비를 다 풀어 이해했을까요? 의학서적 안의 주역은 어떤 크기와 위상일까요? 이에 대한 저의 대답은 '전혀 아니올시다!'입니다. 의원들이 겉으로는 주역의 개념을 통해 생명의 이치와 병을 이야기하고 있지만, 안을 들여다보면 그럴 때 동원된 역학 이해의 수준이 수박 겉핥기에 지나지 않는다는 것을 어렵지 않게 알 수 있습니다.

그들은 병의 모든 영역을 주역의 개념으로 설명하지 못합니다. 서론에만 크게 주역의 개념을 끌어들이고 세부 항목으로 들어가면 그냥 음양오행론일 뿐입니다. 송나라의 업적을 대표할 『의학입문』에도 첫 장부터 태극과 괘가 나오지만, 뒤로 가면 그런 말들은 흔적도 없이 사라집니다. 주역의 개념으로 인체를 설명하려는 의원들의 시도는 용두사미로 끝납니다. 『의학입문』 전체를 한 번 뒤적거려 보십시오. 어디에 주역의 개념이 나오는가 어렵지 않게 알 수 있습니다. 앞부분의 몇 장에 지나지 않습니다.

이런 어정쩡한 태도는 오히려 병을 보는 한계를 불러옵니다.

오장육부의 관계에도 군신 관계를 적용한다든지 해서 특별히 어느한 장기를 우대하는 상황까지 발생합니다. 심장을 군주지관으로 보는따위가 그런 것입니다. 심장을 군주지관으로 보는 발상은, 일리는 있지만, 반드시 옳은 것은 아닙니다. 어떤 경우에는 그렇지만, 또 어떤경우에는 임금 노릇을 못하는 경우도 많습니다. 그런데 심장을 군주지관으로 설정해놓고 나면, 치료과정에서 심장을 될수록 건드리지 않으려는 압력으로 작용합니다. 군주지관의 병을 다스리기 위해서는 임금을 모시는 상부지관을 건드려야 한다는 황당한 주장을 하게 되죠.

2⁻ 성리학과 주역

그러면 의원들을 주눅 들게 한 송나라 때의 성리학자들은 어땠을까요? 과연 주역을 통해서 우주 변화의 원리를 찾아냈을까요? 그들은 주역을 통해 과연 우주가 보여주는 질서를 찾아내긴 했을까요? 저는 여기에도 의문을 표합니다. 왜냐? 주역은 천동설이 진리였던 시절의 소박한 세계관입니다. 천동설 시절의 자연과 우주관을 표현한 부호가 64괘이고, 그것을 음양오행론자들이 합리화하기 위하여 경전을 조작한 것이 하도이며 낙서입니다. 전제부터 잘못된 이런부실한 이론을 가지고 우주의 참모습을 찾아냈다는 것은 전제와 결론이 다른 주장임을 눈치채지 못하는 것과 같은 일입니다. '비슷은했겠지만, 헛다리를 짚었다!' 이것에 제가 주역을 보는 관점입니다.

주역과 관련해서 저는 옛날의 성리학자들이 그 시대의 상황에서 진리에 가장 가까운 소식을 듣고 결론을 찾아냈다는 점에는 동의합니다. 그러나 그들이 찾아낸 것이 오늘날의 시점에서도 우주에 통하는 진리라고 한다면 저는 동의할 수 없습니다. 송나라 때는 천동설의 시대였기 때문입니다. 그들이 어떤 그럴싸한 결론에 도달했다고 해도 저는 그 결론을 진리로 받아들일 수 없습니다. 그리고 그런 한계 안에서 자신의 한계를 깨닫지 못한 채 진행된 주역 논의란 분명한 한계를 지닌 것이라고 봅니다.

저는 과연 옛날 분들이 주역을 통해 우주의 진리를 얼마나 잘 이해했는가 하는 것이 궁금했습니다. 그래서 옛 분들이 주역을 어떻게 공부했는가 하는 것을 알아보면 좋겠다는 생각을 하기에 이르렀습니다. 그러나 그런 생각은 곧 벽에 부딪혔습니다. 제가 옛 선비들의 주역 공부 과정을 일일이 추적하여 그 수준을 파악해야 하기 때문입니다. 아시다시피 그건 어려운 일입니다. 중국과 우리나라의 주역 논의 자료를 접하기 어려운 현실의 여건은 둘째 치더라도, 저도 입에 풀칠해야 할 사람이어서 직업이 따로 있고, 또 그럴 만한 능력이 있는지 어떤지도 모르기 때문입니다. 그래서 차선으로 선택한 것이 옛날에 주역 공부를 한 분의 논의를 살피는 것입니다.

그때 언뜻 떠오른 분이 다산 정약용이었습니다. 정약용이라면, 그의 역학이라면, 충분히 그전의 모든 업적을 꿰뚫었을 것이라는 믿음이 갔습니다. 그렇지만 다산의 역학을 직접 공부할 능력은 못 되어 한 연구자가 쓴 책 『다산의 역학』을 사서 읽었습니다.[*]

---

[*] 이을호, 『다산의 역학』, 민음사, 1993

우주 변화와 한의학

그러나 그런 공부 방법은 한계가 있습니다. 그 책을 통해서는 다산 역학의 전모를 알기 힘들었습니다.

그 책이 문제가 아니라 역 전체의 틀을 이해하지 못한 저 자신의 한계가 문제였던 것입니다. 입맛을 쩝쩝 다시며 책을 덮어야 했습니다. 그리고 20년 세월이 흘렀습니다. 침뜸 공부를 하며 다시 마주친 주역 때문에 책꽂이에서 20년을 보내고 누렇게 빛바랜 책을 다시 꺼내 보았지만, 사정은 그리 달라지지 않았습니다. 그래도 20여 년 전 공부하던 마음이 전혀 허무했던 것은 아닙니다. 그 무렵에 시 한 편을 얻었으니까요.

역 읽는 여름

다산은 역을 수없이 읽었으되
점은 한 번도 치지 않았다는데
나는 주역을 읽기도 전에
산가지를 뽑았다.

기상관측 이래 가장 무덥다는 이 여름
아내가 해준 흰 모시옷 입고
괘의 숲으로 피서 간다.
산가지와 더위는 숲 밖에 내놓고.

－시집, 『단양도설』에서

최근의 일입니다. 우연히 서점에 들렀다가 『인문으로 보는 주역』이란 책을 접하게 되었습니다. 그 책의 앞부분에 얼마 안 되는 분량이지만, 그곳을 통해서 그동안 마음 한구석에 찜찜하게 남아있던 그 의문에 대해 실마리를 찾고 비로소 저의 믿음을 굳히게 되었습니다. '아하, 옛사람들도 64괘 속에서 길을 잃었구나! 주공과 공자의 말장난에 속았구나!'

서점의 책꽂이에 수없이 꽂힌 주역 관련 책 중에서 하필 이 책에 손이 간 것은 저자 때문이었습니다. 전에 주역에 관심을 가졌을 때 대만의 남회근이 쓴 『주역강의』라는 책을 감명 깊게 읽었는데, 그때 번역자가 신원봉이었습니다.* 번역을 참 잘했다는 생각을 몇 차례나 하며 읽었던 기억이 나서 그가 쓴 책을 잡은 것입니다. 아니나 다를까! 제가 하던 고민이 깔끔히 정리되었더군요.

남회근의 『주역강의』요? 중국의 국부로 추앙받는 남회근도 주역 앞에서 헤매기는 마찬가지였습니다. 심지어 괘의 음양 부호가 남녀의 생식기에서 유추된 그림이라는 황당한 주장을 소개하기까지 하더군요. ―와 --는 마당에 세운 막대기臬年가 하지와 동지에 땅바닥에 드리운 그림자의 길이를 형상화한 것이라고 제가 『우리 침뜸의 원리와 응용』에서 말씀드렸습니다. 그리고 주공과 공자가 남긴 글귀를 해설한 것이 『주역강의』였습니다. 전제가 옳지 않은 것을 아무리 그럴듯하게 해석해도 결과는 달라지지 않습니다.

신원봉의 책에는 다산의 역 연구 방식이 아주 잘 정리되었습

---

* 남회근, 『주역강의』(신원봉 역), 문예출판사, 2005

니다. 옛사람들이 주역을 해석하는 방법을 총정리한 다음에 자신이 연구한 역학의 방법을 나름대로 정리하여 소개한 것이 다산의 역학인데, 신원봉에 의하면, 주역은 그런 방법으로도 일관되게 해석되지 않습니다. 다음에 그 결론을 인용했습니다.

> 다산 정약용 선생은 〈주역〉을 해석하는 틀로 효변설을 강력하게 주장하며, 한나라 이후 〈주역〉 해석이 지리멸렬했던 것은 효변설을 잃어버렸기 때문이라 역설했다. 그래서 정약용 선생은 효변설을 기본으로 하고 여기에다 추이推移, 호체互體, 물상物象의 세 관점을 결합해 〈주역〉의 괘사와 효사를 새롭게 해석했다. 이것이 유명한 『주역사전周易四箋』이라는 저술이다.
>
> 과연 〈주역〉의 괘사와 효사가 효변설의 관점에서 기술된 것일까? 이것이 사실이라면 〈주역〉은 오랜 기간 동안 본래의 기술 의도와 전혀 다르게 읽혀 온 셈이다. 필자는 이 관점을 접하고서 기존의 해석을 접어 두고 효변설에만 입각해서 64괘 괘사와 효사를 다시 해석해 보았다. 그렇게 한 해 정도 시도해 보니 결과는 상당히 부정적이었다. 대략 전체 효사의 절반 정도는 매끄럽게 해석되지만, 나머지는 그렇지 못했다. 정약용 선생이 효변설을 그렇게 강조하면서도 별도로 세 관점을 추가해 〈주역〉을 해석할 수밖에 없었던 것도 효변설이 지닌 한계 때문이라 생각한다.[*]

---

[*] 신원봉, 『인문으로 보는 주역』, 부키, 2009, 5~6쪽

앞 세대의 모든 주역 해석을 참고한 조선의 천재 정약용도 주역을 제대로 파악하는 올바른 방법을 끝내 찾아내지 못했다는 결론입니다. 그러니 주역에 대한 의심이 내 안에서 저절로 떠오른 것입니다. 1천 년 넘는 세월 동안 성인의 반열에 이른 수많은 석학이 연구했는데도 일관된 관점이 정리되지 않는다면, 다음과 같이 생각해봐야 하지 않을까요?

'그렇다면 혹시 원전에 문제가 있는 것은 아닐까? 애초부터 주역에 문제가 있었던 것은 아닐까?'

옛사람들은 이런 생각을 한 흔적이 없습니다. 그냥 그것이 옳다고 믿고 대들어서 거기다가 제 생각을 보태고 또 보탠 것입니다. 나중에는 자신이 왜 거기에 생각을 보태야 하는지조차도 모르면서 그렇게 한 것입니다. 불교를 극복해야 한다는 송대 성리학자들의 강박관념이 얼마나 강렬한 것이었나를 보여주는 대목이기도 합니다. 이것이 조선 후기 한 천재의 주역 연구 내용을 통해 제가 내린 결론입니다.

주역을 생각할 때마다 저는 나사가 떠오릅니다. 암나사와 수나사는 톱니가 있고, 그 톱니의 높이와 너비와 물매가 딱 맞아야 제 노릇을 합니다. 그런데 때로 너비가 애매모호하게 맞는 경우가 있습니다. 예컨대 나사의 이빨과 이빨 사이가 정확히 2mm이어야 하는데, 어쩌다 짝이 안 맞는 다른 나사를 끼울 때 문제가 생기죠. 2mm짜리 암나사에 3mm짜리 수나사를 끼운다면 문제는 간단합니다. 틈이 너무 커서 아예 쓸 수가 없죠. 그러나 암나사와 수나사의 이빨 틈이 0.01mm 정도만 차이나 난다면 어떨까요? 그럭저럭 쓸 수 있을 것입니다. 물론 길이 5cm가 다 들어가자면 절반쯤 들어가서 이제 더는 들어가지 않겠지요. 0.01mm의 오차가 쌓여서 만든 결과입니다. 만약에 이빨 틈이 0.001mm인 나사라면 더 깊이 들어갈 때까지 문제를 일으키지 않겠지요. 그러나 그것도 언젠가는 그 오차 때문에 문제를 일으킵니다.

자연이 암나사라면 주역은 수나사입니다. 주역을 아무리 뜯어고치고 보는 방식을 바꾸어도 주역을 자연 그 자체의 질서로 오인하는 한 이런 문제는 끝내 해결되지 않습니다. 계속해서 문제를 일으켜도 그것을 보는 눈을 바꿔서 해결해 보려고 한다는 것은 무모한 짓입니다. 저는 지금 그 부분을 침뜸을 통해서 얘기하는 겁니다.

물론 저는 주역 때문에 고민한 수많은 성현과 지금도 고민하고 있을 분들을 위해 이런 결론이 저의 잘못이자 실수가 되기를 간절히 원합니다. 그러나 중대한 전제가 그렇지 않을지도 모른다는 불안감을 부추깁니다. 주역에 서린 천동설 시대의 논리를 되풀이한 옛사람들의 태도 때문입니다.

주역은 벗을 수 없는 멍에를 안고 있는 셈입니다. 주역학자 누구도 천동설이 지동설로 전환된 후의 역상 변화에 대해서 거론하지 않았습니다. 게다가 원전 조작까지 일삼으면서[*] 하도와 낙서를 해석의 틀로 삼아서 복잡한 이론을 전개했습니다. 여기에 상수학까지 가세하여 가히 주역은 하늘이 낸 몇몇을 빼고는 도저히 어찌해볼 수 없는 오묘한 경전으로 떠올랐습니다.

아무리 그렇다고 해도 주역이 진리 그 자체가 될 수는 없습니다.

---

[*] 앞의 『우리 침뜸의 원리와 응용』, 43~44쪽

진리는 주역이라는 '누군가 읽어낸 틀'이 아니라 자연 그 자체이고, 침뜸에서는 사람의 몸입니다. 수많은 경전은 자연과 몸을 읽으려는 수많은 사람의 주장이고 생각일 따름입니다. 그것이 아무리 거룩한 주역이라고 해도 예외일 수는 없습니다.

이렇게 보면 주역은 동양철학의 근거이자, 곧 한계이기도 합니다. 근거에 지나치게 집착함으로써 스스로 한계를 불러들인 것입니다. 이렇게 된 데는 송나라 선비들의 위기의식이 있습니다. 송나라는 5대 10국이라는 어지러운 시대를 정리하고 나타난 나라입니다. 그 전까지는 수·당에 걸쳐 불교가 국교 노릇을 했습니다. 그렇지만 불교는 세상의 지배이념이 아니라 현실 도피의 성격이 강한 종교입니다. 굳이 현실을 피할 것은 없지만, 현실이 그들의 이상은 아니어서 통치이념을 형성하는 데는 한계가 있는 이론입니다. 그런데 그들이 나라의 정신을 자처하고 나선 것이 그 이전의 왕조였습니다. 그리고 불교는 중국 본래의 사상이 아니라 인도에서 넘어온 외래사상이었습니다.

게다가 그 무렵의 불교는 세상의 권력과 물질과 결합하여 넘어서는 안 될 선을 넘나들었습니다. 바로 이 점이 중국의 선비들로 하여금 참을 수 없게 한 원인입니다. 그래서 송나라의 선비들은 불교를 상대로 이념 전쟁을 벌입니다. 그것이 신유학의 탄생 배경입니다.[*]

이론은 주장만 한다고 해서 정립되는 것이 아닙니다. 반드시 그 근거와 논리를 제공해야 합니다. 논리는, 불교의 심성론에서

---

[*] 풍우란, 『중국철학사』 상, 까치, 1999, 433쪽

그대로 따옵니다. 불교의 심성론이라는 것이 본래 인간이 지닌 사유의 방식과 그것이 세상으로 드러난 형식이기 때문에 이것은 인류가 좀 더 차원 높은 수준의 성숙한 사고를 하는 단계로 접어들면 어느 정도 무르익는 것이어서 유학에서 받아들여도 그 근본에는 차이가 없습니다. 다만 그렇게 사고하는 과정을 곁눈질하여 배우는 것은 그리 탓할 것도 못 됩니다. 뒤늦게 발생한 종교가 앞 종교의 여러 형식을 본뜨고 닮는 것은 큰 결점이 아니라는 말입니다.

그렇지만 그 근거 부분에서는 좀 다릅니다. 근거는 말 그대로 논리의 뿌리이고 시작이기 때문에 족보가 분명해야 합니다. 그래서 신유학파들은 그 근거를 자신이 비판하고자 하는 불교에서 따올 수가 없습니다. 그래서 찾아낸 것이 불교가 들어오기 전의 중국 본래 문명입니다. 거기서 그들은 공자가 추구했던 주나라를 만납니다. 그리고 주나라를 세운 문왕을 만나고, 그들이 새로운 왕조를 여는 사상의 바탕이 된 주역을 새롭게 만납니다.

그렇지만 주나라는 옛 나라입니다. 그 당시와는 벌써 1천 년의 세월이 달라진 것입니다. 주역은 유학자들보다 도가에서 더욱 연구된 분야였습니다. 그래서 성리학자들은 도가를 곁눈질합니다. 그렇게 하는 학자들에게 도가에서는 몇 가지 중요한 정보를 제공합니다. 그것이 바로 연단술에서 사용하던 여러 가지 논리입니다. 주렴계의 태극도설도 도가에서 온 것이고, 바로 하도와 낙서, 팔괘 이론도 모두 그쪽에서 온 것입니다.

고태극도

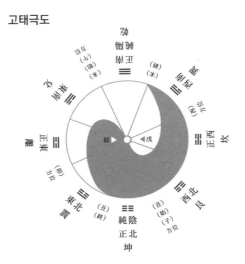

　　한동석을 비롯하여 주역을 논하는 사람들은 모두 이 그림의 차이를 어마어마한 것처럼 말하지만*, 제가 보기엔 크게 다르지도 않습니다. 모두 태극에서 오행과 만물로 분화해나가는 과정을 설명하고자 하는 것입니다. 다른 점보다는 오히려 빼닮은 것이 더 눈에 띕니다. 염계의 태극도는 도가의 태극도에서 나온 것이고, 도가에서 오래전부터 써오던 것을, 자신들의 논리를 강화하기 위하여 차용한 것입니다.** 그러니 다르다는 점을 강조할 게 아니라 닮은 점을 강조해야 할 일입니다.

　　그렇지만 원수는 멀리 있는 게 아니라 자신을 꼭 닮은 쌍둥이 같은 놈들 사이에서 나타나는 현상입니다. 유사 이래 도가와 유가는

---

* 　한동석,『우주변화의 원리』, 대원출판, 4341, 376쪽
** 　侯外廬 외,『송명이학사 1』(박완식 옮김), 이론과실천, 1993, 66쪽

으르렁거리면서 싸운 관계죠. 그러는 과정에서 이론을 만들어내고 논리를 갖추면서 서로의 발전을 꾀하는 것입니다. 그 모습이 이 두 그림에서 아주 잘 나타납니다. 둘이 으르렁거리면서 싸우던 판에 불교라는 제3의 적이 나타난 것입니다. 자연히 싸우던 둘이 새로운 적을 앞에 놓고 손을 잡게 됩니다.

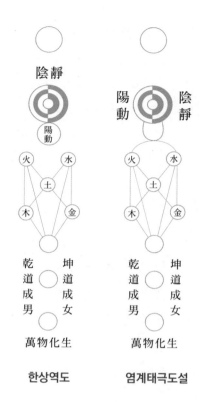

한상역도   염계태극도설

　　뒤에 나타난 이론의 장점은, 앞선 이론의 단점을 조금 더 극복했다는 정도입니다. 염계 태극도도 음양오행의 관점에서 사물의 분화 과정과 응용원리를 그 전의 것보다 조금 더 잘 활용할 수 있게 되었다는 것 정도입니다. 그것이 근본을 흔들 만큼 큰 변화라고 보기는 어렵습니다.

　　이렇게 해서 도가에서 수련 원리와 우주 변화의 법칙으로 활용하던 모든 이론은 송나라 때에 유학으로 흘러듭니다. 신유학자들이 이렇게 한 것은, 세상과 사물에 직면하여 발생하는 모든 문제를 마음의 근본 원리로 설명하는 알쏭달쏭한 불교의 이론을 극복하고자 그것 이상 가는 무한복잡이론을 만들어 평생을 연구하고 수련해야 한다는 세상 이치의 당위성을 논리화하려는 것이었습니다. 그것이 결국 중국의 전통사상인 주역을 파고들어 천재의 한 생으로나 겨우 감당할 만한 거대한 논리로 나타난 것입니다.

그렇지만 과연 그 무한복잡이론을 통과하여 유학자들이 스스로 그토록 원하던 마음의 자리에 이르렀는지는 알 수 없습니다. 오히려 자신들이 만든 그물에 갇혀 허우적거렸을 위험이 큽니다. 그만큼 이론이 복잡해진 것입니다. 지나치게 복잡한 이론은, 실천에 장애가 되기 십상입니다.

불교를 깨부수자면 차라리 중들이 간 길을 더욱 깊이 들어가서, 더는 바닥이 없는 심오한 그 자리로부터 세상으로 되짚어 나오는 길을 파악하고, 그것을 정리하여 논리화하는 과정이 더 빠르고 훌륭한 효과를 내지 않았을까 싶기도 합니다. 그렇지만 무슨 비법을 감춘 듯이 보이지 않으면 우습게 보는 세상 사람들의 눈 때문에 진리라는 이름의 그것을 과대포장하는 버릇은 동서양과 세대를 막론하고 공통된 현상으로 나타납니다.

그러나 글과 이론은 그것으로 끝나야지 진리 행세를 하면 안 됩니다. 주역은, 그동안 너무 오랜 세월 의심받지 않는 진리 행세를 해왔습니다. 주역은 이론일 뿐, 진리일 수 없습니다. 진리는 주역이 아니라 자연 그 자체입니다. 침뜸 이론도 마찬가지입니다. 의학에서 진리란 이론이 아니라 사람 그 자체입니다. 침을 놨는데 낫지 않으면 그건 엉터리 이론입니다.

불행하게도 침과 달라서, 주역은 검증할 방법이 없어 지금껏 진리 행세를 해온 것입니다. 천동설 시대의 교과서가 지동설 시대에도 여전히 위력을 발휘한 이 모순을, 역대의 주역학자들이 어찌하여 지적하지 않고 무심히 지나간 것인지 그것이 오히려 이상하게 느껴지는 것입니다. 주역이 진짜로 우리 곁의 진리로 돌아오려면 그 안에 서린 천동설 시대의 오류부터 걷어내야 할 것입니다. 과연 누가 그것을 할까요?

3ᐨ 도가의 주역

주역은 천동설 시대의 자연관이 소박하게 나타난 것입니다. 그것은 지구와 해와 달의 관계를 부호로 나타낸 것입니다. 그래서 주역 안에는 1년의 변화가 들어있고, 도가에서는 그것을 괘로 표현하기를 즐겼습니다. 1년의 순환 운동을 괘로 표시하기 즐겨한 도가 수련자들의 노력은 위백양의 『참동계』라는 위대한 책으로 나타납니다.*

참동계는 양생 수련을 하던 도가 수련자들이 몸 안에 나타나는 여러 변화를 괘로 표현한 것입니다. 이런 발상의 밑에는 인체는 소우주라는 관념이 있습니다. 사람의 몸은 우주를 닮아서 우주의 운행 원리가 사람의 몸에 그대로 나타난다는 생각입니다. 그래서 원래 우주 변화의 원리를 정리한 주역의 개념으로 몸 안에서 일어나는 양생의 과정을 표현해본 것입니다.

실제로 이것은 발상이나 이론이나 인간과 우주를 바라보는 동일한 시점으로 적용된다는 점에서 중국 고대의 독특한 이론인 천인상

---

* 주원육, 『참동계천유』(이윤희 옮김), 여강출판사, 1994

응설을 한층 논리화하고 구체화하는데 크게 기여했습니다. 도가에서는 이것을 경전 삼아서 몸의 양생과정을 설명하고 우주의 변화를 이해하는 기반으로 삼았습니다. 이 체계를 신유학에서 끌어들인 것입니다.

신유학은 도가와는 다른 생각을 하는 사상입니다. 불교가 들어오기 전까지는 서로 앙숙이었죠. 탈세간을 지향하는 도가와 왕도사상을 꿈꾸는 유학은 같이 갈 수 없는 관계였습니다. 여기에 불교가 끼어들어 천하를 삼분한 것입니다. 유학은 도가라는 적도 버거운데 느닷없이 외부세계로부터 도가 이상 가는, 어찌 보면 도가를 능가하는 적을 또 하나 마주한 셈입니다.

그래도 도가는 중국 안의 존재였습니다. 어차피 자신의 또 다른 얼굴이었던 거죠. 그래서 불교에 맞서는 방법론을 자신의 또 다른 형제로부터 구한 것이고, 그것은 중국의 것이기 때문에 어찌 보면 부끄러울 것도 없는 일이었습니다. 그래서 자연스럽게 초기의 신유학파들은 도가 쪽으로부터 이론의 근거가 될 몇 가지 중요한 발상을 빌려옵니다. 주렴계가 태극도설을 빌려오는 것으로 시작해서[*] 송나라 전성기에 이르면 『황극경세서』라는 거대한 우주론으로 자리를 잡기에 이릅니다.[**]

그러면 도가에서 주역의 개념을 통하여 이론화한 수련체계는 과연 가장 좋은 방안이었을까요? 이것을 알아보려면 실제로 연단

---

[*] 풍우란, 앞의 책, 442쪽
[**] 소옹, 『황극경세서』(노영균 옮김), 대원출판, 4335

우주 변화와 한의학

수련을 통하여 그것이 몸에 그렇게 나타나는가 하는 것을 알아보면 될 것입니다. 어떨까요? 이 이론대로라면 도가 쪽에서 벌써 진인이나 신선이 나왔어야 할 것입니다. 누가 아직도 생사를 모를 만큼 오래 살았다든가 하는 증거가 있어야 합니다.

그러나 우리가 만나는 것은 연단의 결과가 보여주는 증거가 아니라 설화와 전설뿐입니다. 동방삭이 3천갑자를 살았다는데, 결국은 그도 거울을 만든다고 냇가에서 기왓장을 갈던 저승사자에게 붙잡혀 저승으로 끌려가고 마는 것으로 설화가 끝나는 것은, 사람이 영원히 살 수 없다는 또 다른 역설이기도 합니다. 누군가 영생을 할 수 있다고 해도, 한 가지 강한 의문이 일어납니다. 영생을 꿈꾸는 도가의 노력은 과연 제대로 된 것일까요?

저는 불로장생과 영생이 헛된 꿈이라고 잘라 말합니다. 이렇게 말하는 이유는 간단합니다. 사람이 무엇을 하려면 이유가 반드시 있어야 합니다. 도가에서 꿈꾸는 것이 연단 수련을 통한 불로장생이라면 마땅히 죽지 않아야 하는 이유가 있어야 합니다. 왜 죽지 않으려고 하는 걸까요? 이에 대한 답이 있어야 한다는 말입니다.

제가 보기엔 사람이 영원불멸할 이유가 없습니다. 살고 죽는 것이 우주의 한 리듬이자 자연의 이법입니다. 이건 바보들도 아는 바입니다. 불로장생이 지향하는 바는 자연 본래의 이치와 어긋납니다. 왔으면 가는 것이 자연이고, 태어났으면 사라져야 하는 것이 자연입니다. 왜 그걸 벗어나려 하는지 도가에서는 먼저 말해주어야 합니다.

도가의 말대로 수련을 하여 사람들이 죽지 않게 된다면 그게 과연 좋은 일일까요? 전혀 그렇지 않습니다. 자연의 질서가 깨집니다.

종로에 나갔는데, 저쪽에서 을지문덕이 쪼그랑 할아버지가 되어 걸어오고, 황진이가 쭈그렁 할매가 되어 지팡이에 의지한 채 다가오고, 단군 할아버지가 아직도 수염을 휘날리며 남산 기슭을 어슬렁거리면 이게 어디 될 일입니까? 역사학자들이 살수대첩에 관해 연구하고 발표하는데 강감찬 장군이 느닷없이 나타나서 한마디 하면 되겠습니까? 도대체 불로장생이란 돼먹지 않은 헛된 꿈이고 환상에 지나지 않습니다. 일어나서는 안 될 일입니다. 그걸 꿈꾸는 사람들이 이상한 거죠.

몸뚱이는 진리가 아닙니다. 진리는 정신입니다. 죽지도 않고 살지도 않는 영원한 것은 정신이지 몸뚱이 따위가 아닙니다. 만일 도가가 지푸라기 같은 육신의 영생을 지향했다면 그건 헛된 꿈이고 사이비 종교입니다. 도가가 진정한 종교라면 육신의 영생을 말하지 않을 것입니다. 육신의 영생은 진리가 아니기 때문입니다. 만약에 참동계 같은 복잡한 경전이 육신의 영생을 가르치는 경전이라면 금박으로 입히고 옥구슬로 꾸몄대도 그것은 한낱 쓰레기 더미에 불과할 것입니다.

이 점은 유교라고 해서 다르지 않습니다. 주역을 통해서 말하고자 하는 진리는 마음이 머무는 바의 이치여야 합니다. 마음이 머무는 바는 자기 본성을 말하는 것이며, 자기 본성은 우주 변화에 따라 다양한 방법으로 세계를 형성하기 때문에 그 세계의 비밀을 밝혀야만 제대로 드러납니다. 그러는 과정에서 마음이 우주와 호응하고 그를 바탕으로 세계를 향해 작용하는 갖가지 형식과 방식을 이해하고 원리를 밝히는 이론이 되어야 합니다.

우리가 찾고자 하는 몸의 질서와 마음의 질서는 모든 마음 공부가 꿈꾸는 것이며, 그런 것들에 대한 생각을 겉으로 드러내는 것이 우리가 배우는 모든 이론입니다. 그 이론은 마음이라는 정교한 그물이 세계를 어떻게 인식하고 그 안에서 마음이 어떻게 작용하는가 하는 이치와 법칙을 찾아내려는 것입니다. 성리학자들은 그 것의 근거를 주역에서 찾은 것이고, 그것의 방법을 불교에서 찾은 것이며, 그것의 논리를 도교에서 빌려온 것입니다.

그리하여 자신들만의 독특한 철학을 창조해낸 것이 성리학입니다. 이를 완성하는 것은 주자이기 때문에 주자학이라는 이름을 얻지만, 곧 뒤이어 마음의 작용을 더욱 강조한 왕양명이 나와서 양명학으로도 가지 쳐 나갑니다.[*]

그렇지만 그들의 논리는 아무리 완벽하다고 해도 천동설이라는 한계 안에 갇혀있을 따름입니다. 『황극경세서』를 읽으면서 그들이 벌인 사유의 폭과 깊이 때문에 감동을 하면서도, 어쩐지 궤변이라는 생각이 가시지 않는 것은, 그들이 자신의 한계를 처음부터 몰랐다는, 현재의 관점에서 보는 아쉬움 때문입니다.

그래서 저는 그들이 주역을 통해서 벌여놓은 장황한 논리보다 주역 밖의 일상에 대한 관찰에서 얻은 지혜를 읽으며 더욱 감탄합니다. 주역이라는 장대한 사유를 통해서 그들은 다른 어떤 문명권보다 더욱 현실을 명민하게 관찰하는 지혜를 얻은 것입니다. 저는 주역의 덕목이 그것이라고 봅니다. 주역으로 만들어낸 논리가 아니라 광대

---

[*] 차이런호우, 『왕양명 철학』(황갑연 옮김), 서광사, 1996

무변한 주역식 사유를 통해 현실의 뒷면까지 통찰하는 놀라운 지혜. 이것만으로도 주역을 공부하는 보람이 있을지 모르겠습니다.

4⁻ 금화교역

그러면 주역은 왜 침뜸의 답이 되지 못할까요? 그것은 주역이 본래의 모습에서 달라졌기 때문입니다. 주역은 원래 우주의 질서를 드러낸 학문이었습니다. 그러나 은나라 말기에 이르러 주역이 오늘날의 주역으로 재편됩니다. 오늘날 우리가 접하는 주역의 괘사와 효사에는 은·주 교체기의 여러 사실이 구절 곳곳에 나타납니다.[*]

당시에 점으로 사용되던 주역의 효능을 새롭게 부상하는 주나라 세력이 이용했다는 증거가 됩니다. 조선 후기의 민란 세력들이 비기나 도참, 또는 토정비결 같은 것을 자신들의 정황에 유리하게 해석하여 소문을 유포한 것과 같은 발상입니다. 1년의 시간이 전개됨에 따라서 자연과 인간에게 오고 가는 질서를 드러내던 주역을 주 문왕이 다른 방식으로 본 것이고, 그 시각으로 재편성된 것이 오늘날의 주역입니다.

그러면 문왕은 주역에서 무엇을 보고자 했을까요? 그것은 인사의 원리입니다. 원래 자연의 변화 법칙이던 역을 인사의 원리로 파악하려는 것이 주역입니다. 그래서 본래의 괘를 다시 배치하기에

---

[*] 신원봉, 앞의 책

이룹니다. 그래서 우리는 '선천괘'와 '후천괘'라는 이름을 붙였습니다. 새롭게 배치된 괘는 이제 더는 그 전의 자연 질서를 나타내지 않습니다. 인간의 질서를 나타냅니다.

그렇다면 자연의 질서에서 인간의 질서로 넘어왔다는 것이 무엇을 뜻할까요? 그것은 오행에서 상생과 상극을 말합니다. 즉 자연과 삶을 보는 관점이 상생론에서 상극론으로 바뀌었음을 말하는 것입니다. 상생과 협동이 자연과 사회의 중요 법칙이던 것이 상극과 갈등이 가장 중요한 원리로 변화된 것입니다.

사회가 실제로 그렇게 변해서 그렇게 됐을 수도 있지만, 오히려 세상을 보는 방법을 바꿈으로 해서 생긴 것이라고 보는 것이 더 나은 생각일 것입니다. 물질이라면 몰라도 사람의 삶은 그때나 지금이나 크게 달라진 것이 없습니다. 이런 점에서 세상을 보는 새로운 시각을 처음으로 찾아낸 문왕이야말로 위대한 성현이라고 할 것입니다. 이렇게 달라진 세계관을 주역 식으로 표현하자면 '금화교역'이 될 것입니다.

금화교역이라! 참, 어마어마한 말이죠. 지금까지 주역을 공부한 분들이라면 말입니다. 그러나 금화교역이라는 말을 통해 학자들이 드러내고자 하는 바가 무엇일까를 곰곰이 생각해보면 지극히 단순한 것이라고 저는 봅니다. 그것은 상생론에서 상극론으로 세상을 보는 방식이 달라졌음을 표현하는 말에 지나지 않습니다.

금화교역이라는 말을 통해 전하고자 하는 메시지가 뭡니까? 상생과 상극의 이론을 잘 비교해보면 금의 위치가 달라졌습니다. 이론의 특징이 금이라는 속성의 위치에 따라서 전혀 달라진 것입니다.

그래서 금을 중심에 놓고 설명을 하자니 이런 말이 나타난 것입니다. 금화교역이란, 결국 상극론이 나타난 배경을 설명하려는 것입니다. 그림을 뚫어지게 쳐다보아도 별거 없습니다.

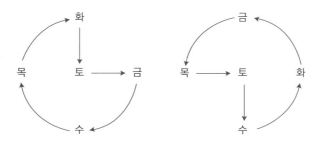

침뜸과 관련해서라면 저는 앞으로 주역을 돌아보지 않을 것입니다. 굳이 주역이 아니라도 침뜸을 못할 것이 없고, 또 주역을 파고들면서 밝혀내야 할 무엇이 침뜸에 있다고 생각지도 않기 때문입니다. 주역은 천동설 시대의 숙명을 안고 있습니다. 지금의 현실과는 전제가 다르다는 것이죠. 그 부분에 대해 명확한 분별을 하지 않은 채로 진행된 논의는 끝내 올바른 결론에 다다를 수 없습니다.

그런데 현실은 그렇지 않아서 침뜸에 관한 책을 논하는 자리에서는 누구나 금화교역을 말하고 하도와 낙서를 말합니다. 한의대에서 배우는 교재에 늘 나오는 그림들입니다. 그리고 그런 논의를 자세히 읽어보아도 주역을 통해서 깊이 공부한 사람은 나타나지 않습니다. 기껏해야 한동석의 책을 그대로 베끼거나 몇 구절만 바꾸어서 자신의 이론인 양 설명하는 것이 보통입니다. 하도, 낙서 어쩌고 하는 사람치고 한동석을 넘어선 사람을 저는 지금껏 보지 못했습니다.

그렇다고 한동석이 무슨 정답을 제시한 것도 아닙니다. 그도 헤맸다는 것은, 책 뒤에 결국은 꿈속의 이야기로 끝을 맺으면서 공부에 대한 암시로 돌아섰다는 사실을 보면 짐작할 수 있습니다. 논리는 명쾌한 듯하지만, 끝내 몽롱함을 떨쳐낼 수 없는 정리가 되었습니다. 그것은 한동석 자신도 그것을 통해 끝내 원하는 답을 찾을 수 없었다는 결론입니다. 주역은 한 번 빠져들면 헤어날 수 없는 늪 같은 것이라는 증거죠. 이유는 암나사와 수나사의 비유를 통해서 이미 말씀드렸습니다.

주역, 하도, 낙서, 금화교역. 이런 논의의 전통은 이제 논리라기보다는 믿음이 되었습니다. 그렇게 논하면 어떤 믿음이 생긴다는 것 말입니다. 그래서 하도나 낙서에 관한 논의들은 학문 쪽보다는 종교 쪽에서 더 활발하게 논의되는 상황입니다. 특히 정역을 만든 김일부를 모시는 민족종교에서 뚜렷이 나타나는 현상입니다. 주역은 아직도 신앙으로서 효력을 발휘하고 있는 셈입니다. 그리고 그것은 나름대로 의미가 있다고 봅니다. 김일부는 자신의 깨달음을 주역이라는 한 형식을 통해서 표현한 것이기 때문입니다.

그러나 조심해야 할 것은 주역이 깨달음을 준다는 것과, 어떤 깨달음을 역학으로 표현한다는 것은 분명 다른 것이라는 점입니다. 깨달음은 마음의 문제입니다. 마음이 한 올 걸림 없는 경계에 들면 깨달음에 이를 수 있습니다. 그것은 꼭 주역만의 길이 아닙니다. 밥을 먹다가도 한 생각을 돌리는 순간 올 수도 있고, 똥 누다가 끙! 하는 순간 올 수도 있으며, 스님들처럼 절간에서 10년 면벽을 한 후에도 올 수 있고, 찬송가를 부르다가 십자가에서 문득 마주칠 수도 있는 것입니다.

그렇게 해서 한 소식을 얻었다면 즐거운 마음에 사람들에게 그 소식을 전할 생각을 하게 되고, 생각이 여기에 이르면 사람들이 알아듣기 좋게 전달할 수 있는 표현 방법을 찾아내야 합니다. 그래서 중국의 선사들은 시나 게송으로 표현한 경우가 많았습니다.

김일부가 정역으로 표현한 것은 그런 수단이라고 봅니다. 말하자면 세상 사람들에게 자신이 얻은 한 소식을 전하려고 택한 방법이었다는 것이죠. 주역이나 정역 그 자체에 무슨 진리가 있는 건 아니라고 봅니다. 진리는 언제나 방법이 아니라 그 방법을 놓고 고민하는 사람의 마음속에 있습니다. 한 마음이 곧 우주이고, 찰나가 영원이며, 티끌이 우주인 것입니다. 이건 제 얘기가 아닙니다. 화엄일 승법계도에 나오는 말입니다.

우주에 관한 비밀을 탐구하는 것이 주역이라면 이제 그 일을 다른 분야로 넘겨주어도 됩니다. 하늘을 보자면 천체망원경이 지구 바깥에서 우리의 눈보다 더 정확하게 우주의 끝까지 관찰하고 있고, 몸속을 보자면 우리의 맨눈보다 정확한 각종 엑스레이나 엠알아이, 씨티 같은 장비들이 그림처럼 들여다보고 입체영상으로 실물보다 더 선명히 보여주는 상황이며, 사물의 속을 보자면 입자가속기로 작은 블랙홀까지 만들어내는 세상입니다. 자연에 대한 탐구라면 굳이 주역이 아니어도 된다는 것입니다.

우리가 주역을 통해서 공부하고자 하는 것은 옛사람들이 자연을 앞에 놓고 해석하고 생각하는 방법과 태도와 사유방식, 곧 인문학이지 자연에 대한 탐구는 아니라고 봅니다. 그러기에 주역은 너무나 낡은 방법입니다. 좀 건방져 보일지 모르지만, 이처럼 주역에 대한 맹신을 떨친 후에야 주역에서 얻을 수 있는 것이 무엇인가를 알 수 있습니다.

수 천 년 동양의 성현들이 논리화한 주역에서 우리는 가능한 한 많은 것을 얻어내야 합니다. 그렇게 하려면 주역에 대한 맹신에서부터 벗어나야 하는 역설을 안게 됩니다. 따라서 주역이 오늘날에도 여전히 현실을 설명하려는 이론으로 쓰임새를 갖추려면 전제에 감추어진 한계를 먼저 걷어내고 새로운 모습으로 탈바꿈해야 한다는 것은 분명합니다.

그렇다면 주역을 어떻게 보아야 할까요? 성리학자들이 떠받들던 공자가 정리했다는 그 글자부터 버려야 합니다. 주역은 원래 무당들이 기둥(석년)을 세워놓고 해의 그림자가 만드는 1년의 변화를 그림으로 나타낸 것입니다. 그러니 문자란 가당치도 않은 일입니다. 기껏해야 문자의 역사는 3천 년을 넘지 못합니다. 무당들이 해의 그림자를 관찰한 것은 몇 만 년은 되었을 것입니다.

역易은 해가 땅바닥에 드리운 그림자의 자취에 불과합니다. 그런 그림에 글을 갖다 붙인 것은 주나라가 탄생하는 과정의 시대 배경에서 나온 것입니다. 역易 앞에 주周가 붙은 것은 그런 사연입니다. 그러니 주역을 제대로 보려면 글자를 버리고 괘라는 그림으로 돌아가서 그 그림이 암시하는 바를 스스로 얻어내야 한다는 것입니다.

문제는 이런 공부를 하는 사람을 단 한 명도 볼 수 없다는 것입니다. 도대체 왜 주역을 얘기하는데, 공자가 남긴 글자 나부랭이를 입에 담는다는 말입니까? 그런 글들은 주역 공부에 방해만 됩니다. 지난 2천 년에 걸친 주역 논의는 모두가 이 타령이었습니다.

이 책의 초고는 2012년에 완성되었습니다. 이런저런 사정으로 발표를 미루다가 10여 년이 흘렀고, 초고가 완성될 때 한의학 공부를 시작한 딸아이가 이제 한의대를 졸업하고 저와 함께 이 원고를 검토하며 다시 손보았습니다. 그 사이에 주역 책을 몇 권 더 보게 되었는데, 최근에 이런 방법으로 주역 연구를 오래 한 사람이 있어서 그 공부를 간단히 소개하는 것으로, 이 지루한 얘기를 마칠까 합니다. 김승호의 책입니다.*

이 책은 그동안 공자 류의 주석을 모두 버리고 괘상 자체만으로 역을 이해하려는 노력을 보여줍니다. 주역이 비로소 '주'를 떼어 버리고 '역'으로 돌아간 것입니다. 이런 깊은 공부는 완성을 보기 어렵지만, 지금까지 흘러온 방향과는 전혀 다른 방향을 보여줌으로써 뒤따르는 사람들로 하여금 새로운 눈을 뜨게 만들고, 타성에 젖은 정신을 거대한 쇠북처럼 일깨워줍니다.

정말 주역 공부를 하고 싶은 분은, 공자의 글자를 버리고 괘상으로 돌아가야 할 것입니다. 김승호는 그런 공부의 한 전형을 보여줍니다. 이 책이 몇 차례에 걸쳐 중판을 찍은 것은 사람들의 관심이 적지 않음을 보여줍니다.

아쉽지만 주역의 괘상을 여기에 남기는 것으로 주역에 관한 이야기를 마칠까 합니다. 여러분은 이 부호 속에서 답을 찾으시기 바랍니다. 침뜸에 좀 더 집중하고 싶은 저는 이 부호를 소개하는 것을 끝으로 주역에 관심을 끄려고 합니다.

---

* 김승호, 『새벽에 혼자 읽는 주역 인문학』, 다산북스, 2015

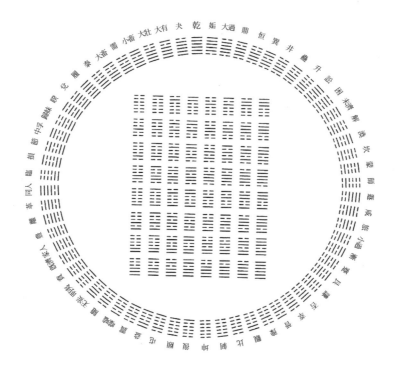

5⁻ 오장육부론에 이의 있다

　불교에서는 깨달음을 이루는 데 세 가지가 필요하다고 합니다. 진리가 무엇인가를 알려는 대의심, 그에 대한 방법을 알려주는 말씀에 대한 대신심, 그것을 죽자사자 실천하려 드는 대분심이 그것입니다. 이 중에서 가장 중요한 것이 당연히 대의심입니다. 무엇이 진리인가를 묻는 간절한 마음입니다.

　이 의심은 의혹이나 무시와는 다릅니다. 오늘날 서양의학은 동양의학의 여러 이론에 대해 의심이 아니라 무시로 일관해왔습니다. 논의할 가치가 없다고 판단하고 상대를 안 하는 것이 무시입니다. 근대 의학이 한국에 도입된 후로 동양의학은 계속 무시당해왔습니다.

그러나 지금 제가 하는 의심은 그런 류의 무시가 아닙니다. 분명히 지금까지 고민해온 연장선 위에서 관행처럼 이어진 패러다임에 대해, 과연 그것이 옳으며 여전히 실효성이 있는가를 묻는 행위에 대해서 무시라는 말을 할 수는 없을 것입니다.

저는 처음으로 주역에 대한 의구심을 드러냈습니다. 그 의문에 대한 답을 저는 할 수 없습니다. 침뜸과 관련하여 더는 주역에 관심을 두지 않을 것이기 때문입니다. 그렇지만 답을 하려는 분들도 제가 던진 질문에 대해서는 오래, 그리고 깊이 생각하지 않으면 안 될 것이라고 생각합니다. 그에 대한 결론은 언젠가 나오겠지요. 그 해답을 찾는 길이 저의 길은 아니지만, 그 길을 가는 분들이 좋은 결과에 이르기를 간절히 바랍니다.

큰 의심이 하나 더 있습니다. 오늘날 우리가 쓰는 동양의학의 체계는 송나라 때 완성되었다고 봐도 과언이 아닙니다. 물론 『황제내경』은 진·한대에 걸쳐 만들어졌다는 연구 결과가 있지만, 그렇게 되었다는 것도 대부분 송대의 저술들을 통해서 확인되는 것들입니다. 그리고 세부 내용에서는 학자마다 다르고 의원마다 다르겠지만, 오장육부로 모든 병을 환원하려는 태도는 송나라 때 완성되어 철학화까지 끝낸 상태입니다. 이 철학화를 위해서 주역을 끌어들여 오늘날 우리가 보는 의학은 괘와 이상한 부호들로 뒤범벅이 되었습니다.

그러나 저는 이 이론에 동의할 수 없습니다. 임상 과정을 통해서 오장육부론으로는 설명되지 않은 수많은 사례를 맞닥뜨렸기 때문입니다. 처음엔 '이론은 완벽하되, 내가 그것을 제대로 배우지 못해서 그렇다'고 생각했습니다. 그러나 임상을 많이 하면 할수록 이건 아니라는 생각들이 자꾸 떠오릅니다. 게다가 주역을 의심한 마당에, 이깟 의학 이론 따위를 의심하지 못할 바가 무엇이냐는 간 큰 생각까지 하기에 이르렀습니다.

물론 이런 생각이 앞 세대의 명의들을 모독하고, 지금 이 순간도 동양의학의 이론을 철석같이 믿고 따르는 분들에게 모욕을 주는 일일 수 있습니다. 그러나 앞서 말한 것처럼 주역이 자연 그 자체나 진리가 아니듯이, 의학 이론 또한 몸이 아니고 진리도 아닙니다. 몸에 관한 모든 이론은 언제든지, 그리고 얼마든지 틀릴 수 있습니다.

그렇다면 그 전의 이론으로 정리되지 않는 현상이 나타난다면 우리는 새로운 방법을 찾아야 한다는 것입니다. 그런 점에서 모든 병의 원인을 오장육부로 환원하려는 동양의학의 태도는 많은 문제점을 안고 있다고 생각합니다. 그리고 여러 이론을 가만히 들여다보면 그 이론들 사이에 숨은 많은 오류와 모순을 발견할 수 있습니다.

예컨대 '마왕퇴 백서'에 보면 대장경을 치맥이라고 하고, 삼초경을 이맥이라고 합니다.* 처음에 침뜸이라는 치료 수단을 발견했을 때 현재 우리가 대장경으로 아는 경락은 '맥'이라는 이름을 얻었고, 주로 이빨의 문제를 다스리는 데 쓰는 방식으로 성립되었다는 것을

---

* 정통침뜸연구소 교재위원회,『경락학』, 2005, 21쪽

알 수 있습니다. 아울러 삼초경은 이맥이기 때문에 귀의 문제를 해결하려는 수단으로 보았다는 것을 알 수 있습니다.

실제로 삼초경은 이맥이라는 이름을 붙이기에 아깝지 않은 경락입니다. 귓속이나 귓바퀴가 이유 없이 아플 때가 있는데, 삼초경의 중저나 외관을 쓰면 금방 효과가 나타납니다. 그래서 옛사람들이 '이 효과 때문에 이맥이라고 했겠구나!' 하는 짐작을 합니다. 치맥도 마찬가지입니다. 풍치로 잇몸이 주저앉는 일이나 치통이 생기면 온류나 편력, 수삼리에 뜸을 뜨면 대번에 효과가 납니다. 의학사 초기에 이맥이니 치맥이니 하는 이름을 붙인 분들의 고뇌를 알 수 있습니다.

이럴 무렵에 심포경은 아예 등장하지도 않습니다. 그러니까 그 후로 현재의 경락체계를 완성하며 어떤 틀에 맞추어 갖다 붙였다는 것이죠. 당연한 결과이겠지만, 과연 그렇게 해서 모든 문제를 해결하게 되었느냐, 그것이 문제입니다. 무사히 그렇게 되었다면 후대에 아무런 이의가 나오지 않았겠죠.

그렇지만 가장 단순하게 생각을 해도 우리 몸을 통제하고 조절하는 것은 오장육부만이 아닙니다. 우선 뇌가 있죠. 사람은 뇌와 동의어입니다. 그런데도 치료 원리에서 뇌는 취급도 안 합니다. 물론 뇌, 자궁, 골수 같은 것들을 기항지부라고 해서 따로 모아 설명을 하기는 합니다.

그러나 제가 말하고자 하는 것은 이론상의 유무가 아니라 대접의 문제입니다. 오장육부를 먼저 대접해준 다음에, 마지못해서 따로 묶어놓은 이것들이 실제 임상에서는 상상도 못할 만큼 큰 문제를 일으키고, 문제 해결 방법의 핵심으로 떠오를 때가 많다는 것입니다. 그리고 이런 것들은 오장육부와 따로 놀면서 오장육부로 환원되는 것이 아니라 오히려 반대로 오장육부를 조절하고 마구 뒤흔들어 놓습니다. 그러니 오장육부를 더 우대해야 할지 기항지부를 더 우대해야 할지 판단하기가 어렵습니다.

정통의학에서는 당연히 오장육부가 우선이고 기항지부는 그다음입니다. 그러나 저는 여기에 동의할 수 없습니다. 임상을 해보면 분명히 이의 있습니다. 그리고 이것은 사람의 몸이 발생하는 과정을 봐도 그렇고, 작용을 봐도 그렇습니다.

사람은 정자와 난자가 결합하는 순간에 만들어지기 시작합니다. 정자가 꼬리를 떼고 난자 속으로 들어간 후, 이른바 세포분열을 통해서 덩치를 키우는 것이죠. 제일 먼저 골髓과 등뼈를 만듭니다. 그런 후에 각 등뼈에서 연결된 오장육부를 만들고, 그 후에 살과 살갗을 비롯하여 몸에 필요한 여러 조직을 완성합니다. 가장 중요한 건 뇌죠. 그러면 뇌로부터 손발 끝까지 내려가는 신호체계를 갖추게 되고, 몸은 그 신호체계의 지휘에 따라서 작동하게 됩니다.

이때 이런 과정에 없어서 안 될 요소가 영양입니다. 영양공급이 제대로 이루어져야만 이 모든 과정에 탈이 생기지 않습니다. 인간이라는 유전자 형식이 결정되면 그 유전자의 형식대로 등뼈부터 순서에 따라서 만들어져 점차 사람의 형상을 완성해 가는데, 어미의 몸으로부터 양분을 받아서 공급해주는 것이 등뼈 바로 앞을 지나는 대동맥입니다. 그래서 모든 큰 병들은 이 대동맥의 협착으로

부터 시작되는 것입니다.[*]

혈액 공급이 저하되면 저하된 그 부분에서 문제를 일으키는 것이 사람의 몸 구조입니다. 그런데 오장육부론에는 이에 대한 대책이 없습니다. 이곳에 문제가 생길 때도 역시 오장육부의 경락을 자극하거나 약물을 집어넣어서 해결해야 합니다. 그래서 치료가 제대로 안 되는 겁니다.

중요한 것은, 이 중요한 대동맥의 흐름에 가장 가까운 성능을 보이는 경락은 12경락이 아니라 기경이라는 점입니다. 8맥 중에서 충맥이 이 대동맥의 상태에 깊이 관여합니다. 이것은 초보 침꾼이라도 기경8맥에 침을 놔보면 대번에 확인할 수 있는 일입니다. 뭐, 무슨 대단한 공부를 해서 위대한 명의가 되어야만 아는 내용이 아닙니다. 침뜸 교육 한 달만 받아도 충맥의 대표 혈인 공손에 침을 놓고 배를 눌러보면 당장에 알 수 있습니다.

충맥만이 아닙니다. 인간의 병은 오장육부에서 일으키는 것도 있지만, 뇌에서 일으키는 것이 더 심각하고 종류도 많습니다. 물론 그런 것들까지 싸잡아서 오장육부의 균형이 무너져서 그런 것이라고 말할 수도 있습니다. 나아가 오장육부의 균형만 잘 잡아주면 '시간이 걸려서 그렇지, 고칠 수 있다'고 말할 수 있습니다. 그렇다면 오장육부론이 맞겠지요.

그러나 만약에 그렇게 말하는 오장육부론자보다 더 빨리, 그리고 더 확실하게 병세를 호전시킬 수 있다면 어떨까요? 그러면 그건

---

[*] 손인순, 『체절신경 조절요법』, 야스미디어, 2004, 12~13쪽

오장육부론의 한계를 드러내는 것이 될까요? 이 질문에 그렇다고 대답한다면 저는 그런 사례를 얼마든지 제시할 수 있습니다. 특히 뇌의 질환에 관여된 부분이라면 자신 있게 말할 수 있습니다.

뇌의 비밀은 오장육부가 아니라 임맥과 독맥입니다. 임맥과 독맥을 통해서만 더 빨리, 그리고 더 확실하게 뇌를 다스릴 수 있습니다. 뒤집어 얘기하면 뇌를 다스려야만 오장육부의 균형도 더 빨리 잘 잡힌다는 것입니다. 이런 것을 임상에서 직접 확인하게 되면 모든 병의 원인을 오장육부로 환원하려는 기존 의학의 이론체계에 대해서 심한 회의가 일어납니다.

6 ̄ 기항지부는 중심축

오장육부론의 한계를 느끼게 하는 사례는 얼마든지 있습니다. 한 중견 은행인이 자신이 속한 은행의 인수합병을 전담하게 되었습니다. 인수합병은 결국 인력을 감축하는 것이 주요 업무이고, 그러다 보니 날마다 사람들과 전쟁을 하게 됩니다. 그냥 싸움이 아니라 직원들의 목을 자르고 목이 잘리는 싸움이니 얼마나 처절하겠어요? 이 일은 1년가량 진행되면서 정리가 되었는데, 막바지 무렵에 어느 날 이 분이 걸음을 제대로 걸을 수가 없는 겁니다. 겨우 종종걸음을 걷게 된 것이죠.

그래서 병원에 입원하여 그 원인이 무엇인가를 찾는데, 세 달이 걸렸습니다. 그래서 찾아낸 결론은, 척수액이 오르내리는 안쪽 벽에 눈에 잘 보이지 않을 정도로 작은 염증이 생겼다는 것입니다. 그런데 이 염증은 항생제나 소염제로도 듣지 않아서 결국은 스테로이드제를 썼습니다. 그런데도 수시로 재발합니다.

이걸 어떻게 오장육부론으로 설명할 수 있을까요? 설명하자면 그분의 장부 균형 상태를 진단하여 어떤 결과를 끌어낼 수 있겠죠. 그러나 그건 이 병에 대한 올바른 진단이 아닙니다. 우선 스트레스가 병의 원인이라는 것을, 문진을 통해서 알 수 있습니다. 스트레스가 오장육부에 영향을 주었겠지만, 그것보다 더 확실한 것은 뇌의 작용 문제라는 겁니다. 스트레스가 뇌에 직접 작용하여 등뼈로 내려가는 신경에 영향을 준 것입니다. 그러니 오장육부를 건드릴 게 아니라 뇌에서 척추로 내려가는 그 무엇인가를 자극해야 훨씬 더 빨리 병이 진정될 것이라는 짐작을 할 수 있습니다.

이 경우 오장육부론은 제대로 된 진단을 내릴 수 없습니다. 그러면 어떻게 해야 할까요? 아주 간단합니다. 이 경우는 독맥의 병입니다. 독맥이 에너지를 위로 밀어 올리지 못해서 생긴 것입니다. 따라서 임맥과 독맥의 소통만 잘 되게 해주면 어렵지 않게 나을 병입니다. 독맥을 다스리는 혈은 무엇인가요? 기경8맥에서 독맥의 대표 혈은 후계입니다. 후계와 신맥을 자극하면 이 병은 곧 진정될 것입니다.

그러면 이 환자는 그 뒤 어떻게 되었을까요? 제가 한 번 침을 놔주겠다고 했습니다. 그랬더니 고개를 절레절레 흔듭니다. 30여 년 전에 사소한 통증으로 침을 한 번 맞은 적이 있는데, 귀에서 벼락 치는 소리가 들리면서 기절을 하여 응급실로 실려 간 적이 있습니다. 그 후로 이 분은 침이라면 진저리를 치게 되었습니다. 그래서 뜸이라도 뜨라고 권했는데, 침에 대한 믿음이 없는 분이 뜸을 뜰까요? 참 안타까운 일이었습니다. 결국, 병원을 다니면서 계속 스테로이드제를 투여하여 진정시켜서 살았습니다. 그렇지만 계속해서 몇 달을 주기로 재발합니다. 그때마다 병원에 입원하는 일이 되풀이되었습니다.

스테로이드는 부신에서 가장 많이 분비합니다. 그런데 바깥에서 스테로이드제를 주입하면 어떻게 될까요? 부신의 기능이 점차 약화합니다. 그러다가 나중에는 아예 스테로이드를 만들지 않죠. 밖에서 들어오는 것 때문에 안에서 만드는 방법을 망각하는 겁니다. 그렇게 되면 어떻게 될까요?

이분이 어느 날 이빨을 닦으러 화장실에 들어갔습니다. 물기 때문에 미끄러운 화장실 바닥을 잘 못 디뎌 엉덩방아를 찧었습니다. 꼼짝달싹할 수 없어 구급대를 불러 병원에 갔는데, 진단 결과 허리뼈 2번이 부서졌습니다. 결국, 2번 뼈를 지나는 신경 다발의 절반이 끊어졌습니다. 하반신이 마비된 상태로 재활 치료를 받고 돌아왔습니다. 하고 많은 등뼈 중에서 왜 2번 뼈였을까요? 허리뼈 2번 바깥에 무슨 혈이 있는가 짐작하면 쉽게 알 수 있습니다. 신유가 있죠. 신유와 스테로이드, 그리고 부신. 무언가 느껴지는 게 없나요?

저는 지금도 늦지 않았고, 잘하면 나을 수 있다고 설득하여 침을 몇 차례 놓았습니다. 그렇지만 병원에서 이미 끊어진 신경 다발이 되살아나는 예는 없다고 한 말의 무게를 끝내 이기지 못한 듯합니다. 참 안타까운 일입니다. 이 경우는 오장육부론이 답이 아닙니다. 그보다 훨씬 더 빨리 가는 길이 있다면 그 길이 정답입니다. 이것이 오장육부론에 이의를 달게 되는 이유입니다.

이와 유사한 사례는 얼마든지 더 있습니다. 어떤 분이 저에게 연락했습니다. 본인 이야기이면 제가 반응을 하지 않았을 텐데 자신의 딸 얘기였습니다. 외면하지 못할 애끓는 모성이 전해온 소식은 이렇습니다. 10대 초반에 외국으로 유학 간 딸아이가 어느 날부턴가 머리가 아프다고 하더니 잘 걷지도 못하게 되었다는 것입니다. 어른이 된 뒤에도 계속 이런 증상은 사라지지 않아 유명하다는 병원과 한의원을 다 다녔는데도 명쾌하게 원인을 알 수 없다고 합니다.

가장 큰 문제는 병원에서 진단할 때 뇌압이 자꾸 높아진다는 것입니다. 그래서 뇌의 활동이 정상에서 벗어나 그 반응에 따라 몸에 이상이 나타나는 것입니다. 걸음걸이가 종종걸음이 되고 좌우의 발 길이가 달라졌으며, 어지럽고 메스껍고, 며칠 피로에 지치면 일어날 수가 없을 정도로 어지럽습니다. 그래서 뇌압을 낮추는 것이 중요하다고 보고 병원에서는 두개골에 구멍을 뚫어 넘치는 뇌액을 다른 곳으로 흘려보내는 수술을 했습니다. 이런 상황에 놓인 사람들이 생각보다 훨씬 더 많다는 것을 그 후에 알았고, 병원에서도 이런 수술을 일반화시켜 동일한 증상을 보이는 사람들에게 조금도 머뭇거리지 않고 수술을 권합니다.

그래도 상황은 크게 나아지지 않았습니다. 사정이 이렇다 보니 본인이 직접 고치려고 침뜸을 배웠습니다. 그리고 동료들과 공부를 함께 하며 딸에게 뜸을 떠주고 침을 놔주는 상황이었는데도 특별히 더 나아지는 기미가 보이지 않았습니다. 그러다가 제 책을 읽고는 저에게 문의하여 인연이 닿게 된 것입니다.

메일로 물어온 내용을 읽어보고는 저는 대번에 이건 별거 아닌

병이라고 판단했습니다. 이것도 오장육부의 병이 아니라 스트레스로 인해 뇌의 작용에 문제가 생겨서 나타난 증상들이기 때문입니다. 이건 장부의 문제가 아니라 뇌의 문제인 것입니다. 물론 뇌의 문제를 장부의 문제로 파악하여 접근할 수도 있습니다. 그러나 그렇게 하면 효과도 덜할뿐더러 나을지 어떨지 확신할 수 없습니다. 그렇게 세월만 흘러가죠.

벌써 30년 세월이 흘러 10대의 아리땁던 아이는 서른 중반을 넘기는 환자가 되었습니다. 이게 뭡니까? 저는 전국의 한의사들이 능력이 없어서 그렇다고 보지 않습니다. 한의사들이 철석같이 믿고 있는 오장육부론에 문제가 있어서 그렇다고 봅니다. 이 경우는 뇌에서 문제가 먼저 발생한 것이고, 그렇다면 뇌로부터 먼저 문제를 풀어야지 오장육부에서부터 문제를 풀어 가면 한없이 늘어집니다.

뇌로 들어가는 경락은 독맥입니다. 물론 간경도 있습니다만, 그건 나중의 문제이고 우선 뇌압이 높아진다는 것은 장강에서 일어나서 등뼈를 따라 뇌로 들어가는 독맥의 문제입니다. 그래서 독맥을 자극하는 몇 가지 방법을 알려주고 시범을 보였습니다. 그리고 나서 3주쯤 지났을까? 전화가 왔습니다. 하루는 무슨 일이 있어서 3시간밖에 못 잤는데, 그 전 같으면 다음 날 어지러움과 메스꺼움에 활동이 불가능했는데 약간 피곤할 뿐, 말짱하다는 것입니다. 한 마디로, 불과 3주 만에 그 전과는 눈에 띄게 달라졌다는 것입니다.

이 환자의 경우 진단을 해보면 우간좌비의 상황이 그대로 나타납니다. 오른쪽은 간경에 반응이 아주 강하고, 왼쪽은 비경의 반응이 아주 강합니다. 따라서 오장육부론에 의하면 이 둘을 조절하려고

할 것입니다. 그러나 양쪽의 균형을 잡는다고 해서 해결될 문제가
아닙니다. 중심인 독맥과 임맥의 불균형을 바로잡지 않은 채 좌우의
균형을 맞추어봤자 얼마 못 가서 또 허물어집니다. 중심을 잡아놓
지 않고서 좌우 균형을 잡는 것은 모래 위에 집을 짓는 것과 다를
게 없습니다. 이쪽을 잡으면 저쪽으로 기울고, 저쪽을 애써 잡으면
이쪽으로 냅다 기웁니다.

강직성 척추염도 독맥 병을 대표할 만한 증상입니다. 꼬리뼈에서
부터 목뼈까지 주변의 근육과 아울러 한 덩어리로 화석화되다가 나
중엔 오장육부까지 돌처럼 굳어져서 죽음에 이르는 무서운 병입니
다. 이 악화 경로를 보면 정확히 독맥을 따라갑니다. 그리고 실제로
독맥을 따라서 침을 놓으면 악화된 반대 방향으로 치료가 됩니다. 현
재 병원에서는 강직성 척추염을 불치병이라고 합니다. 그러나 제 주
변의 이런 환자들은 침뜸 치료로 좋아진 경우가 적지 않습니다. 장
부 병이 아니라 독맥의 병으로 보고 치료했을 때의 이야기입니다.

이런 현상을 자주 마주치다가 결국은 우리가 믿는 대전제가 혹
시 틀린 게 아닌가 하는 의심이 든 것입니다. 그리고 그 의심은 점
차 커져서 이제는 걷잡을 수 없게 되었습니다. 오장육부론만으로는
만족할 수 없는 지경에 이르렀습니다. 이것은 저의 잘못이 아닙니
다. 침뜸을 한약 이론에 편입시켜버린 한국의 한의학, 나아가 동양
의학 전체의 문제입니다.

모든 사태에는 양극이 있고, 그 양극의 균형을 맞추면 된다는
것이 오장육부론의 핵심입니다. 과연 놀랍고도 아름다운 결론입니
다. 그 덕에 많은 병을 고칠 수 있고, 이해할 수 없는 많은 현상이

명쾌하게 설명되었습니다.

그런데 이런 균형의 중심축이 무너지면 어떻게 될까요? 오장육부론에서는 그 중심축을 토인 비위로 볼 것입니다. 과연 그럴까요? 그러면 비위가 무너진 사람은 살 수 없다는 거네요? 그렇습니다. 비위가 무너지면 병을 고치기 어렵다는 것이 우리가 듣는 이야기입니다. 사람을 살리기 위해서는 비위부터 손봐야 한다는 것이죠. 맞습니다.

그러나 임상을 해보면 비위보다 더 중요한 게 있습니다. 충맥과 임독맥입니다. 특히 충맥은 앞서 말했듯이 인체에 영양을 공급하는 등뼈 앞쪽의 대동맥과 관련이 있고, 또 침뜸 임상에서나 단전호흡 수련에서나 가장 중요한 요인입니다. 충맥이 열려야만 기립근에 영양이 공급되어 몸이 날아갈 듯 가벼워집니다.* 이런 기운은 선천지기를 끌어다 쓰면서 동시에 선천지기를 원활하게 돌아가게 하기 때문에 비위보다 더 뿌리 깊은 효과를 냅니다. 그래서 충맥이 풀리지 않으면 비위도 맥을 못 춥니다. 임상이나 양생 수련 쪽에서 보면 비위보다 더 중요한 게 충맥이고 임독맥입니다.

비위, 나아가 오장육부가 균형의 문제라면 기항지부 중에서 특히 충맥은 중심축의 문제입니다. 지구와 달은 해를 축으로 돌지만 해는 또한 우리 운하의 어떤 중심을 축으로 돌고, 우리 은하는 대우주 어느 한 곳의 중심축을 중심으로 도는, 우주는 무한 복잡 중심축 구조를 이루면서 돌아가는 것처럼, 우리 몸에도 그런 중심축이 있으며, 그 축의 근원이 바로 오장육부가 아닌 기항지부에서 온다는

---

* 정진명, 『활쏘기의 나침반』, 학민사, 2010

것이 이즈막 저의 생각입니다.

이것은 어쩌면 새로운 시각이 아닐 수도 있습니다. 이미 기항지부에 대해서는 수많은 의학 이론서에서 말해왔기 때문입니다. 그러나 실제 임상에서 오장육부론과 비교할 때 어떤 효과를 내며, 치료의 효능과 단계에서 어떤 위치에 있는가 하는 이의제기는 지금까지 뚜렷하게 나온 것이 없습니다. 모두가 오장육부론의 눈치를 보면서 그 안에서만 어떻게든 설명해보려고 하는 추세입니다. 그러나 유리판에 달걀을 세우는 방법은 밑동을 깨는 방법 외엔 없습니다. 오장육부론의 안경을 벗어 던지지 않으면 안 보이는 것들이 있다는 것이 이 글의 요지입니다.

7 ⁻ 약과 침뜸

오장육부론은 한약으로서는 완벽한 이론입니다. 한약은 경락을 직접 자극하는 것이 아니라, 약물을 통해서 몸에 변화를 일으키는 수단입니다. 그렇기에 약물을 공급하는 과정으로 병을 볼 수밖에 없고, 그런 고민이 오장육부론으로 결론을 맺었다고 봅니다. 그렇기에 소화를 비롯하여 약물 흡수와 산포에 직접 관여하지 않는 기항지부에 대해서는 크게 고민하지 않고 다른 것으로 분류한 것입니다.

그러나 침뜸은 다릅니다. 침뜸은 경락이라는 통로를 직접 자극하는 것이기 때문에 굳이 약물이 관여하는 오장육부의 흡수과정이 아니라도 몸에 큰 영향을 끼칠 수 있습니다. 그래서 오장육부론에서 서자 취급받는 기항지부가 오히려 더 중요할 수도 있는 것입니다. 특히 뇌가 몸에 미치는 영향은 대단한 것이어서 침뜸의 반응이 정말 빨리, 그리고 뛰어난 효과로 나타납니다. 그래서 뇌로 직접 들어가는 임맥과 독맥을 다른 경락보다 더 중요하게 여길 필요가 있습니다.

또 여성의 경우 자궁이 드러내는 특성은 뇌에 못지않습니다. 남자 열명보다 여자 한 명 고치기가 더 힘들다는 말은 여자포 때문에 생긴 말입니다. 그런데 충맥을 살피지 않고서는 자궁의 여러 문제를 해결할 방법이 없습니다. 이것은 이론이 아니라 실제 임상의 상황을 말하는 것입니다.

특히 좌병우치 우병좌치의 이론은, 침의 효과를 생각하지 않으면 절대로 이해할 수 없는 일입니다. 현대 의학이 밝혀낸 바에 따르면 뇌는 서로 다른 쪽을 교차 지배합니다. 그 사이는 다리로 연결됐죠. 그래서 오른쪽 뇌를 다치면 왼쪽으로 마비가 옵니다. 중풍 때 몸의 절반이 갈라지는 것을 보면 확실히 알 수 있습니다. 그래서 침으로는 아픈 쪽의 반대편을 자극해야만 같은 쪽을 자극할 때보다 훨씬 더 효과가 좋아지는 것입니다. 바로 이런 이론이 옛날에는 좌병우치 우병좌치라는 가르침으로 나타난 것입니다. 이런 것은 약물과는 상관이 없는 일입니다. 침은 침 나름대로 자신만의 영역이 있었던 셈입니다.

이쯤에서야 비로소 한 가지 사소한 의문이 풀립니다. 약과 침뜸은 수천 년 동안 서로 간섭하지 않았다는 사실입니다. 마치 서양 의학의 내과와 외과처럼 말이죠. 오장육부론이 강화됨에 따라서 의학 이론은 한쪽으로 정리되었지만, 그 안에서 치료 방법을 놓고서는 서로 양보하지 않았다는 사실을 이런 전통에서 확인할 수 있습니다. 그것은 단순한 것이 아니라 병을 바라보는 약과 침의 눈이 서로 달랐기 때문입니다. 약은 세월이 가면서 오장육부론으로 통합되고 단일화되었지만, 침은 그 이론에 완전히 동의할 수 없었던 것입니다. 약은 기운을 오장육부로 흘려 넣어서 몸에 작용하도록 하는 구조입니다. 약을 뇌나 자궁, 또는 골수로 들어가게 하는 방법이 마땅찮았던 것입니다.

그러나 침은 다릅니다. 침은 경락이라는 물줄기를 통해서 기운을 조절하는 것이기 때문에 기운을 머리로 직접 보낼 수 있고, 자궁으로 직접 보낼 수 있습니다. 따라서 굳이 한 단계 건너서 조절하는 약의 방법을 따라갈 필요가 없었던 것입니다. 지름길이 있는데 굳이 돌아갈 필요가 없었던 것이죠. 그런데도 이론은 오장육부론으로 기울어버리고, 그 결과 오장육부론으로 볼 때 명쾌하게 설명되지 않는 영역에 대해서는 기항지부라 하여 괄호를 치고 말았던 것입니다.

이것이 지닌 문제점이 침뜸에서 드러납니다. 약과 달리 침뜸은 기항지부까지 직접 자극할 수 있는 방법이기 때문입니다. 이것이 끝내 침뜸 이론이 오장육부론으로 휩쓸리지 않은 이유입니다. 오장육부론이 휘날리는 대륙 안에서 자기 나름대로 영역을 구축하여 약이 해결하지 못하는 부분을 해결해왔기에 끝내 흡수되지 않았던 것입니다.

배에 맺힌 통증을 풀다 보면 재미있는 사실을 발견할 수 있습니다. 곧 경락이 지나가는 깊이가 다르다는 것입니다. 배꼽 옆의 황유에 통증이 있거나 고무줄 같은 것이 만져지면 신경의 혈에 침을 놔서는 풀리지 않습니다. 황유는 신경의 혈이지만, 신경의 지배를 거의 받지 않는다는 얘깁니다. 그럴 때는 공손을 찌르면 조금 풀리며 내관에 함께 놓으면 확 풀립니다. 기경8맥의 충맥과 음유맥을 결합한 처방입니다.

그러나 이렇게 해도 끝내 풀리지 않는 사람들이 있습니다. 특히 노인 중에서 중병을 앓는 사람들은 이런 처방으로도 풀리지 않습니다. 많이 완화는 되지만 통증이나 고무줄이 해소되지 않습니다. 그럴 때는 삼음교를 추가합니다. 그래도 안 풀리는 사람은 태백을 추가합니다. 태백은 원혈이기 때문에 삼초를 통해서 선천지기인 신장의 에너지가 오는 통로입니다. 그런데도 안 풀리는 사람은 마지막으로 태계에 추가합니다. 그러면 거의 다 풀립니다.

이것을 보면 단순히 어떤 위치에 통증이 느껴진다고 해서 그것을 한 경락이나 두 경락을 이용해서 풀 수 있는 게 아니라 거의 모든 경락을 이용해야 한다는 결론에 도달합니다. 이것은 지금까지 오장육부론으로 문제를 해결하려는 방식과 완전히 다른 것입니다.

오장육부론에 의하면 황유는 신경이기 때문에 신장과 관련이 있는 혈자리를 자극하면 해소되어야 합니다. 그러나 현실을 그렇지 않습니다. 게다가 여러 가지 경락이 합류하고 있고, 또 각 경락이 지나가는 깊이가 다르다는 것을 확인할 수 있습니다. 누를 때 나타나는 통증의 위치를 확인하면 됩니다. 대체로 앞서 치료하는 순서대로 깊어집니다. 그렇다면 여기서 우리는 경락에도 깊이가 있다는 판단을 하기에 이릅니다.

배꼽 주변의 통증을 해소하려고 하다가 보면 이런 문제를 맞닥뜨립니다. 따라서 앞쪽에서 볼 때 배꼽 주변의 맨 위에는 비위의 지배 영역이니 맨 바깥에는 양명경이 있고, 그 안쪽으로 태음경이 있으며 그 안쪽 더 깊은 곳에 궐음경과 소음경이 지난다는 결론입니다. 궐음경은 같은 깊이라도 옆쪽이겠죠. 측면부를 도는 경락이니까. 특히 황유는 신경의 혈이기 때문에 처음엔 풀리지 않다가 이런 절차를 거쳐서 마지막에 태계에서 풀립니다. 그래서 신경이 가장 밑으로 지나고 있다고 판단하는 것입니다. 이런 것들은 기존의 오장육부론이 설명하기 어려운 것들입니다.

8 − 사람이 소우주라 하여, 꼭 우주를 닮아야 하나?

비유는 서로 다른 것 사이에서 닮은 점을 찾아내어 표현하는 것입니다. 그런데 그 닮았다는 말에는, 반드시 다르다는 뜻이 전제되어 있습니다. 즉 다르기 때문에 닮았다는 표현이 가능하다는 것이죠. 이 점을 생각하지 않으면 비유를 하면 할수록 착각에 빠집니다. 동양의학에서 사람을 바라보는 시각이 그 모양이 되었습니다.

동양에서는 사람을 소우주라고 하여, 대우주와 같다는 논리를 세웠습니다. 그런데 닮았다는 점에만 너무 집착하면 다르다는 사실을 종종 까먹습니다. 그러면 굳이 다른 것도, 그래서 닮을 필요가 없는 것까지도 닮은 것으로 간주하려는 고집이 나타나고, 그것은 곧 오류나 착각으로 귀결되기에 이릅니다.

예컨대, 하늘은 둥글어서 머리가 둥글고, 땅은 평평해서 발바닥이 평평하다는 식입니다. 이건 맞죠. 또 눈이 둘인 것은 하늘에 해와 달이 있어서 그렇다고 합니다. 우습지만 이것도 맞습니다. 4계절이 있어서 팔다리가 넷이고, 1년이 360여 일이어서 사람의 뼈가 모두 360개라고 합니다. 이건 맞기도 하고 안 맞기도 합니다. 사람의 뼈는 360개가 못 됩니다. 200개 조금 넘는 걸로 압니다. 또 하늘에는 28수가 있어 사람의 등뼈가 28개이고, 1년이 24절기이어서 임맥에는 24혈이 있다는 식입니다.* 이런 식으로 자연현상과 사람의 조직을 어떻게든 맞춰보려는 시도가 계속되어 왔습니다. 그러다 보니 사람은 소우주라는 말이 나타낼 수 있는 영역을 넘어서서 계속 세분화해갈수록 무리를 범하게 됩니다.

예컨대 제가 아는 분의 허리뼈는 다른 사람들보다 하나가 더 많습니다. 병원에서 엑스레이 촬영을 한 결과 나타난 것입니다. 그러면 이 사람은 우주를 닮지 않았으니 인간이 아닌가요? 그렇지 않습니다. 당연히 신유, 기해유, 대장유, 방광유, 소장유의 위치가 달라질 것입니다. 그런 건 임상을 통해서 위치를 옮겨 잡으면 됩니다. 사태가 이런 것을, 우주의 숫자와 맞지 않는다고 하여 그 개인을 불구자 취급할 수는 없는 것입니다.

그렇지만 대우주와 소우주의 일치라는 맹신은 닮은 점을 강조하려는 비유의 하나일 뿐인데, 비유를 액면 그대로 받아들여 닮은

---

* 황룡상, 『중국고대침구학술사대강』(임현국 윤종화 김기욱 옮김), 법인문화사, 2007, 368~372쪽

점만을 강조하고 다른 점이 전제되어 있다는 사실을 애써 무시하면 논리를 전개할수록 무리수만 두게 됩니다. 기항지부를 무시하고 오장육부론으로 결론을 몰아간 것이 그런 사례이고, 임맥과 독맥의 혈자리를 24절기와 28수로 맞추려고 한 것이 그런 발상입니다. 선인들도 사람이고, 제 생각에 빠져있는지라 때론 이런 무리수를 두어서 논지를 전개 시킵니다. 이런 논지들이 상당히 큰 효과를 낼 수 있지만, 그런 효과 때문에 정확하게 보지 못하는 또 다른 문제점들이 생기는 것입니다. 의식이 깨어있는 의원이라면 바로 이런 점을 놓치지 말아야 합니다.

비유는 비유일 뿐입니다. 그 비유가 나타내고자 하는 바를 취해야지, 그 비유의 성질을 한없이 확대하여 해석하는 것은, 부분으로 전체를 대신하려는 '특수 우연의 오류'에 지나지 않습니다. 동양의학은 이런 오류를 너무나 많이 범해왔습니다. 비유는, 특히 사람을 구원하는 데 쓰인 비유는, 아주 조심스럽게 읽어야 합니다. 사람은 소우주이지만, 대우주와 똑같을 수 없습니다. 정말 그렇게 생각한다면 너무나 단순한 사고방식입니다. 닮을 수 있는 게 있고, 닮을 수 없는 게 있습니다. 닮음과 다름 사이를 현명하게 넘나들어야 그 표현을 통해 전하고자 하는 바가 제대로 드러납니다. 비유는 비유일 뿐, 본질이 아닙니다.

5장

뇌가 사람의 전부다

✦
✦
✦
✦
✦

1ˉ 골 운동

2ˉ 도가의 수련법

3ˉ 퇴계 이황의 활인심방

뇌가 사람의 전부다

1⁻ 골 운동

기항지부 중에서도 뇌는 너무나 특별합니다. 그런데 의원들은 뇌에 대해서는 별로 고민하지 않습니다. 오장육부만도 못한 존재죠. 그렇지만 언뜻 생각하기에도 이건 해도 너무 한 경우입니다. 반대로 뇌가 사람의 전부라고 할 수도 있는데 말입니다. 오장육부론이 확실히 자리를 굳힌 것이 송대의 유의들 영향이라면, 반대로 도가는 어떨까요?

오히려 도가에서는 뇌를 활성화하는 여러 가지 방법을 찾아내 생활 속에서 실천했습니다. 전혀 움직이지 않는 머리를 자극하여 활성화시킨 것입니다. 그것이 도가의 도인법입니다. 이 도인을 요가와 적당히 섞어서 만든 것들이 근래에 나타난 단전호흡 단체들입니다.

몸을 바라보는 방향이나 관점이 유가와 도가는 확실히 다릅니다. 기왕에 말이 나온 김에 머리를 활성화시키는 방법을 알아보겠습니다.

사람은 두개골에 든 골의 명령으로 움직이는 동물입니다. 그런데 손발과 몸통은 움직여서 운동을 하면 건강해지죠. 그러나 두개골 속에 든 두부 같은 골은 운동할 방법이 없습니다. 골의 상태는, 머리로 올라가는 혈액의 영향을 받습니다. 그런데 머리 스스로는 움직일 수 없습니다. 그러면 머리통 속에 있는 것 중에 움직일 수 있는 것이 없는가를 살피면 되죠. 뭐가 있을까요?

먼저 이빨이 열리고 닫힙니다. 그러니 윗니와 아랫니를 딱딱 소리 나게 부딪히면 됩니다. 36회. 그리고 스스로 움직이는 것으로는 혀가 있습니다. 그래서 아침에 일어나자마자 혀를 운동시킵니다. 혀를 길게 뽑아서 이빨과 잇몸을 휘휘 씻는 겁니다. 왼쪽으로 9번, 오른쪽으로 9번 그것을 각각 두 차례 반복합니다. 그러면 36회가 되죠. 그렇게 하고 나면 입안에 흥건히 침이 고입니다. 그 침을 세 차례로 나누어 마십니다. 다음으로 눈이 있습니다. 눈알이 돌아가죠. 눈알은 적당하게 돌립니다. 전후좌우 상하로 충분히 돌려줍니다. 그리고 목을 돌려줍니다. 이 역시 횟수 제한이 없습니다.

그리고 움직임이 없는 부위는 두드려줍니다. 머리 전체를 주먹으로 탕탕탕 두드리는 겁니다. 그러면 두개골 속의 두부 같은 골이 통 통 통 흔들리겠죠? 그게 골을 운동시키는 겁니다. 그러면 혈액순환이 좋아집니다. 특히 뒤통수 주변을 많이 쳐줍니다. 옥침혈을 비롯해서 여러 가지 중요한 혈이 있습니다. 다음으로 귀를 만집니다. 비비고, 아래로 잡아당기고, 비틀고, 하여간에 여러 가지 방법으로 자극합니다. 그러면 신장이 좋아집니다. 그리고 손을 비벼서 세수하듯이 얼굴 전체를 비빕니다.

이 정도면 골 운동은 됐죠? 이것만 해도 노인들은 아주 건강하게 삽니다. 몸의 각 경락이 머리로 올라가기 때문에, 반대로 머리를 잘 운동시키면 전신이 좋아진다는 얘기도 됩니다. 예부터 도가 계열에서 많이 쓴 방법입니다. 신선이 되는 길이죠. 놀랍게도『동의보감』*에 보면 옛날의 도인술이 아주 많이 나옵니다. 여기서 소개한 것은 홍만종의『순오지』**와 이황의 〈활인심방〉 중에서 중요한 것만 뽑은 것입니다. 이렇게 정리해놓고서 저는 여기다가 이름을 '골운동'이라고 이름 붙였습니다.

2⁻ 도가의 수련법

도가 수련법의 정수는『참동계』입니다. 연단 과정을 주역으로 설명한 방대한 책입니다. 그렇지만 그것은 너무나 어려워서 아무나 접근할 수가 없습니다. 사람들의 이런 고민을 잘 알았는지 조선 시대의 정렴이라는 분은, 44세에 시 한 수 써놓고 방안에 앉아서 선화(도가에서 죽음을 가리키는 말)한 분인데, 자신의 체험을 간략하게 정리하여 〈용호결〉이라는 제목을 붙인 짧은 글을 남겼습니다. 참동계의

---

* 허준,『동의보감』(조헌영 외 옮김), 여강출판사, 2007
** 홍만종,『순오지』(이민수 옮김), 을유문화사, 1971

방법이 어렵다며 간략하게 줄인 수련 방법입니다. 여기서는 참동계를 다 소개할 수 없어 정렴의 용호결龍虎訣*을 소개합니다. 동의보감에 나오는 수련법은, 시중에서 쉽게 구할 수 있는 『동의보감』과 『순오지』를 참고하기 바랍니다.

단을 수련하는 길은 지극히 간단하고 지극히 쉬우나, 이제 그 글이 소나 말에 가득 실어도 모자라고, 집 한 채를 다 채울 정도로 많은 데다가, 또한 그를 표현한 말이 명확하지 않아서 황홀하니 참뜻을 알기가 어렵다. 그러므로 예나 지금이나 배우는 이가 처음 손댈 방법을 알지 못하여 장생을 얻으려다가 도리어 요절하는 사람이 많았다.

『참동계』라는 한 권의 책은 실로 단학의 비조라 할 만한 책이지만, 이 또한 덕이 천지와 같고 괘와 효로 비유하여서 처음 배우는 사람은 조개껍데기로 바닷물을 헤아리려는 것과 같아 능히 짐작하기 어려운 바가 있다. 이제 난해한 것은 다 빼고 쉬운 것 몇 장만 기록한다. 만약 능히 깨달을 수 있다면 한마디 말로도 족할 것이다.

대개 처음의 시작은 폐기뿐이다.(이것이 이른바 한 마디의 비결이요, 지극히 간단하고 쉬운 도이다. 옛사람들은 누구나 이것을 숨겨서 내놓으려 하지 않았고, 알기 쉬운 말로 하려 하지 않았으므로, 사람들은 처음 손대는 방법을 알지 못하여 숨쉬기氣息 가운데에서 단을 수련해야 함을 모르고 밖으로 금석에서 단을 구하였기 때문에 장생을 얻으려 하다가 도리어 요절

---

* 이종은 역주, 『해동전도록 · 청학집』, 보성문화사, 1986, 195~204쪽

하였으니 애석한 일이다)*

이제 폐기를 하고자 하는 사람은 먼저 마음을 고요히 하고 다리를 포개어 단정히 앉아서 (이른바 불가의 금강좌이다) 눈썹을 발처럼 드리워 내려다보되 눈은 콧등을 대하고 코는 배꼽 언저리를 대한다.(공부와 정신이 오로지 여기에 있으니, 이때 협척이 마땅히 수레바퀴 모양으로 둥글게 하라.: 상체를 편안하게 펴라는 뜻. 활쏘기의 흉허복실과 같은 말)

들숨은 끊임없이 계속하고 날숨은 아주 미미하게 하여 항상 신과 기로 하여금 배꼽 아래 한 치 세 푼 되는 곳에 머물게 한다.(숨을 꾹 참고 기를 내보내지 않을 필요는 없다. 참을 수 없을 정도에 이르러 기를 아래로 보내되 대체로 소변을 볼 때와 같이 하면 된다. 이른바 내쉬는 숨은 '손풍'에 힘입는다고 하는 것이다. 진실로 마음을 고요히 하고 머리를 자연스럽게 숙여 아래를 보되 눈은 콧등을 보고 코는 배꼽 언저리를 대하게 하면 기는 아래로 내려갈 수밖에 없게 된다. 폐기의 초기에는 가슴이 답답하게 꽉 차는 듯하거나 혹은 뱃속에서 찌르는 듯 아프기도 하고 우레 소리를 내며 무엇인가 내려가는 것을 느끼게 되는데 이러한 것들은 모두 제대로 되어 가고 있는 좋은 징조이다. 대체로 상부의 풍사가 정기의 압박하는 바 되어 빈 골로 흘러 들어가서 그 보내는 길을 얻은 연후에야 기가 절로 평안하고 병이 절로 가시니 이것이 곧 처음의 길이며 증험이기도 하다. 늘 가슴과

---

* 修丹之道는 至簡至易로되, 而今其爲書 汗牛馬充棟宇하고 且其言語太涉 恍惚業了라. 故로 古今學者가 不知下手之方하야 欲得長生이라고 反致夭折者多矣오? 至於 參同契一篇은 實丹學之鼻祖나 顧亦參天地하고 比卦爻하야 有非初學之所能蠡測일새 今述其切於入門而易知者若干章하노라. 若能了悟則一言足矣리라 蓋下手之初는 閉氣而已니라.(此所謂一言之訣 至簡至易之道 古人皆秘此而不出 不欲便言故人未知下手之方 不知修丹於氣息之中 而外求於金石欲得長生 反致夭折哀哉 — 괄호 안의 구절은 할주임)

배를 앓는 자는 더욱 마땅히 마음을 다해야 하니 그 효험이 가장 오묘하다)

늘 수련을 염두에 두어서 공부가 차츰 숙달하기에 이르면 이른
바 '현빈일규'(현빈은 단전의 다른 이름으로 곧 단전에 한 개의 구멍이 난
다는 뜻-역주)를 얻게 되면 백 가지 구멍과도 모두 통하게 된다.(구멍
가운데에서 태식을 하여 이 한 구멍을 얻는 것이 곧 선도를 닦는다는 것이다)

이로 말미암아 태식을 하고, 이로 말미암아 주천화후도 행하
며, 이로 말미암아 결태도 되는 것이니, 한 구멍─竅를 얻는 데서 시
작되지 않는 것이 없다. 어떤 사람은 곁길의 방술(잔재주)이라 하여
즐겨 행하려 들지 않으니 애석한 일이다. 변화하여 날고 솟구치는
술법은 감히 내가 말할 바가 못 되지만, 신을 기르는 데는 천 가지
방문이나 백 가지 약이 있다 하더라도 이에 비할 수 없는 것이라,
이 공부를 한 달만 행하면 백 가지 질병이 모두 사라질 것이니, 어
찌 마음을 다하여 행하지 않으랴. 대체로 풍사의 병이 혈맥 속으로
숨어서 드러나지 않게 몸속을 돌아다니는데도, 그것이 사람을 죽이
는 도끼날이 되는 줄도 모르고 있다가 그것이 오래되어 경맥을 따
라 깊이 고황에 들게 된 연후에야 의원을 찾아 약을 쓰니, 이미 때
는 늦은 것이다.(의가는 병이 난 후에 병을 다스리지만, 도가는 병이 들기
전에 미리 병을 다스린다)*

---

*　今欲閉氣者는 先須靜心하고 疊足端坐하야(佛書所謂金剛坐也) 垂簾下視하야
眼對鼻白하고 鼻對臍輪하며(工夫精神全在於此當是時夾脊如車輪) 入息綿綿하고
出息微微하야 常使神氣로 相住於臍下一寸三分之中이니.(不須緊閉不出 至於不
可忍耐 惟加意下送 略如小便時所謂吹噓賴巽風 苟能靜心 垂頭下視 眼視鼻白鼻
對臍輪 則氣不得不下 當其閉氣之初 便覺胸次煩滿 或有刺痛者 或有雷鳴而下者
皆喜兆也 蓋上部風邪 爲正氣所迫 流入於空洞處 得其傳送之道 然後 氣自平安 病

정기와 풍사는 물과 불같아서 서로 어울리지 못하므로 정기가 머물러 있으면 풍사는 저절로 달아나서 백 가지 맥이 자연스럽게 유통되고 3궁(두 눈을 絳宮, 두 귀를 玉堂宮, 코와 입을 明堂宮이라 함)의 기운이 자연스럽게 오르내리게 될 것이니 질병이 무슨 까닭에 생기랴. 좀 더 정성을 다하면 반드시 수명을 연장하겠지만 그 찌꺼기만 얻더라도 평안하게 천명을 마치지 않음이 없다. 남을 사랑하면 그 삶을 원하나니, 내가 항상 이 책을 여러 군자에게 전해 주는 것도 사랑하는 도리이다. 이 책을 보고 나의 외람됨을 용서해 준다면 매우 다행한 일이다.

삼가 생각컨대 옛사람이 말하기를, 이치를 따르면 사람이 되고, 이치를 거스르면 신선이 된다고 하니, 하나가 둘을 낳고, 둘이 넷을 낳고, 넷이 여덟을 낳아서, 그렇게 육십사에 이르게 되어 온갖 일로 나누어지게 되는 것은 사람의 길이며(順推 공부), 다리를 포개어 단정히 앉아서 눈썹을 내리떠서 입은 다물고, 만 가지 어지럽고 번거로운 일을 수습하여 아무것도 없는 태극의 경지로 돌아가는 것은 신선의 길이다.(逆推 공부)『참동계』에 소위 뜻을 버리고 허무로 돌아가서 항상 무념의 상태가 된다(무라는 것은 태극의 본체이다)는

自散 此乃頭道路 亦可謂片餉證驗 常患胸 服者 允宜盡心 其效最妙妙) 念念以爲常하야 至於工夫稍熟하야 得其所謂玄牝竅면 百竅皆通矣니라.(胎息於竅中 得此一竅 卽修仙之道者也) 由是而胎息하고 由至而行周天火候하고 由是而結胎莫不權與於此矣니라 或者 以爲傍門小術이라 하야 莫肯行之하나니 惜哉로다. 變化飛昇之術은 非愚所敢言이어니와 至於養神하야난 千方百藥이 莫之與比하야 行之彌月에 百疾이 普消하리니 可不爲之盡心乎아 夫風邪之患이 伏藏血脈之中하야 冥行暗走로대 不知爲殺身之斧斤하고 久矣에 傳經하야 深入膏肓하리니 然後에 尋醫服藥이면 亦已晚矣로다.(醫家 治病於已 病之後 道家 治病於未病之前)

것이다. 스스로 증험하여 차츰 밀고 나아감에 마음이 하나 되어 종횡으로 흔들리지 않는 것이 선도를 닦는 첫째 뜻이다. 다만 선도를 닦으려는 사람은 그 뜻을 일찍 세우는 것이 귀한 것이다. 몸의 원기가 쇠약해진 후에는 비록 백배의 공을 들인다 해도 상선의 반열에 들기는 어려울 것이다.*

가) 폐기

폐기 (복기 또는 누기라고도 한다. 황정경에 "신선 도사라 하여 달리 신이한 술법이 있는 것이 아니다. 정과 기를 쌓아가는 것을 참된 길로 하는 것이다"라고 한 것은 바로 이것을 이른 말이다)

폐기라는 것은 눈을 깃발로 삼는데, 기가 오르내림에 그 전후 좌우를 뜻하는 바대로 하지 않음이 없다.(기를 오르게 하려면 위를 보고 기를 내려가게 하려면 아래를 본다. 오른쪽 눈을 감고 왼쪽 눈을 뜬 채 위를 보면 좌측의 기가 돌아서 올라오고, 왼쪽 눈을 감고 오른쪽 눈을 뜬 채 위를 보면 우측 기가 돌아서 올라온다. 기를 내리는 데는 몸 앞쪽의 임맥을 쓰고, 기를 위로 올라가게 하려면 몸의 뒤쪽에 있는 독맥을 사용하는 것이다.

---

* 正氣與風邪난 如氷炭之不相容하야 正氣留則風邪自走하고 百脈이 自然流通하고 三宮이 自然升降하리니 疾病이 何由而作乎아 稍加精勤則必至於延命却期하고 得其糟粕이라도 亦未有不安怡令終者也리라 愛之慾其生이니 愚常以此로 爲諸君子贈은 亦相愛之道也라 觀乎此者 恕其狂僭이면 幸甚이로다. 謹按 古人云 順則爲人하고 逆則爲仙이라하니 蓋一生兩하고 兩生四하과 四生八하고 以至於 六十圖하야 分以爲萬事者난 人道也오 (順推工夫) 疊足端坐하고 垂簾塞兌하야 收拾萬事之紛擾하야 歸於一無之太極者난 仙道也라(逆推工夫) 契에 所謂委志歸 虛無하야 無念以爲常하고 (無者太極之本體也) 證驗以推移에 心專不縱橫이라함은 此修仙之第一義也라 但立志난 貴早니 鼎氣衰敗之後는 雖百倍其功이라도 難 與於上仙之列也리라.

신이 가면 기도 가고 신이 머물면 기도 머무는 것이니, 신이 가는 곳이면 기가 가지 않는 곳이 없으므로 마치 군중에서 군을 지휘할 때 깃발을 사용하여 군을 움직이는 것과 같이 눈으로서 명령하지 않는 것이 없다. 또한, 위를 보고자 할 때는 눈을 뜰 것 없이 다만 눈동자만을 굴려 위를 보아도 된다)

그러나 세상 사람들은 대개가 몸의 위쪽은 기가 성하고 아래쪽은 기가 허해서 아플 때는 상기가 되어 아래위가 서로 교류하지 못하므로 늘 기가 아래로 내려가 중궁에 있도록 힘써서 비위가 화창하고 혈맥이 잘 순환하게 하여야 한다.(이것은 다만 세상의 일반 사람들만 그렇게 해야 하는 것이 아니라, 단을 수련하여 지키는 요체도 이처럼 법칙을 지키는 데 있는 것이다)

능히 혈맥으로 하여금 두루 돌게 하여 임맥과 독맥이 모두 통하게 되면 수명을 연장하고 죽음의 기한을 물리칠 수 없으랴! 그러므로 단을 수련하는 길은 반드시 폐기하는 것으로 시작의 첫걸음으로 하여, 다리를 포개고 손을 단정히 하며 얼굴을 펴서 온화한 빛이 돌게 하고, 눈은 발을 드리운 듯 아래를 보아, 반드시 신과 기가 배꼽 아래 단전 가운데 머물게 하면 몸의 위쪽에 있는 풍사가 마치 구름이 걷히고 안개가 내리듯 흘러내려서 먼저 가슴에서 배로 내려가게 된다.(처음에는 배에 가득 차고 다음에는 배가 아프게 된다) 이 길을 얻은 연후에는 몸이 화평해지고 땀이 촉촉이 나면서 온몸의 모든 맥이 두루 돌게 되니, 곧 마음이 텅 빈 듯하여 눈앞에 백설이 펄펄 내리는 듯 느껴지고 내가 육신에 깃들어 있는지, 육신이 내 속에 있는지조차 알 수 없으며, 매우 고요하고 아득하여 황홀한 경지가 되어 자신은 이미 음과 양이 나누어지기 이전, 즉 태극이 갈리기 이전의 경지에 있는 것이다. 이것이 소위 참된 경계이며 진정한 길이다. 이 밖의 것은 모두 삿된 말이요, 망령된 행동이다.*

나) 태식

태식(경에 이르기를, 태는 복기하는 가운데 맺고, 기는 태가 있는 가운데에서 쉰다. 기가 몸 안에 들면 살게 되고 신이 형체에서 떠나면 죽게 되는 것이니, 오래 살고자 하면 신과 기가 서로 같이 머물게 해야 한다. 신이 움직이면 기도 같이 움직이고, 신이 머무는 곳에는 기도 머문다. 부지런히 행하는 것이 바로 진짜 길이다)

폐기하는 요령이 점점 익숙해져서 신기가 좀 안정된 후에는 차차 기를 배 밑에 털이 난 데까지 밀어내려 이 기식이 어디에서부터 나왔는가를 세심하게 추구하면서 그 출입을 따라 한 호흡 한 호흡으로 하여금 항상 그 가운데 있게 하여(이를 소위 현빈일규라 하는데,

---

* 閉氣(或曰伏氣 亦曰累氣 黃庭經曰 神仙道士非有神 積精累氣 以爲眞正 謂此者也) 閉氣者는 以眼으로 爲旗幟하야 氣之升降에 左右前後를 莫不如意之所之로대,(欲氣之升者 上其視 欲氣之下者 下其視 閉右限開左限 以上其視則左氣旋升 閉左眼開右眼 以上其視 則右氣旋亦升 下用任脈於前上用督脈於後 而神行則氣行 神住則氣住 神之所至 氣無所不至莫不以眼爲令 如軍中用旗幟 且欲上視 不須開限 只轉睛上視 亦得也) 然이나 世人은 皆上盛下虛하야 每息此氣之升 而上下不交하나니 故 務要此氣之降 而在中宮하야(戊己土) 使脾胃로 和暢하고 血脈으로 周流而已니라.(此不但世人爲然 守丹之要 亦在欲守規中) 能使血脈으로 周流하야 至於任督皆通則延命却期를 豈不可必가 故로 修丹之道난 必以閉氣로 爲下手之方하야 疊足端手하고 舒顏和色하고 垂簾下視하야 必使神氣로 相住於脚下丹田之中 則上部風邪는 如雲委霧降하야 滾滾瀉下하야 先走於胸腹하나니(初則腹滿 次則腹痛) 得其傳迸然後에 身體和平하고 汗氣蒸潤하야 一身百脈이 周流大遍前一意沖融하야 眼前白雪이 紛紛而下하야 不知我之有形하고 形之有我하야 窈窈冥冥하고 恍恍惚惚하야 已在於太極未判之前矣리니 此所謂眞境界며 眞道路오 外此난 皆邪說妄行耳니라.

수련의 길은 이곳에 있을 뿐이다) 입과 코 사이에서 벗어나지 않도록 하나니(항상 한 치의 나머지 기운이 입과 코 사이에 있도록 한다) 이는 소위 모태 속의 호흡이니 이른바 귀근복명하는 길이다. 또는 반본환원이라고도 한다. 사람은 어머니의 태중에 있을 때는 입이나 코로 숨 쉬지 아니하고, 다만 탯줄이 어머니의 임맥에 연결되어 통하고, 임맥은 다시 폐로 통하며 폐는 코로 통하여, 어머니가 숨을 내쉬면 또는 태아도 내쉬고, 어머니가 숨을 들이쉬면 또한 태아도 숨을 들이쉬다가, 세상에 태어나 탯줄이 끊어진 후에야 숨이 비로소 입과 코를 통해 이루어진다. 그러나 그 보호하여 기름이 마땅함을 잃으면 몸의 영양을 잃고 진기가 녹아 없어지니, 이로부터 질병이 생기고 요절하는 일이 있게 되는 것이다. 만약 이 귀복하는 법을 얻어서 정진을 그치지 않는다면 벽곡을 하고 등선한다는 것이 모두 이 법에 있는 것이다. 옛사람의 시에 다음과 같이 노래하였다.

屋毁修容易 집이 헐면 수리하기 쉽고
藥枯生不難 약이 시들하면 살리기 어렵지 않네
但知歸復法 다만 귀복법을 알기만 하면
金寶積如山 금은보화가 산처럼 쌓이리

그러므로 태식이 능해진 후에야 이 기가 부드럽고도 온화해지고 안정이 되어 마침내 호흡이 없는 듯한 숨을 쉬게 되는 것이다. 경에 이르기를 기가 안정되면 호흡이 없어진다고 하였다. 옛적에 갈선옹(갈홍을 말함)이 매년 한더위에는 깊은 연못에 들어가 열흘 만에 나왔다고 하였는데, 그것은 패기로써 태식을 한 것이다.*

다) 주천화후

주천화후(불에는 안과 밖, 느리고 빠름이 있다. 처음에는 기와 혈이 모두 허하므로 폐기를 시작한 지 오래지 않아 화후가 일어나기 쉽지만, 배꼽과 배 사이에 기가 한동안 흩어지지 아니하면 반드시 따뜻한 기운이 그 사이에서 나오게 되는 것이다. 이렇게 될 때 기혈이 점점 실해지고 화기가 더뎌진다. 또한, 화제는 문무진퇴의 법이 있으니 잘 살펴 수련하지 않으면 안 된다)

주천화후라는 것은 열기가 온몸을 도는 것을 말하는 것에 불과하다. 신과 기가 서로 배꼽과 배 사이에 머물러 있을 때 마음을 더하여 내불면(이때 문무화후와 근양법도가 있으며 또한 진퇴의 법이 있으니, 가장 살피지 않을 수 없다. 몸과 마음을 고요히 안정시킨 연후에 법대로 잘 불을 들인다면 방광이 불같이 뜨거워지고 좌우의 두 콩팥이 끓는 것 같이 뜨거워서, 허리로부터 아래쪽이 평상시와는 달리 시원하게 느껴진다. 만약 화후를 가볍게 하여 잘 들이지 못하면 곧 뜨거운 불기운이 온몸에 퍼져

---

* 胎息(經曰 胎從伏氣中結 氣從有胎中息 氣入身來爲之生 神去離形爲之死 籍欲長生 神氣相住 神行則氣行 神住 則氣住 勤而行之 是眞道路) 閉氣稍熟하야 神氣稍定이어든 然後에 稍稍推氣하야 下至腹下毛際리니 細心推究此氣息所從出處하야 隨出隨入하야 使一呼一吸으로 常在其中 (此所謂玄牝一竅修丹之道 在此而已) 而不出於口鼻之間이면 (然常有一寸餘氣在口鼻之間) 此난 所謂在母胎之息이니 所謂歸根復命之道也라. (亦曰返本還源 人在母 之胎中 不以口鼻呼吸 只以臍帶 通於母之任脈 任脈通於肺 肺通於鼻 母呼亦呼 母吸亦吸 至臍帶一落然後 呼吸通於口鼻 及其持養失宜 眞炁鑠銷於是乎 疾病生矣 夭折作矣 若得此歸復之法 精進不已 則壁穀登仙皆在於此 古人有詩曰 屋毀修容易 藥枯生不難 但知歸復法 金寶積如山) 故로 能胎息然後에 此氣柔而和하고 和而定하야 至於無呼吸之息하리니 經에 云氣定則無呼吸이라 하니라. 昔에 葛仙翁이 每於盛暑에 入深淵中하야 十日乃出하니 其以閉炁胎息也랄가하노라.

도리어 몸에 화상을 입게 되는 것이다) 따뜻한 기운이 미미한 상태에서 차츰 뚜렷해지고, 아래에서 위로 올라가는 것이(열기가 이르는 곳이 점점 시원스럽게 열리면서 올라간다) 마치 꽃봉오리가 점점 피어나는 것 같아서 소위 환한 연못에 연꽃이 피어난다고 하는 것이다.(신수화지라고 하는 것은 마음을 비워 아무것도 없는 상태[虛極]에 이르게 하고, 아주 흔들림이 없는 고요한 경지를 굳게 지킬 때 쓰는 말이니, 바로 이것이 무엇보다도 가장 중요한 것이라 할 수 있다)

주 천 화 후 도
周 天 火 候 圖

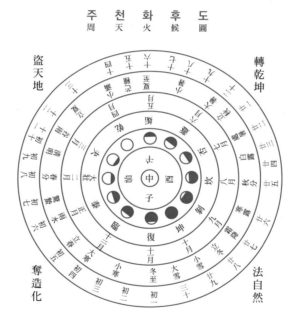

이와 같은 상태를 오래 간직하고 있으면 열기가 점차 왕성해져서(이것이 소위 꽃봉오리는 점점 피어나고 감로[甘露]는 점점 진해진다고 하는 것이다. 이때 물기가 위로 거슬러 올라와 달콤한 침이 입안에 고여 예천

[醴泉]이 되는 것이니, 소위 옥장금액이라 하는 것이다) 뱃속이 크게 열려 아무것도 없이 팅 빈 것처럼 되면 삽시간에 열기가 온몸에 두루 퍼지게 되는데, 이것이 이른바 주천화후라 하는 것이다. 법도대로만 운화를 한다면 참을 수 없는 지경에까지는 이르지 않을 것이다. 배꼽 아래 한 치 세 푼의 자리가 곧 하단전인데 상단전(이환궁)과 더불어 소리가 울리듯 서로 응하면 이른바 옥로(단전의 다른 이름)의 불은 따뜻하고 정상 이환에 붉은 노을이 난다고 하는 것이다. 상하 단전이 물을 대듯 어울려 끝이 없는 고리 모양으로 둥근 형상을 이룰 것이니, 다만 이 단전의 불기운을 따뜻하게 길러 잃지 아니하면(하루 동안에 자 오 묘 유시에는 반드시 불을 들여야 한다. 또 뜨거운 기로 하여금 한순간이라도 불기운을 돌리지 않음이 없어서 항상 밤낮으로 하루 같이 수련하여 열 달이 된 후에야 태가 이루어질 수 있다), 청명한 기가 위로 올라와 이환궁에 응결한 것이 선가에서 말하는 현주요, 불가에서 말하는 사리가 되는 것이니, 이것에는 반드시 그런 이치가 있다. 도를 이루는 여부는 각자의 정성 여하에 달려 있는 것이며, 다만 일찍 달성하는 것이 귀히 여긴다.

문득 듣자 하니 이른바 불로써 연성하고 단으로써 도를 이룬다는 말은, 신으로써 기를 제어하고 기로써 신을 형체에 머물게 하여 모름지기 서로 떨어지지 않게 하는 것을 말한 것에 불과한 것이다.

술은 알기 쉬우나 도는 만나기조차 어렵다. 비록 우연히 만났다 하더라도 전심전력으로 행하지 아니하는 까닭에 천 명, 만 명이 배워도 끝내는 한두 사람의 성공자도 없는 것이다. 그러므로 배우는 사람은 정성을 가장 귀하게 여겨야 할 것이다. 또 시에 이르기를

正氣常盈腔裏　정기가 항상 몸 속에 가득하거니

何妨燕處超然　편안히 있어 초연함이 어떠리

達摩得胎息法　달마도 태식법을 얻어서

故能面壁觀心　능히 면벽하여 내 마음을 보았네

라 하였으며, 〈황정경〉에 이르기를

人皆飽食五穀精　사람들은 모두 오곡의 정기로 배를 불리나

我獨飽此陰陽氣　나는 홀로 이 음양의 기운으로 배를 불리네

하였다. 이 두 시를 가지고 보건대, 벽곡은 오로지 태식에 의한 것이라 할 수 있으니, 진실로 능히 벽곡을 하여 홀로 음양의 기운을 포식할 수 있다면 땅의 문은 닫히고 하늘의 문은 열릴 것이니, 어찌 평지에서 신선이 되어 하늘에 오르지 못하겠는가?

앞의 세 조목은, 비록 각각 이름을 붙이기는 하였으나 오늘 한 조목을 행하고 내일에 또 한 조목을 행하는 것이 아니라, 그 공부는 오로지 폐기하는 중에 있는 것임을 명심하여야 한다. 다만 공부에는 깊고 얕음이 있고, 등급에는 높고 낮음이 있는 것이니, 비록 변화하여 하늘을 나는 술법이라 할지라도 모두 이 세 가지에서 벗어나는 것이 아니며 오직 배우는 이의 정성에 달려 있을 뿐이다.*

---

* 周天火候(火有內外遲速 初則氣血俱虛 故閉氣未久 火候易發臍腹之間 久而不散 則必有溫溫之氣 出於其間 當此之時 血氣漸實 火氣亦遲 又有文武進退之法 不

3 ̄ 퇴계 이황의 활인심방^{活人心方}

고치^{叩齒} **36** 눈을 감고 편하게 앉아 마음을 가다듬는다. 자세는 무릎을 고이고 책상다리를 한다. 한동안 고요하게 잠겨 있다가 두 손으로 곤륜(후두부)을 감싸듯 쥐고, 윗니와 아랫니를 딱딱 소리나게 서른여섯 번 마주친다.

천고^{天鼓} **24** 두 손을 머리 뒤로 돌려 깍지를 끼고 조용히 숨을

可不審也) 周天火候者不過日熱氣遍身也니 神氣相住於臍腹之間일새 當此時하야 若能加意吹噓하면(此時有文武火候 斤兩法度 又有進退之法 最不可不審 若於身心靜定之後 進火如法 則膀胱如火熱 兩腎如湯煎 而自髁以下 淸爽異常 若不能輕進火候 則遍身火熱 反有火傷於身) 則溫溫之氣 從微至著하고 自下達上하야 (熱氣所至 漸漸開豁上達) 如花至漸開하리니 所謂華池生蓮花也니라.(神水華池云者 致虛極守靜篤之時也 此最緊要處也.) 保守稍久 熱漸生盛하야 (此所謂花開漸苞露 漸濃 此時逆水上 甘津在口爲醴泉 所謂玉漿金液也) 腹中大開하야 如同無物하야 須臾에 熱氣卽遍身하리니 此所謂周天火候也라 苟能運火如法則不至於不可忍耐니라. 臍腹之下一寸三分은 卽所謂下丹田이니 與上丹田으로(泥丸官) 相應如響이면 所謂玉爐 (丹田異名) 火溫溫하고 頂上 (泥丸) 飛紫霞也라 上下灌注하야 如環無端하리니 苟能使此火로 溫養不失하야(一日之間 子午卯酉 必須進火使溫溫之氣 無一息不進火 常使晝夜 如一日 至十月 然後胎可成也) 淸明之氣 上結於泥丸宮이면 仙家所謂玄珠오 佛家所謂舍利니 有必然之理오 至於成道與否난 在人誠如何耳니라. 但早達爲貴오 抑又聞之하니 所謂以火煉藥하고 以丹成道난 不過以神御氣하고 以氣留形하야 不須相離니라. 術則易知로대 道難遇하고 縱然遇了로대 不專行이라 所以로 千人萬人이 學호대 畢竟은 終無一二成이니라. 故로 凡學者난 以誠爲貴니라. 又詩曰 正氣常盈腔裏 何妨燕處超然 達摩는 得胎息法 故로 能面壁觀心하니라 黃庭經에 曰 人皆飽食五穀精이나 我獨飽此陰陽氣라하니 以此二詩로 觀之則壁穀은 專由胎息이니 苟能壁穀하고 獨飽此陰陽氣則地戶가 閉하고 天門이 開하리니 豈不可平路登仙乎아. 右三條는 雖各立名이나 非今日에 行一條하고 明日에 又行一條라 其工夫난 專在於閉氣中이니라 但工夫는 有淺深하고 等級이 有高下하니 雖變化飛昇之術이라도 皆不外此三者오 唯其誠耳니라.

우주 변화와 한의학

쉰다. 숨소리는 들리지 않을 정도로 천천히
한다. 아홉 번 호흡을 계속한다. 호흡이 끝나
면 깍지 낀 손을 그대로 둔 채 두 팔을 앞으
로 오므려 머리를 감싸듯 한다. 팔을 서서히
앞쪽으로 이동시켜 손목 안쪽을 이용해 천
천히 귀를 막은 뒤 가운뎃손가락으로 양쪽

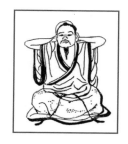

귀 뒤쪽을 동시에 스물네 번 퉁긴다. 이 방법을 반복할 때는 두 손
을 악수하듯이 엇갈리게 잡고 앉아 잠시 마음을 통일시킨다.

파감천주擺撼天柱 **24**　손목이 접히는 부
분 중앙에서 안쪽으로 2~3cm가량 떨어진
곳에 있는 혈인 천주혈을 잡고 두 팔을 흔든
다. 한 손으로 반대편 팔의 천주혈을 꽉 잡
고, 잡힌 팔을 당기면서 고개를 반대편으로
돌린다. 잡힌 팔과 어깨를 흔들어준다. 좌우
교대로 스물네 번 계속한다.

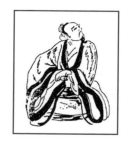

적룡교수혼赤龍攪水渾 **36**　붉은 용이란 사람의 혀를 뜻한다. 혀
를 입안에서 휘저어 이의 구석구석을 닦아내듯 서른여섯 번 돌린
다. 혀를 돌리면 입안에 침이 고이는데 이것을 신수라고 한다. 신수
가 입안에 그득하게 고이면 고루 나눠 세 번에 걸쳐 씹어 삼키듯이
목으로 넘긴다. 침을 한입 가득 만들어 세 번에 나누어 삼키는 것이
다. 이것을 붉은 용이 물을 휘젓는 것 같다고 표현했다.

폐기악수열閉氣握手熱   용龍이 나니 호虎는 저절로 뛴다(용은 액이고 호는 기다). 침을 만들어 삼킨 다음엔 다시 반가부좌를 하고 숨을 멈춰 폐기한 뒤 코로 조금씩 맑은 기를 들이마신다. 이어 두 손을 꼭 움키고 추켜든 뒤 화끈한 느낌이 들 때까지 폐기와 호흡을 계속 반복한다. 폐기하는 시간이 조금씩 길어지면 손에 열기를 느낄 수 있다.

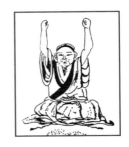

배마후정문背摩後精門 36   허리 뒤쪽 신장이 있는 부분을 정문이라고 한다. 두 손을 뒤로 돌려 이 부위를 서른여섯 번 세게 주무른다. 다 주무른 뒤엔 다시 숨을 죽여 폐기한다. 이어 배꼽 아래 단전으로 화기를 내려보내 열기를 돌게 한다. 코로 서서히 새 기를 들이마시고 한참 폐기했다가 다시 내보내면서 열기를 단전으로 내려보낸다. 이것을 반복한다.

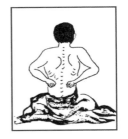

좌우녹로전左右轆轤轉 36   머리를 숙이고 한쪽 팔을 뒤로 돌려 손을 주먹 쥐어 허리에 댄다. 어깨를 올렸다 내리면서 흔들기를 서른여섯 번 한 뒤 팔을 바꿔 반대쪽 어깨를 다시 서른여섯 번 오르내린다. 동작을 마치면 화기를 단전에 몰아넣는 호흡을 하며 정신을 가다듬는다. 두 어깨를 동시에 올렸다 내리며 흔들기를 서른여섯 번 한다. 동작을 마치면 역시 폐기하며 단전에 화기를 몰아넣으며 정신을 가다듬는다. 동작이 모두 끝나면 두 다리를 죽 펴고 앉는다.

차수쌍허탁叉手雙虛托 두 손을 깍지 끼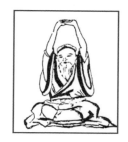어 위로 추켜든다. 하늘을 떠밀어 올린다는 기분으로 높이 추켜든다. 이때 자세가 삐뚤어지지 않도록 주의해야 한다. 세 차례에서 아홉 차례까지 할 수 있는 한 계속한다.

저두반족빈低頭攀足頻 **13** 머리를 숙여 허리를 구부리고 두 손으로 발바닥 중심부를 잡아 끌어당긴다. 숨을 깊이 참으면서 이 동작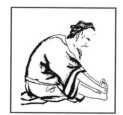을 열세 번 정도 계속한 다음 반가부좌 자세로 앉는다. 이때 목구멍 속에서 물이 나오는 것처럼 입안에 침이 고인다. 만약 침이 고이지 않으면 충분히 고일 때까지 반복한다. 이렇게 생긴 신수는 적룡교수혼과 마찬가지로 세 번에 나눠 삼킨다.

마무리 모든 동작이 끝나 마무리할 때는 적룡교수혼을 세 번 되풀이한다.

실 없는 바느질

1˜ 음양 치료

2˜ 김홍겸의 3부혈 침법

3˜ 나이와 병

6장

실 없는 바느질

✦
✦
✦
✦
✦

1 - 음양 치료

사람이 건강할 때는 자신의 몸을 잘 느끼지 못합니다. 몸의 어느 한 곳에 탈이 나야 비로소 그곳을 자각합니다. 예컨대 잘 돌아다닐 때는 발이 어디 달렸는지 손이 어디 달렸는지 전혀 느끼지 못하다가, 발목을 삐면 그제야 발의 무게가 천근임을 깨닫습니다. 이처럼 전체에 문제가 없을 때 부분은 자각되지 않는 법입니다.

왜 이럴까요? 부분이 고장 나면 그것과 관련이 있는 또 다른 부분이 불균형을 이루면서 전체에 영향을 주기 때문입니다. 따라서 부분이 전체에 영향을 주지 않는 완전한 상태에서는 부분을 자각하지 못하는 것입니다. 그러면 이 불균형을 해소하는 방법이 곧 치료의 열쇠가 될 것입니다.

부분을 해결하는 방법은 어떤 것이 있을까요? 전체라는 관점에서 본다면, 그 부분의 맞꼭짓점을 건드리는 것이 균형을 제대로 잡는 가장 바람직한 태도일 것입니다. 그러나 아픈 곳에만 집중하면 그 생각을 하지 못합니다. 아픈 곳의 통증을 멈추려는 노력만 하죠. 그래서 나온 것이 진통시키는 방법입니다. 마사지 같은 것을 하다가 안 되면 결국 진통제 주사를 맞습니다. 그렇게 하면 통증을 느끼지 못해서 다시 전체로 돌아가 부분을 잊습니다. 아팠던 부분이 전체의 조화 속에서 제 기능을 저절로 되찾기도 합니다. 몸의 자생력이 만들어내는 신비이죠.

그런데 이렇게 자생력으로 균형을 되찾을 수 없을 정도로 악화하였다면 어떻게 될까요? 그럴 때는 수술이라는 극단의 방법이 기다립니다. 그리고 서양의학은 이런 극단의 방법이 적용될 때까지 몸의 통증을 진압하면서 병을 관리합니다. 참다못한 전체가 부분의 문제를 극단화시키면 하나씩 하나씩 잘라버립니다. 우리는 이 방식이 서양의학의 방법임을 아주 잘 압니다. 잘라낸 그 부분 때문에 생기는 전체의 불균형을 생각하는 데까지 서양의학은 아직 못 이르고 있습니다.

그러나 동양의학은 이와 정반대입니다. 어느 부분의 문제는 곧 전체의 문제라고 생각하고 해결하려고 합니다. 그래서 효과가 아주 더딜 수 있습니다. 바로 이 때문에 답답해하다가 불신으로 이어져 동양의학을 미신이라고 몰아붙이는 경우가 허다합니다. 그런 오해를 침뜸에서 특히 많이 받아왔습니다. 효과가 너무나 신속해서 믿을 수 없기 때문입니다. 자신들이 믿지 못하면 그게 미신인 겁니다.

발목이 삐었을 경우 침뜸에서는 어떻게 해결할까요? 그것은 전체의 어디에서 반응하는 지점을 찾아내느냐 하는 거리의 문제에 달렸습니다. 가장 편하게 생각할 수 있는 것은 대척점일 것입니다. 오른쪽 발목을 삐었다면 왼쪽 손목이 대척점입니다. 그래서 왼쪽 손목 곳곳을 눌러서 가장 아픈 자리를 찾아냅니다. 이렇게 해서 찾아낸 아픈 점에다가 침을 찔러 강자극을 줍니다. 아마도 대릉일 것입니다. 그러면 발목이 순식간에 낫습니다. 조금 전까지 쩔뚝거리던 사람이 멀쩡하게 걸어 다닙니다. 이러니 쇼한다고 합니다.

　　만약에 손목을 다쳤다면 어딜 확인할까요? 반대편 발목이 됩니다. 발목을 다쳤을 때 이중표에서는 여기저기 눌러보면 복사뼈 앞쪽에 아픈 곳이 생깁니다. 평형침법에서 찾아낸 방법이죠. 평형침법이 아니라면 같은 쪽의 이중표 관계를 써도 됩니다. 이중표에서는 심경의 통리를 많이 씁니다. 역시 손목 근처의 혈이라는 점에서는 같습니다.

　　그러면 다른 방법은 없을까요? 있습니다. 가장 먼 대척점에서 찾아낸 것이 손목이고, 이번에는 좀 더 가까운 곳으로 가보겠습니다. 가까운 곳이란, 발이 아래임을 감안할 때 맨 위쪽을 말하는 것입니다. 맨 위쪽이라면 어디일까요? 목 근처입니다. 목에서 손발로 신경이 갈라지거든요. 그러니까 목 근처를 눌러서 아픈 곳을 찌르면 되는 것입니다. 확인해보면 아문 어디쯤이 됩니다. 그곳을 찌르고 걸어보면 대번에 통증이 풀립니다. 이렇게 해서 좀 더 중심을 향해 가까이 다가왔죠.

　　중심의 대칭을 이용하는 것은 이뿐만이 아닙니다. 반대편 발목에 침을 놔도 되고, 수지침에서는 같은 쪽 새끼손가락 끝마디에 놔도 됩니다. 어쨌거나 발목은 몸의 맨 끝쪽에 위치하기 때문에 그것과 반대편에 있는 어떤 곳에서 해결점을 찾으려는 것이 가장 바람직한 방법이고, 병의 근원을 해결하는 척도입니다.

이렇게 손발의 먼 곳에서 벌어지는 불균형은 어렵지 않게 확인할 수 있는데, 문제는 몸의 중심으로 가까이 다가올수록 그 대척점이나 반대편을 찾기가 쉽지 않다는 것입니다. 특히 오장육부의 불균형 문제로 가면 몸 어디에서 그 대척점을 찾아야 할지 애매모호한 경우가 많습니다. 그렇지만 동양의학의 원리는 몸의 균형이 무너진 것을 바로 잡는 것이기 때문에 전체의 중심에서 어느 한쪽으로 기우는 것을 바로 잡아야 합니다. 이것이 뿌리를 치료하는 법입니다.

옛날부터 명의들은 이런 고민을 했습니다. 그리고 나름대로 자신의 처방을 내놓기도 했습니다. 전체와 관련하여 병을 보아야 한다고 하고, 그것을 방법론으로 확립시킨 근세의 침꾼은 한국에 와서 오랜 세월 살다가 돌아간 일본의 사와다澤田입니다. 그는 자신의 치료방식을 '태극요법'이라고 이름 붙였습니다.* 그러자 그보다 한 세대 뒤인 한국의 김남수 옹은 자신의 오랜 임상 결과 찾아낸 뜸법에 '무극보양'이라는 이름을 붙였습니다.**

그런데 태극이나 무극이라는 말은 본래 전체란 말과 비슷한 뜻으로 쓰이지만, 실제로 나타나는 양상이 아닙니다. 실제로 나타날 때는 음양이나 오행의 상태로 구체화하죠. 그래서 치료 이름에 전

---

* 시로다 분시, 『침구진수』, 고려침뜸연구소, 2008
** 정통침뜸연구소 교재위원회, 『뜸의 이론과 실제』, 2009, 57~79쪽

체 치료라는 이름은 합당하지만, 태극이니 무극이니 하는 말을 붙이는 것은 어쩐지 그 말 본래의 범주를 넘어섰다는 느낌입니다. 그래서 저는 그냥 변화의 가장 기초단위인 음양을 붙여서 '음양 치료'라고 합니다. 전체의 균형을 잡는 치료를 말합니다.

음양은, 태극이 현실 속에 나타났음을 뜻하는 말입니다. 쉽게 말하면 건강이 무너져서 어떤 증상이 나타났다는 말입니다. 그러니 치료가 필요한 것입니다. 그러면 어떻게 나타날까요? 원래 사람의 몸은 눌러서 아픈 곳이 없어야 합니다. 그런데 전체의 균형이 무너지면 안마를 하거나 어디를 누를 때 아픕니다. 아픈 곳을 자각하게 되죠. 앞서 말했듯이 사람이 어딘가 아프다고 느끼는 것은 전체에 문제가 생겼다는 것입니다.

그런데 임상을 많이 해보면 손발처럼 근육과 뼈가 많은 곳에서는 통증이 아주 늦게 나타납니다. 그런 곳에 나타나기 전에 반드시 몸통에서 변화가 나타납니다. 몸통은 음과 양입니다. 몸의 음양은 앞과 뒤죠. 음양인 앞과 뒤에서 변화가 나타납니다. 먼저 배를 눌러보면 아픈 곳이 생깁니다. 배는 뼈가 없는 내장으로 들어찼기 때문에 눌러도 아프지 않아야 합니다. 그런데 눌러서 아프다면 무언가 변화가 시작된 것입니다. 전체의 균형에 문제가 생긴 것이죠. 그래서 우선 배의 아픈 증상을 없애야 합니다. 이것이 음 치료입니다.

반면에 등에도 변화가 나타납니다. 등에는 건강한 사람이 지닌 특징이 있습니다. 엎드려 놓고 보면 등뼈를 따라서 가운데에 골이 깊이 파이고, 그 양옆(방광 1선)으로 몸 전체를 세우고 버티기 위한 굵은 근육이 지나가면서 높은 언덕이 형성됩니다. 그런데 병이 생기면 이것이 달라집니다. 가운데골이 메워지고 양쪽의 방광 1선 높이가 달라지거나 바깥쪽으로 밀려납니다. 이것으로 양의 변화와 문제를 확인할 수 있습니다.

그러니 전체의 균형을 잡는 방법은 크게 음과 양 둘로 갈라지는 것이고, 배와 등에 나타나는 이 양상을 바로 잡으면 몸은 언제나 균형을 잡게 된다는 것입니다. 이것이 우리가 음양치료라 이름 붙인 방법의 뼈대입니다. 청주 양생 모임의 회원들이 오랜 임상경험을 통하여 가장 좋고 무난하다고 하여 쓰는 방법입니다.

그러면 오행 치료라고 하면 안 되냐? 이런 의문이 저절로 생길 것입니다. 그래도 상관없습니다. 그러나 오행 치료라고 해놓고 보면 그것은 상생과 상극의 치료를 연상하게 됩니다. 간 심 비 폐 신의 관계에 초점이 맞춰지죠. 그런데 실제로 임상을 해보면 이 오행 관계를 이용해서 치료해야 할 일은 그리 많지 않습니다. 앞뒤와 좌우, 상하의 균형을 잡는 치료를 하다 보면 오행의 관계는 저절로 수평을 잡기 때문입니다. 그런 경우를 너무나도 많이 봐왔기 때문에 굳이 오행 치료라는, 오해를 불러일으키기 좋은 말을 쓰지 않는 것입니다. 일단은 '음양치료'라고 해봅니다. 그리고 방법상으로도 앞뒤와 좌우, 상하의 균형을 맞추는 것이 주된 방법을 이루기 때문에 이런 이름이 적합합니다.

내용을 요약하면 아주 간단합니다. 몸에는 어떤 이유로든 균형이 깨지는데 그 증상으로 나타나는 것이 바로 배를 눌러봤을 때의 통증입니다. 그것을 해소하면 원인을 몰라도 몸의 균형이 잡힌다는 것입니다. 그런 다음에 등 뒤에 생긴 불균형을 바로 잡아주면 그 또한 어디에선지 모를 원인으로 생긴 갖가지 문제가 해소된다는 것입니다. 이것이 음양 치료의 핵심입니다.

그러면 이제부터 알아봐야 할 것은, 어떻게 배의 통증을 확인하고 해소할 것인가 하는 방법일 것입니다. 복진을 해보면 알 수 있습니다. 환자를 편하게 눕히고 무릎을 세웁니다. 그런 다음에 배의 곳곳을 지그시 눌러보는 것입니다. 그러면 어디선가 아프다는 반응을 보입니다. 그 아픈 곳을 지나가는 경락을 찾으면 됩니다. 그 경락 상의 몇몇 혈을 눌러보고 반응이 있는 곳에 침을 놓는 것입니다. 반드시 득기를 시켜서 다시 눌렀을 때 배의 통증이 감소하거나 사라져야 합니다. 이것이 중요합니다.

예를 들어 여기저기 눌렀는데 천추에서 제일 아팠다면 대장경의 합곡이나 곡지를 찔렀을 때 통증이 감소하거나 사라져야 합니다. 그렇지 않으면 침을 잘못 놓은 것이거나, 대장경이 아닌 다른 이유로 그런 것입니다. 당연히 다른 이유를 찾고 그 방법을 모색해야 합니다. 천추의 통증이 대장경의 반응으로 해결되지 않는 경우는 음교맥 이상일 경우입니다. 따라서 조해와 열결에 침을 놓으면 해결됩니다. 이런 식으로 찾아보는 겁니다.

한 가지 예를 더 들면 중완 위의 거궐을 눌렀는데 통증이 느껴진다면 그것은 심장의 이상입니다. 거궐은 심장의 모혈이기 때문입니다. 그러면 소부나 소해를 찌르고 다시 눌러봅니다. 통증이 감소하거나 해소되면 심장의 이상인 것입니다. 그러나 그렇게 했는데도 해소가 안 된다면 그것은 심장의 이상이 아닙니다. 음유맥의 이상이죠. 그럴 땐 내관과 공손을 침놓고 다시 확인해야 합니다. 그러면 틀림없이 통증이 확 줄거나 사라집니다.

또 한 가지 경우를 더 들자면 배꼽 바로 옆의 황유에 통증이 느껴지거나 고무줄 같은 것이 만져지는 경우입니다. 이것은 충맥의 반응입니다. 공손-내관을 놓으면 쉽게 듣습니다. 황유가 신경의 혈이기 때문에 태계 같은 혈을 써도 풀리는 수가 있습니다. 그러나 증상이 심하면 기경을 써야 변화가 옵니다.

이상에서 확인할 수 있지만, 임상을 해보면 배에 나타나는 통증은 단순하지가 않습니다. 단순히 경락 상의 반응일 때도 있고, 또 다른 현상의 반응일 때도 있습니다. 이때 또 다른 현상이란 기경8맥의 상태를 말합니다. 사기가 정경에서 넘쳐 기경으로 흘러 들어간 경우입니다. 이 둘을 구별하지 않고 치료를 하면 큰 오해를 하게 됩니다. 수지침의 창시자 유태우도 이런 큰 오해를 했더군요. 내장체성 반사를 증명하는 과정에서 관원의 반응을 확인하는데 소장경의 혈에 침을 놓고 다시 눌렀을 때 압통이 해소되지 않는다며 체침은 내장체성 반사를 보이지 않는다고 결론짓고 수지침만이 그렇다고 확언하더군요.[*]

그러나 이것은 100% 맞는 견해가 아닙니다. 관원은 소장경의 모혈이기도 하지만, 독맥의 반응처이기도 합니다. 소장경의 모혈로서 관원을 취했다면 맞는 말이지만, 독맥의 반응처로 관원을 취했다면

---

[*]　유태우, 『고려수지요법연구』, 음양맥진출판사, 1993, 70~71쪽

그의 주장은 틀린 것입니다. 그리고 관원은 실제로 소장경의 모혈로서 반응하기보다는 독맥의 반응처로 더 많이, 그리고 더 세게 반응합니다. 그럴 때는 후계와 신맥에 침놓고서 변화를 확인하면 대번에 나타납니다.

이런 실험에서 확인하는 것은 기경8맥의 존재입니다. 오장육부론 때문에 기항지부가 덜 떨어진 취급을 받았듯이, 12정경 때문에 기경8맥은 덜 떨어진 경락 취급을 당하고 있다는 사실을 절감합니다. 그러나 실제로 임상에서 보면 오히려 그 반대입니다. 12정경의 나머지나 떨거지가 아니라, 12정경 전체를 조절하는 대단한 존재가 기경8맥입니다. 그래서 동의보감에서도 이렇게 요약합니다.

> 온몸의 360여 개 침혈은 손과 발의 66개 침혈에 통솔되며, 66개의 침혈은 또 8맥의 침혈에 통솔된다. 그러므로 기경8혈이라고 한다.[입문]

이 말이 오장육부론의 결정판인 『의학입문』에 나오는 것이 좀 우습기도 하고, 역설처럼 들리기도 합니다. '나 열심히 정리했는데, 이 정리대로 잘 안 되는 부분도 있어!' 하고 고백하는 것처럼 들립니다.

다음은 음양 중에서 양에 해당하는 등 쪽의 상황을 살펴보겠습니다. 건강한 사람의 등 모양을 먼저 보아야 하는데, 대체로 건강한 사람의 등 모양은 들어갈 데가 들어가고 나올 데가 나와야 합니다. 몸이 안 좋은 사람들은 대부분 상하좌우가 균형이 안 맞고,

어디가 꺼져있거나 부어있습니다. 그래서 그것을 조정하는 것이 등 쪽 치료의 핵심입니다. 건강한 사람과 견줄 때 등을 살펴보는 내용은 다음과 같습니다.

- 등뼈를 따라서 골이 적당히 패였는데, 부어서 메워진 부분은 없는가?
- 방광 1선을 따라서 근육이 약간 솟아야 하는데, 지나치게 부은 곳은 없는가?
- 특별히 꺼진 부분이 없는가?
- 피부색이 지나치게 진하거나 털 난 상태가 특이한 곳은 없는가?
- 상처나 흉터 같은 것은 없는가?

이런 정도로 살펴보고서 상하 균형과 좌우 균형을 판단합니다. 좌우와 상하의 균형이 대부분 무너져있습니다. 그러면 그 균형을 바로잡는 것이 등 쪽에서 하는 음양 치료입니다. 어떻게 바로잡을 수 있을까요? 이 방법을 찾으려면 몸의 음양을 정해야 합니다.

오장육부론에 익숙한 동양의학에 따라 몸은 오장육부로 나누지만, 그것을 음양으로 압축하면 어떻게 되죠? 오장육부를 음양으로 압축하면 수-화가 됩니다. 장부에서 수화란 심장과 신장이죠. 몸의 모든 병은 화 기운과 수 기운 통하지 않아서心腎不交 생기는 것이라고 압축할 수 있습니다. 심신불교와 반대로 심장과 신장이 서로 잘 교류하여 몸에 문제가 없는 상태를 우리는 수승화강水昇火降이라고 배웠습니다. 그러니 수승화강만 잘 되면 몸에는 병이 생기지 않는다는 것입니다. 반대로 몸의 병이란 수승화강이 잘 안 되는 심신불교 때문에 일어나는 것이죠. 바로 이 문제를 해결해주는 것이 음양치료의 핵심입니다.

우리는 침뜸을 이용하기 때문에 오장육부에 얽매인 약과는 다릅니다. 경락은 위로 올라가는 음경락과 아래로 내려오는 양경락이 있습니다. 따라서 올라가는 경락과 내려오는 경락을 이용하여 이 음양치료를 하는 것입니다. 엎드린 상태에서 보면 어느 한쪽이 부어 있기 마련입니다. 대부분 좌우 균형이 무너진 상태에서 똑같은 방광 1선의 자리가 한쪽은 꺼지고 한쪽은 부었기 마련입니다. 특히 가슴뼈 3, 4, 5번 부근을 잘 살펴야 합니다. 이곳은 기운이 밑에서 올라오다가 열로 바뀌는 지점이기 때문입니다. 이곳을 지나서 더 위로 올라가면 열극생풍熱極生風의 이론에 따라 열이 풍으로 바뀝니다. 그래서 중풍으로 연결되기 십상입니다. 그래서 이곳을 관찰하는 것이 중요합니다.

궐음유나 고황은 4번 뼈 옆입니다. 각각 방광 1선과 방광 2선이죠. 그곳의 어느 한쪽이 심하게 부어있습니다. 그러면 심장에 열이 있다는 증거입니다. 그렇다면 이 사기를 끌어 내려서 정기로 바꾸어 주어야 합니다. 그러자면 어느 혈이 좋을까요? 기운을 끌어내리는 것이니 양경락을 이용해야 할 것입니다. 기운을 끌어내리는 가장 강력한 혈은 족삼리라고 했습니다. 그런데 족삼리는 몸의 앞쪽으로 작용하는 혈입니다. 전면부 경락이죠. 여기서는 엎드려서 등 쪽의 경락을 이용하는 것이니 방광경이 가장 좋습니다. 위중이 제격이죠.

그래서 위중에 침을 놓고 득기를 시키면 한 5분쯤 후에 대번에 붓기가 꺼집니다.

기운을 끌어내리는 강한 혈은 대체로 3개 정도를 추천합니다. 전면부 경락의 족삼리, 측면부 경락의 양릉천, 후면부 경락의 위중이 그것입니다. 이 셋만 잘 활용해도 위로 치미는 기운을 잡아 내리는 데는 탁월한 효과를 냅니다.

이렇게 해서 가슴뼈 3, 4, 5번 근처의 좌우 불균형 문제를 해소했으면, 상하의 불균형을 잡아야 합니다. 그것은 허리에서 이루어집니다. 허리뼈 2번 옆에는 신유가 있습니다. 신장은 선천지기를 관장하는 장기이면서, 심장과 짝을 이루어 수-화의 관계를 형성합니다. 따라서 가슴뼈 3, 4, 5번에서 심장의 열을 바로잡아 좌우의 균형을 맞추었다면 이번에는 허리뼈 2번에서 좌우의 균형을 살펴서 불균형을 바로잡고, 그것을 위의 변화와 맞추어야 합니다.

그러자면 신유와 지실 부근의 상태를 살핍니다. 살색을 살피기도 하지만 붓기를 확인하는 것이 가장 급하고 중요한 일입니다. 그러면 대부분 어느 한쪽이 꺼져있습니다. 꺼진 그쪽으로 기운을 올려주어야 합니다. 기운을 올려주는 경락은 음경락입니다. 간 비 신이죠. 이 중에서 신장과 관련된 것이니 신경을 살핍니다. 신경에서 올려주는 힘이 가장 좋은 혈은 합혈인 음곡입니다. 그래서 신유나 지실 자리가 꺼진 쪽의 음곡에 침을 놓고 득기시키면 잠시 후에 꺼진 그 부분이 올라옵니다. 이 효과는 눈에 보일 정도로 빠릅니다. 찌르고 확인하면 바로 올라오는 것을 볼 수 있습니다.

여기서 자주 쓰는 혈만으로 반응이 잘 나타나지 않을 때는 같은

우주 변화와 한의학

경락의 중요 혈을 추가하면 더 빠릅니다. 예컨대 원혈을 추가하면 효과와 속도가 훨씬 빨라집니다. 음곡에 침을 놓았을 때 효과가 미미하면 태계 같은 곳에 침을 추가하는 겁니다.

이렇게 위와 아래를 맞추는 겁니다. 상하의 심장과 신장이 제 기능을 하도록 맞추어 주는 것이 음양치료의 핵심입니다. 이 치료를 4, 5차례 하면 큰 병은 대부분 차도를 보입니다. 그런 다음에 좀 더 세밀하게 진단하여 오장육부의 균형 치료로 들어갑니다. 이렇게 하면 5장 치료로 들어가기 전에 80% 이상이 다 좋아집니다.

2 ̄ 김홍경의 3부혈 침법

『한국의 활쏘기』라는 책을 낸 적이 있습니다.* 우리의 전통 활쏘기를 종합한 책인데, 1929년에 나온 『조선의 궁술』 이후로는 처음 있는 일이어서, 희소가치 때문인지 많은 분이 그 책을 통해 우리의 전통 활쏘기를 공부하곤 합니다. 그것이 인연이 되어 불교방송(BTN)에 나갔습니다. '일감스님의 내비둬 콘서트'라는 이 꼭지는 각 분야의 다양한 인물들을 초청하여 세상 사는 이야기를 하는 곳인데, 거기 나가서 1시간가량 한국의 전통 활쏘기에 대해 이야기를 나눈 적이 있습니다.

그 뒤로 집에 와서 재방송을 보려고 불교방송의 홈페이지에 가입

---

* 정진명, 『한국의 활쏘기』, 학민사, 1999

했는데, 홈페이지의 여기저기를 돌아다니다 보니 금오 김홍경의 한의학 강의가 세 차례나 있었고, 그 자료를 그대로 올려놓았더군요. 그래서 처음부터 끝까지 TV 강의를 인터넷으로 들었습니다. 약과 침뜸이 함께 나와서 침뜸만 하는 저로서는 좀 장황한 느낌이 들고 지루했는데, 침 공부하는 사람으로서는 꼭 필요한 내용이며 방법이 있다는 생각을 하게 되었습니다. 그래서 공부하는 분들을 위해서 여기서 간략하게 그 이론의 얼개를 소개하려고 합니다. 물론 자세한 공부는 김홍경의 강의를 직접 듣거나 불교방송을 이용하시기 바랍니다.

사람이 어떤 분야에서 한 소식을 얻는다는 것은 참으로 어려운 일입니다. 노력만으로도 안 되고 운도 따라야 하며, 무엇보다 진리를 추구하려는 간절한 마음이 있어야 합니다. 간절한 마음이 이론 속에서 헤매면 어쩌다 운 좋은 사람한테 계시처럼 내려지는 것이 한 소식입니다. 스님들 만 명이 수도해도 진리에 이르는 사람은 극소수인 것처럼 의원들도 누구나 한 소식을 얻으려 하지만 그 자리에 이르러 한 경지를 여는 사람은 극소수에 불과합니다.

문제는 그 자리에 이른 사람이 자신이 얻은 소식을 공개하지 않으려 한다는 것이죠. 더욱이 의원은 대단한 부수입이 따르는 직업입니다. 그렇기에 자신이 얻은 소식을 남들과 공유하려 하지 않고 자신만의 비법으로 간직하여 돈벌이의 수단으로 쓰고 맙니다. 이것이 의학의 발전을 더디게 하는 요인입니다. 그런 가운데 이윤에 연연하지 않고 자신의 비법을 공개하는 것은 보통 마음 가지고는 어려운 일입니다. 그 분야의 발전을 비는 순수한 마음이 아니고는 힘든 일이죠.

그런 점에서 저는 세간에서 뭐라 평하든 근래의 김남수와 김홍경이 보여준 모습은 의학 발전의 한 획을 그은 계기가 되었다고 생각합니다. 김남수는 자신의 비법을 감추지 않고 찾아오는 사람들에게 수십 년간 교육의 형태로 공개하여 침뜸 대중화에 크게 기여했고, 김홍경은 자신이 터득한 방법과 논리를 책과 방송으로 공개하여 자칫 미신으로 몰릴 뻔한 여러 가지 원리를 논리정연하게 바로 잡는데 기여했습니다. 이 점은 다른 무엇보다 의학의 발전을 위해서 소중한 일이라고 생각합니다. 특히 김홍경은 오운육기론을 이용하여 사암침의 비밀을 밝히고, 그 연장선에서 침 이론을 확립하여 지금까지 애매모호하던 영역의 많은 부분을 논리정연하게 설명하였습니다. 3부혈 침법도 그 연장선에서 나온 것입니다.

우리가 혈의 성격을 보는 것은 여러 가지 방법이 있습니다. 그 중에서 가장 중요한 것이 오행에 따른 경락의 성질이고, 육기에 따른 3양3음경 이론이고, 편작이 찾아낸 5수혈의 방법입니다. 이들은 경락과 혈을 보는 각기 다른 시각이지만, 밑바탕에 공통으로 흐르는 것은 오행론입니다. 그래서 이들에 공통으로 나타나는 성질을 찾아내는 방법이 필요합니다. 바로 이 점에 착안하여 한 혈에 나타나는 3가지 성질을 찾아서 치료에 응용하는 방법이 3부혈 침법입니다.

그러자면 각 경락과 혈을 오행으로 분류해야 합니다. 예를 들어 폐경의 경우 우리는 보통 오행으로 분류할 때 금으로 이해합니다.

폐경은 금의 성질을 띤다는 것이죠. 그렇지만 육기론으로 보면 태음 습토에 해당하여, 폐경에는 오행상 금의 성질만이 아니라 토의 성질도 들어있다는 결론입니다. 폐는 금의 성질과 토의 성질이 함께 있다는 것을 알 수 있습니다. 그뿐만이 아닙니다. 각 경락에는 편작이 찾아낸 5수혈이 있습니다. 폐경의 여러 혈 중에서도 각기 목 화 토 금 수의 기능을 수행하는 혈들이 있다는 것입니다. 소상, 어제, 태연, 경거, 척택이 그것입니다. 따라서 소상이라는 혈에는 금의 기운과 토의 기운과 목의 기운이 동시에 흐르는 것입니다. 어제라는 혈에는 금의 기운과 토의 기운과 화의 기운이 동시에 흐르는 것이고, 척택이라는 혈에는 금의 기운과 토의 기운과 수의 기운이 동시에 흐르는 것입니다.

우리는 5수혈을 통해 경락마다 다섯 가지 혈이 각기 오행의 성질을 띠고 있다는 것을 이미 압니다. 따라서 이런 관찰이 가능한 것입니다. 바로 이런 점에 착상한 것은 김홍경이 처음이고, 발견한 후에는 단순할지 몰라도 그것을 발견하기까지 해야 하는 노력과 고민은 이루 다 말로 표현할 수 없는 그런 것입니다. 발명품을 보면 우스워 보여도 정작 그런 생각을 하기에 이르기까지는 보통 노력과 재치가 아니면 이루기 힘든 것이라는 것을 높이 산 것이 바로 특허라는 제도입니다.

김홍경의 3부혈 침법도 이와 똑같습니다. 이미 전해오던 여러 가지 이론을 종합하여 이런 시각으로 봄으로써 미심쩍던 많은 의문이 사라지고, 혈과 경락의 성질이 한결 더 논리정연하게 정리되는 것입니다. 이 점은 침뜸 이론 발전에 크게 기여한 것으로, 칭찬받아

마땅한 일입니다. 각 혈을 이런 식으로 정리한 것이 다음 표입니다.

오행	육기	5수혈	혈	경락
목	목	목	대돈	
목	목	화	행간	
목	목	토	태충	간경
목	목	금	중봉	
목	목	수	곡천	
목	화	목	임읍	
목	화	화	양보	
목	화	토	양릉천	담경
목	화	금	규음	
목	화	수	협계	
화	목	목	중충	
화	목	화	노궁	
화	목	토	대릉	심포경
화	목	금	간사	
화	목	수	곡택	
화	화	목	중저	
화	화	화	지구	
화	화	토	천정	삼초
화	화	금	관충	
화	화	수	액문	
화	화	목	소충	
화	화	화	소부	
화	화	토	신문	심경
화	화	금	영도	
화	화	수	소해	
화	수	목	후계	
화	수	화	양곡	

오행	육기	5수혈	혈	경락
화	수	토	소해	소장경
화	수	금	소택	
화	수	수	전곡	
토	토	목	은백	비경
토	토	화	대도	
토	토	토	태백	
토	토	금	상구	
토	토	수	음릉천	
토	금	목	함곡	위경
토	금	화	해계	
토	금	토	족삼리	
토	금	금	여태	
토	금	수	내정	
금	토	목	소상	폐경
금	토	화	어제	
금	토	토	태연	
금	토	금	경거	
금	토	수	척택	
금	금	목	삼간	대장경
금	금	화	양계	
금	금	토	곡지	
금	금	금	상양	
금	금	수	이간	
수	화	목	용천	신경
수	화	화	연곡	
수	화	토	태계	
수	화	금	복류	
수	화	수	음곡	

우주 변화와 한의학

오행	육기	5수혈	혈	경락
수	수	목	속골	
수	수	화	곤륜	
수	수	토	위중	방광경
수	수	금	지음	
수	수	수	통곡	

천부혈

위의 표에서 음영 부분을 잘 살펴보시기 바랍니다. 오행상 같은 성질이 겹치는 부분을 구별한 것입니다. 둘이 겹치는 경우가 많고, 또 세 가지가 한 성질로 겹치는 부분도 있습니다. 이렇게 오행과 육기, 그리고 5수혈에서 한 가지로 겹치는 혈은 각 오행에 하나씩 있어서 모두 5가지입니다. 참! 상화인 심포와 소장도 화에 해당하니까 하나가 더 나오겠네요. 그러면 6개가 될 것입니다. 그것만 따로 뽑아 보면 다음과 같습니다.

오행	육기	5수혈	혈	경락
목	목	목	대돈	간경
화	화	화	지구	삼초경
화	화	화	소부	심경
토	토	토	태백	비경
금	금	금	상양	대장경
수	수	수	통곡	방광경

천부라는 이름은 벌써 우리가 한 번 썼죠. 운기론에서 대운(천간)과 대기(지지)가 일치하는 경우에 쓴다고 했습니다. 여기서도 세 가지 기운이 일치할 때의 이름으로 썼습니다. 오운육기를 공부하지 않은 사람이라면 붙일 수 없는 이름이겠죠?

그러면 이 6개의 천부혈에 대해서 하나씩 자세히 알아보겠습니다. 이곳의 견해는 김홍경의 것을 따르기보다 저의 생각을 중심으로 정리했습니다. 김홍경과 같을 수도 있지만 다를 수도 있고, 다른 그 부분은 저의 책임임을 미리 밝힙니다.

이곳에 나온 천부혈은 각 경락의 성질을 가장 잘 드러내는 혈이기 때문에 그 효과도 가장 강력합니다. 그래서 함부로 보사를 한다든지 하면 효과가 좋은 그만큼 잘못했을 때의 부작용도 큽니다. 그래서 보사를 할 때는 지극히 주의할 필요가 있습니다. 살얼음을 걷듯이 해야 합니다. 그러지 않으면 큰코다칩니다.

대돈혈은 궐음의 성격을 가장 강렬하게 드러내는 혈입니다. 당연히 간을 조절하는 강력한 힘을 냅니다. 간은 갑작스러운 성질이 있기 때문에 급성병에 대돈을 따면 효과가 대번에 납니다. 멀미가 난다든지 어지럽다든지 할 경우 효과를 톡톡히 보는 자리입니다. 특히 장거리 여행을 했다든지 하여 몸에 원기가 달릴 때 생기는 멀미나 어지럼증의 경우에는 탁월한 효과를 냅니다. 위치가 어디죠? 엄지발톱의 안쪽 모서리죠. 그래서 거길 따는데, 이왕 따는 거 그 바로 옆의 은백혈도 같이 따주면 효과가 배가됩니다. 왜 그럴까요? 은백은 비경의 정혈입니다. 그러니 간경의 대돈과는 상극관계에서 목극토 관계에 있죠. 이 경우의 멀미는 목 기운이 지나치게 항성

해서 비장을 억압하여 생기는 경우라는 것을 알 수 있죠. 쉽게 말해 너무 피곤해서 비위가 에너지를 제대로 흡수하지 못하여 멀미가 생긴다는 말입니다.

다음으로, 지구혈을 보겠습니다. 삼초경의 지구는, 아주 많이 쓰는 외관의 바로 위쪽 1촌 지점에 있는 혈입니다. 그런데 앞서 나온 저의 책을 읽어본 분들에게는 이 혈이 아주 낯익을 것입니다.* 3통로 질환을 다스릴 때 측면부 질환을 다스리는 대표 혈로 소개한 적이 있습니다. 3통로는 '포-초-담-간'인데, 이 네 경락을 대표하는 혈로 지구가 선택된 것입니다. 그 이유가 이제 분명해졌죠? 바로 천부혈이었던 것입니다. 앞서 낸 책에서는 이런 설명까지 하지는 않았죠. 지나치게 이론이 복잡해질 것 같아서 그런 것이었습니다. 예를 들어 옆구리가 아프다든지 편두통이 있다든지 하면 무조건 3지구부터 찌르고 보는 겁니다. 그렇게 하면 대부분의 병이 금방 차도를 보입니다. 이렇게 일단 진정을 한 다음에 좀 더 세밀하게 따져서 병의 뿌리를 찾아갑니다.

소부는 3부혈 중에서도 가장 강력한 충격을 줄 수 있는 혈입니다. 심장은 군주지관君主之官이라고 해서 아예 병이 생기지 않는다고까지 한 상황입니다. 그런데 경락으로는 이렇게 혈을 통해서 자극을 줄 수 있습니다. 심장은 군주지관이라고 할 만한 위치에 있기 때문에 심경의 반응은 그만큼 강하고 격합니다. 그중에서도 손바닥의 소부는 세 가지가 모두 같은 성질을 지닌 혈이기 때문에 가장 강렬한

---

* 앞의 『우리 침뜸의 원리와 응용』, 291쪽

자극을 주는 것입니다. 그래서 침을 맞다가 어지럼증을 일으키는 환자들을 구제하는 혈로 쓰는데, 바로 이 소부혈입니다. 발에는 족삼리가 있죠. 손과 발에 있다고 하여 각기 수해혈手解穴과 족해혈이라고도 부릅니다.

비경의 원혈인 태백은 토가 세 번이나 겹치는 천부혈입니다. 비장은 몸의 중심에서 받침대 노릇을 하기 때문에 이것이 안정되어야만 다른 장부들이 제대로 운영됩니다. 태백은 그중에서도 비경을 대표하는 혈입니다. 혈압을 높이는 원인이 대부분 당뇨인데, 그 당뇨병이 발생하는 장기이기도 하고, 또 토극수 관계에서 신장을 억압하는 위치에 있기도 합니다. 그래서 토인 비장은 심장과 신장을 동시에 압박하고 얽어매는 작용을 합니다. 그래서 수시로 태백에 침을 놓는 것이 좋습니다. 특히 마른 사람들에게는 원기와 곡기를 촉촉하게 제공하는 일을 합니다. 몸에 윤활유를 칠해주는 혈입니다.

대장경의 정혈인 상양은, 금이 셋이나 겹친 혈입니다. 오행상 금은 건조한 것을 나타냅니다. 따라서 상양은 온몸을 건조시킬 수 있는 가장 강력한 혈입니다. 그래서 물먹는 하마나 건조기에 비유할 수 있습니다. 상양을 자극하면 몸이 메마른다는 말입니다. 특히 보법을 쓰면 건조한 기운이 몸에 계속해서 들어오기 때문에 몸에서 습기가 계속 빠져나갑니다. 그래서 다이어트 혈이라고 이름 붙여도 손색이 없습니다.

통곡은, 수가 세 번 겹친 혈입니다. 수의 특징은 몸이 차가와지는 것과 관련이 있다는 얘깁니다. 그래서 감기 초기에 몸에 열이 확 나는데, 그때 통곡에 침을 놓으면 순식간에 감기가 떨어지는 체험도 합니다. 통곡에 침을 놓고 보법을 쓰면 몸이 차가워지고, 사법을 쓰면 반대로 몸이 더워집니다. 그것을 느낄 만큼 강력한 효과가 나는 혈입니다. 그래서 한사가 들이쳐서 허리가 아픈 경우에는 통곡 하나로 잡히는 수가 많습니다. 날씨가 춥고 몸이 으슬으슬한데 허리가 갑자기 아프다면 통곡 하나를 써도 해결되는 수가 많습니다.

이상을 보면 천부혈은 장에 3이 있고 부에 3이 있습니다. 그중에서도 군주지관인 심경에 있는 소부(화-화-화)혈은 몸 전체를 좌우하는 대단한 혈입니다. 만약에 수-수-수혈이 신장에 있다면 이와 멋지게 짝을 이룰 것입니다. 그러나 수-수-수혈은 신경에 있는 것이 아니라 방광경에 있습니다. 그래서 화-화-화혈은 몸 전체를 대표하고 수-수-수혈은 육부를 대표한다고 볼 수도 있습니다. 소부와 통곡은 몸의 안팎을 연결하고 다스리는 축이 되는 혈들입니다. 잘 연구하고 응용해볼 필요가 있습니다.

3부혈

천부혈은 기운이 어느 한쪽으로 심하게 쏠린 혈입니다. 그래서 효과도 부작용도 그만큼 강하게 나타납니다. 이번에는 3부혈 치료법에 대해 알아봅니다.

3부혈 침법은, 위에서 말한 세 요소가 골고루 들어있는 혈을 골라서 몸 전체의 균형을 맞추는 방법을 말합니다. 사람의 몸은 한 덩어리로 원래 몸의 균형이 스스로 맞도록 이루어졌습니다. 그런데 살다 보면 어떤 요인에 의해서 그 균형이 무너지고, 그 균형이 무너진 상태를 동양의학에서는 음양과 오행으로 표현했습니다. 앞서 음양 치료에서는 음양이 초점이었지만, 여기서는 오행에 초점을 맞추어서 부족한 부분을 채우는 방법을 찾아보자는 것입니다.

그러자면 몸의 어떤 부분에 문제가 생겼는가를 알아야 합니다. 그래서 그렇게 판단하는 방법이 필요합니다. 먼저 몸을 오행의 관점으로 보고, 그 오행의 부족한 부분을 채워주는 것입니다. 오행으로 판단하는 방법은 의외로 간단합니다. 먼저 몸의 상태를 봅니다. 그러면 두 가지가 한눈에 드러납니다. 다음이 그것입니다.

토 - 뚱뚱
금 - 홀쭉

뚱뚱한 사람은 토기가 강하고, 비쩍 마른 사람은 금기가 강한 것입니다. 허실로 표현하면 토실과 금실이 되죠. 그러면 전 세계 모든 사람을 절반으로 나눌 수 있습니다. 이상은 체질입니다. 여기서 다시 한열을 봅니다. 몸에 열이 나느냐, 반대로 몸이 차갑냐를 판단하는 겁니다. 환자한테 직접 물어도 되고 맥을 짚어도 됩니다. 맥은 어른의 경우 보통 1분에 65~70회 뛰는 게 정상입니다. 이보다 더 빨리 뛰면 열이 있는 것이고, 더 늦게 뛰면 한사가 있는 것입니다. 1분만 짚어보면 알 수 있으니 어려울 것도 없습니다. 열은 화이고, 한은 수죠. 이렇게 해서 화 토 금 수 4가지가 확인됩니다.

문제는 나머지 하나인 목의 성질입니다. 목기가 강한 것을 어떻게 판단하느냐 하는 것입니다. 이것은 맥을 짚는 수밖에 없습니다.

한열이 1분간 뛰는 맥의 숫자로 판단된다면, 목은 현맥이냐 아니냐를 판단해야 합니다. 현맥은, 맥의 느낌이 팽팽한 것을 말합니다. 현은 활시위를 뜻하는 말입니다. 활시위가 팽팽하게 당겨진 것 같은 느낌입니다. 팽팽하다는 느낌이 정확한 표현인데, 이것도 어렵다면 차라리 딱딱하다는 느낌이 나는 것입니다. 이 느낌이 나느냐 안 나느냐에 따라 목기가 강하냐 그렇지 않으냐를 판단합니다. 몇 번 해 보면 어렵지 않습니다.

이렇게 하여 오행 중 어디에 해당하는가 하는 것을 판단합니다. 이 다섯 가지 특징 중에서 두 가지를 잡아냅니다. 겉모양을 보고서 토실이냐 금실이냐를 판단하고, 맥을 보고서 나머지 하나를 더 찾아내는 겁니다. 그러면 오행 중에서 실증 두 가지를 찾아낼 수 있습니다. 예컨대 몸이 뚱뚱한 사람인데 맥이 현맥이라면 토실에 목실이죠. 그러면 나머지 세 요소는 허하다는 증거입니다. 따라서 나머지 세 요소에 해당하는 혈을 하나 골라서 보법을 써주면 몸 전체의 균형이 맞는다는 얘깁니다.

나머지 세 요소는 뭘까요? 토와 목을 뺀 화 금 수죠. 어떤 혈일까요? 순서를 정하지 말고 이 세 요소가 다 들어있는 것을 찾으면 됩니다. 앞의 표에서 찾아보겠습니다. 화 금 수 이 세 요소가 순서대로 배치될 수 있는 경우의 수는 다음입니다.

화금수
화수금
금화수

금수화

수화금

수금화

그런데 앞의 표를 보면, 이런 배치 중에서 실제로 나타나는 경우는 '수화금'과 '화수금' 뿐임을 알 수 있습니다. 수화금에 해당하는 혈은 복류이고, 화수금은 소택입니다. 따라서 목과 토가 실한 사람은 복류나 소택혈을 찾아서 침을 놓으면 큰 효과를 본다는 뜻입니다. 한발 더 나아가 보법을 쓰면 효과가 더 강력하겠죠. 복류는 뚱뚱한 사람의 중풍에 좋은 혈이고, 소택은 소장경의 정혈이어서 중풍 올 때 사혈을 하면 큰 효과를 봅니다.

뚱뚱한 사람이 간실로 인해서 생기는 병이 무엇이 있을까요? 8허론 중에서 간실이면 어깨가 아프다고 합니다. 이유 없이 오래 어깨가 아픈 사람이라면 간실일 가능성이 많고, 그렇다면 위의 방법을 써볼 수 있겠습니다. 아픈 어깨의 반대쪽 복류를 보해주는 겁니다. 굳이 보하지 않아도 그냥 침을 놓기만 해도 됩니다. 아니면 마사지해도 되죠. 그러면 대번에 효과를 볼 수 있습니다. 왜 보하는가 잘 생각해보시기 바랍니다. 실한 것을 제외한 나머지 허한 오행을 건드리는 것이기 때문입니다. 그래서 같은 쪽이 아닌 반대쪽을 보해주는 겁니다. 아픈 건 실하다는 것이거든요. 그러니까 허한 쪽을 보해주어야 더 효과가 있겠지요. 물론 같은 쪽을 보해도 효과가 없는 건 아닙니다. 그렇지만 전체의 치료 취지가 그렇기에 반대편을 치료하는 겁니다. 이것이 좌병우치 우병좌치의 이론입니다.

그런데 마름보이면서 어깨가 아픈 경우는 어떨까요? 그것은 목과 금이 실한 경우니까, 화토수를 건드려야겠죠? 표에서 화토수를 찾으면 됩니다.

화수토
화토수
토화수
토수화
수토화
수화토

위와 같이 여섯 경우인데 실제로 혈이 존재하는 경우는 소장경의 소해(화수토)와 신경의 태계(수화토) 두 가지뿐입니다. 좌병우치 우병좌치에 따라, 아픈 어깨의 반대편에 있는 소해와 태계 중의 하나를 선택하여 놓으면 됩니다. 그런데 어느 것을 쓸까요? 앞에서 복류를 썼으니, 같은 신경은 태계를 쓰면 좋을 듯합니다.

그런데 뚱뚱보인지 마름보인지 구별이 애매모호한 사람은 어떡하면 좋을까요? 이런 고민하는 사람 꼭 있습니다. 어떡할까요? 태계와 복류 둘을 눌러서 더 아픈 곳에 놓으면 됩니다. 혓바닥의 절반이 마비된 뚱뚱한 여자의 경우는 어떨까요? 뚱뚱하다는 것과 맥으로 몸이 차다는 정보를 더 확인한다면 토 체질에 수 기운이 강한 것이니, 이때는 목화금의 혈을 찾아서 치료하면 됩니다. 역시 표를 찾으면 됩니다.

목화금

목금화

화금목

화목금

금목화

금화목

　이상 여섯 가지 경우인데, 실제로 있는 혈은 담경의 규음(목화금)과 삼초의 간사(화목금)입니다. 상병하치의 원칙에 따라 반대편의 규음을 선택하면 좋겠죠. 허가 풀리는 느낌을 금방 확인할 수 있습니다.

　이번에는 소상에 대해서 알아보겠습니다. 소상은 목토금의 3부혈입니다. 소상혈은, 사람의 몸이 늙어가면서 나타나는 증상을 바로잡는 데 아주 중요한 혈입니다. 손이나 관절에 진액이 말라서 삐걱거리는 것을 막아주는 효과를 냅니다. 사람이 나이가 들어가면서 생기는 문제는 수승화강水昇火降이 잘 안 된다는 것입니다. 수승화강이 안 된다는 것은, 수화가 분리되어 수는 수 혼자서 놀고 화는 화 혼자서 노는 것입니다. 수화가 이렇게 따로따로 날뛰는 병을 수화망동水火妄動이라고 합니다. 바로 이 수화의 망동을 잡아주는 혈이 소상입니다. 이유는 아래 오행배치도를 보면 알 수 있습니다.

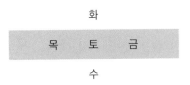

가로로 배열된 목토금의 위와 아래에 각기 화와 수가 있습니다. 이 화와 수는 가로놓인 목토금을 거쳐서 서로 오르락내리락하는데, 중간의 목토금에 이상이 생기면 수화의 오르내림에 이상이 생기고, 그것이 심해지면 수와 화가 따로따로 놀게 됩니다. 수화가 망동을 하는 겁니다. 그래서 수화가 망동을 하지 않으려면 목토금을 안정시켜주어야 하는데, 이 목토금 3부혈이 바로 소상인 것입니다. 그래서 소상은 수시로 따주고 자극을 주면 수화 망동을 뿌리부터 예방할 수 있다는 얘깁니다.

수화망동을 막을 수 있는 또 한 혈은 토금목이 있습니다. 금토목의 순서가 달라진 것인데, 토금목에 해당하는 혈은 위경의 함곡입니다. 여러 가지로 소상과는 짝을 이루는 혈입니다. 소상이 손에 있다면 함곡은 발에 있고, 소상이 열이 위로 떠서 무릎이 시큰거리고 아픈 것에 잘 듣는다면 함곡은 수 기운이 아래로 몰려서 그 반대쪽인 얼굴에 열이 생기는 현상에 잘 듣습니다.

어제혈 얘기도 좀 하겠습니다. 우리가 흔히 발에 쥐가 나면 가장 많이 쓰는 혈은 방광경의 승산입니다. 그렇지 않으면 담경의 양릉천을 쓰죠. 특히 양릉천은 발이 안쪽으로 비틀리며 생기는 쥐에 특효입니다. 그런데 쥐에 특효인 혈이 또 하나 있습니다. 어제입니다. 승산이 있는 방광경과 어제가 있는 폐경은 서로 이중표 관계라는 것을 알 수 있어서 그 관계는 쉽게 이해할 수 있는데, 하필 폐경 중에서도 어제이어야 하는 것은 3부혈의 이론으로 정리됩니다.

쥐는 근육이 비틀리는 것이고, 주로 물속에서 많이 납니다. 근육은 목의 특징이고, 물속의 조건은 수의 문제입니다. 그래서 쥐는 목과 수의 문제 때문에 생기는 현상이라는 것을 알 수 있습니다. 따라서 이것을 해소하는 방법으로는 금토화의 3부혈을 찾으면 됩니다. 바로 어제가 금토화의 3부혈에 해당합니다. 그래서 엉뚱하게도 폐경에 있는 어제가 발에 쥐 날 때 특별한 효과를 내는 것입니다.

어제는 금토화인데, 이와 짝하는 혈은 무엇일까요? 토금화 혈을 찾으면 되겠죠? 해계가 그것입니다. 어제가 긴장성(목의 성질) 때문에 생기는 쥐의 특효혈이라면, 해계는 상초가 냉해서(수의 성질) 생기는 병에 특효입니다.

이와 비슷한 짝으로 금토수인 척택과 토금수인 내정이 있습니다. 척택은 전립선처럼 하초의 열중에 특효이고, 내정은 여드름이나 상초의 긴장성 병인 고혈압 같은 것에 좋습니다. 이렇게 정리됩니다.

척택(금토수) – 내정(토금수)
소상(금토목) – 함곡(토금목)
어제(금토화) – 해계(토금화)

3 ‒ 나이와 병

허증론

사람이 성장을 멈추면 곧 늙어갑니다. '늙는다'는 말과 '낡는다'는 말은 같은 뿌리를 둔 말이니, 늙는다는 표현은 노인한테만 적용되는 말이 아니고 삶을 표현하는 데 아주 적절한 말입니다. 늙어간다는 것은, 태어날 때 충전된 배터리를 쓴다는 말입니다. 배터리를 쓴다는 것은 곧 기운이 달린다는 말이고, 이런 상황을 침뜸에서는 허하다고 표현합니다. 그러니까 모든 병은 힘이 달리는 허증에서 시작되는 것입니다. 그래서 나이별로 특정한 증상을 나타냅니다.

나이에 따라 나타나는 허증의 증상을 알아보면서 우리 인생을 한 번 돌아보겠습니다. 사람은 20살 전후에 성장이 멈춥니다. 그러면 곧바로 허증이 시작된다고 보면 됩니다. 허증에는 크게 네 가지가 있습니다. 기허, 혈허, 음허, 양허.

기허는 20대가 지나면서 나타나는 증상입니다. 기허의 증상 중에 가장 큰 특징은 기분입니다. 상쾌한 기분이 사라지고 어쩐지 언짢은 기분이 자주 생깁니다. 이것은 몸의 조직이나 구조에 변화가 온 것은 아니지만 기운에 변화가 생긴 것입니다. 그래서 병원에 가서 정밀 검사를 해도 증상이 나타나지 않습니다. 그렇지만 사람 자신은 무언가 변화를 느낍니다. 20대가 지나고 30대와 40대에 현저하게 느끼는 증상입니다. 겉으로 드러나는 증상으로는 나잇살이 있습니다. 크게 변한 것은 없는 것 같은데, 어쩐지 느낌이 이상할 때 살펴보면 바로 나잇살을 확인할 수 있습니다. 얼굴이나 목 부위에 그 전과는 다른 처짐이 생기고 윤곽이 뚜렷해지기 시작합니다. 그러면 기가 허해지기 시작했구나, 하고 생각하면 됩니다. 이럴 때 생기는 각종 질병에는 운동이 최고입니다. 운동만 약간 해도 몸이 좋아집니다.

기허가 와서 나잇살이 생기기 시작하고 그것을 그대로 방치하면 혈허로 발전합니다. 혈허는 주로 50대, 60대에서 느껴지는 증상들입니다. 주름이 깊어지고 살이 빠집니다. 몸무게가 현저히 줄죠. 요새 건강검진에서 생애 전환기니 어쩌니 하는데, 아마도 이런 것을 말하지 않나 싶습니다. 아, 나이가 들었구나! 하는 느낌이 확실히 나는 분위기입니다. 이 기허나 혈허는 뜸을 뜨면 금방 회복됩니다. 반면에 뒤에 올 음허와 양허는 몸이 많이 망가진 상태라서 고치기가 쉽지 않습니다.

다음은 음허인데, 더 뒤에 올 양허와 더불어 몸이 많이 망가진 상태입니다. 진액이 마르면서 허열이 위로 뜨고 폐 기능이 손상됩니다. 그래서 삐쩍 마릅니다. 피부, 뼈, 장, 근육의 긴장이 풀리고 말라서 푸석푸석해집니다. 이것이 심해지면 음허화동이 됩니다. 음이 허해져서 화 기운이 위로 뜨는 겁니다. 자칫하면 풍으로 변하기 쉽습니다. 겉으로 보기에는 '아, 완전 노인이구나!' 하는 느낌입니다.

양허는 집안에 완전히 들어앉은 노인 분위기입니다. 활동력이 전혀 없고, 한기를 타서 늘 오슬오슬 춥다고 합니다. 잔병치레를 계속합니다. 70대 이후의 노인들이 여기에 속합니다. 별다른 치료법이 없습니다. 그래도 침뜸을 부지런히 계속하면 원기가 발생하여 큰 병에 시달리지 않고 살 수 있습니다.

6경변증

나이가 들어가면서 생기는 병을 살펴볼 수 있는 이론이 또 하나 있습니다. 6경변증이 그것입니다. 원래는 외감병을 진단하는 이론인데, 나이와도 관련이 있습니다. 병이 깊어가는 차례로 증상을 논한 이론이기 때문입니다. 사람의 삶이 성장을 멈추면서 허중에서 병이 시작되는 것이기 때문에 병이 깊어가는 과정이라고 봐도 되거든요. 병의 관점에서 사람을 본 것입니다.

6경변증은, 다른 말로 상한론이라고도 하고 이중표라고도 하는데, 한나라 장중경이 처음을 정리하여 주장한 학설입니다. 워낙 뛰어난 학설인 까닭에 오늘날 우리가 동양의학을 한의학(韓이 아니라 漢)이라고 부르는데, 이렇게 이름을 부르게 된 이유도 바로 장중경의 업적 때문입니다. 『상한론』이라는 책을 썼습니다. 그래서 제가 앞서 낸 두 책에서도 다루었습니다.* 그렇지만 다소 되풀이되는 부분이 있더라도 여기서 한 번 더 소개하려고 합니다. 그만큼 중요하다는 뜻으로 받아들이면 되겠습니다.

장중경은 오랜 임상 경험을 통해서 한 가지 특이한 사실을 발견합니다. 감기의 경우 진행하는 과정에 따라서 오장육부의 반응이 일정한 질서를 보인다는 것이었습니다. 즉 병이 점차로 깊어가는 과정이 있다는 것이죠. 이것을 3양3음으로 설명합니다. 그래서 양 경락으로 먼저 병이 들어왔다가 음 경락으로 들어간다는 사실을 확인합니다. 3양은 당연히 육부를 말하고, 3음은 오장을 말합니다. 3양의 경우 병이 태양-양명-소양의 순으로 진행되고, 3음의 경우 태음-소음-궐음의 순으로 진행됩니다. 그래서 한사가 처음 태양경으로 들이친 후, 그것을 방치하면 마지막에는 궐음까지 들어간다는

---

* 『우리 침뜸 이야기』, 학민사, 2009 ; 『우리 침뜸의 원리와 응용』, 학민사, 2011

것입니다. 따라서 치료도 각 단계에 맞추어서 해야만 효과가 가장 좋다는 것입니다. 단계별 증상과 처방을 하나씩 알아보겠습니다.[*]

가) 태양병증

외부의 사기는 처음에 태양경으로 들어옵니다. 사기가 태양경으로 들어와서 일으키는 증상이니, 태양병증이라고 합니다. 태양경은 방광경과 소장경을 말합니다. 방광경은 혈이 모두 66개이고, 소장경은 18개입니다. 합쳐서 84개입니다. 전체의 혈이 360개인데, 이 중에서 4분의 1에 가까운 숫자입니다. 방광경 66개 혈만 해도 4분의 1이 되죠. 그러니까 온몸에 가장 많이 퍼져있는 경락입니다. 이 경락은 인체의 세 통로 중에서, 후면부 경락입니다. 84개의 혈이 등 뒤쪽으로 넓게 퍼져있다는 뜻입니다. 그리고 태양경의 특징은 한수입니다. 차가운 물이 연상되는 이름입니다. 바로 이 이름의 특성대로 태양경으로 사기가 침입하면 등줄기가 오싹합니다. 그러면서 뻣뻣해지죠. 공포영화를 보거나 큰 두려움이 닥치면 사람은 자신도 모르는 사이에 움츠립니다. 그런 상황입니다. 이것이 태양병증의 가장 큰 특징입니다.

태양병증은 크게 두 가지로 나뉩니다. 몸에는 위기와 영기가 있다고 했습니다. 위기는 몸을 지킨다는 뜻이고, 영기는 몸을 경영한다는 뜻입니다. 위기는 양이고 영기는 음이기 때문에 이들을

---

[*] 아래의 내용은 정통침뜸연구소 교재위원회, 『침뜸진단학』, 2004, 342~352쪽을 참고하여 풀어쓴 것임.

일러 위양과 영음이라고도 합니다. 태양병증이 둘로 나뉘는 것은 바로 이 둘의 단계로 병이 깊어지기 때문입니다. 당연히 바깥인 양에서 먼저 문제가 생기고, 그다음에 음으로 들어가죠. 위양의 병증을 태양 중풍증이라고 하고, 영음의 병증을 태양 상한증이라고 합니다.

태양 중풍증 머리 띵, 땀 줄줄, 등 오싹! 이것이 태양 중풍증의 증상을 압축한 표현입니다. 원래 살갗에는 위기가 돌면서 밖으로부터 사기가 들어오지 못하도록 위기가 보초를 섭니다. 그런데 사기가 들이쳐서 감당하기 어려우면 이 위기가 제자리를 잡지 못하고 어지러워집니다. 이런 상황을 옛 책에서는 "위양이 들떠 체표를 고섭하지 못한다"는 식으로 표현합니다.* 적의 침입으로 진지가 어지러워져서 제대로 지키지 못한다는 말입니다. 이렇게 되면 외부 바이러스의 침입이므로 몸은 우선 열부터 냅니다.

그래서 두통이 오고 땀이 줄줄 흐르는데 등골은 오싹한 겁니다. 안의 열이 겉으로 올라와서 외부의 찬 기운과 싸우기 때문에 일어나는 현상입니다. 이쯤에서는 땀의 모양을 잘 살펴야 합니다. 땀이 정말 줄줄 흐르는데, 자기도 모르게 옷을 적실 만큼 흐릅니다. 이렇게 흐르는 것을 자한自汗이라고 합니다. 땀은 원래 진액인데, 피부를 지키는 양의 기운이 허하여 이것을 막지 못하여 밖으로 새는 것입니다. 나아가 콧소리가 쌕쌕 나고, 헛구역질을 하기도 합니다.

이것을 중풍증이라고 했는데, 중풍이란 말 그대로 바람을 맞았

---

* 앞의 책, 344쪽

다는 말입니다. 들이치는 바람에 속수무책으로 한 방 얻어맞은 상황입니다. 그래서 바람 쐬는 것을 싫어합니다. 이 증상의 가장 큰 특징이 땀이기 때문에 이 상황에서 치료의 핵심도 땀이 나지 않게 하는 것입니다. 침뜸에서는 열과 관련 있는 형혈을 써주어야 하고, 약으로는 황기를 달여서 먹으면 땀이 덜 나게 됩니다. 황기는 물기 많은 곳에서는 살지 못하는, 물과는 상극인 풀입니다. 그래서 땀을 잡는 데 쓰는 거죠.

태양 상한증 중풍증과 상한증은 땀으로 구별한다고 했습니다. 상한증은 땀이 나지 않습니다. 진액인 땀이 나야 하는데, 몸 안쪽에서 진액을 공급하는 영기가 울체되었기 때문입니다. 뭉쳐서 풀리지 않는 것을 울체라고 합니다. 이 상한증은, 중풍증에서 한결 더 깊어진 것입니다. 중풍증만 해도 위기와 사기가 한 판 붙느라고 정신이 없었는데, 여기서는 위기가 닫혀버려서 몸 안으로 사기가 더 들어온 것입니다. 위기가 대문을 꽉 닫아거는 바람에 사기가 나가지도 들어가지도 못하고 갇힌 것입니다. 그러다 보니 몸 안쪽에서 영양을 공급하고 신진대사가 잘 돌아가도록 해주는 영기도 덩달아 막혀서 어쩔 줄 모르는 상황인 것입니다.

이렇게 되면 살갗에 자리 잡은 사기를 이기려고 몸이 열을 내기 때문에 오한과 발열이 동시에 납니다. 열이 나면서도 춥다고 느끼는 것입니다. 영양 공급도 잘 안 되고 몸도 따스하지 않아서 사지가 아픕니다. 특히 뒷목이 뻣뻣해지면서 어깨가 뭉치는 것은 이 병증입니다.

그러므로 상한증에서 가장 좋은 방법은 땀을 내는 것입니다. 사우나 같은 것도 좋고, 생강이나 파 같은 것을 끓인 물을 먹는 것도 좋습니다. 생강과 파는 열을 내는 약재죠. 여기서도 진정이 안 되면 병은 양명경으로 넘어갑니다.

나) 양명병증

양명병의 특징은 열이 심하게 난다는 것입니다. 그런데 열이 몸의 어느 쪽에서 나타나겠는가를 가만히 생각해보시기 바랍니다. 이때 힌트가 되는 게 전면부 경락이라는 점이죠. 몸의 앞쪽으로 위경의 혈 45개, 대장경의 혈 20개가 퍼져있습니다. 따라서 열도 그 경로를 따라서 나타나게 됩니다. 열은 위로 올라가죠. 그러면 어디서 집중포화를 맞을까요? 당연히 얼굴과 가슴입니다. 실제로 양명열이 발생하면 이런 증상이 나타납니다. 양명병도 둘로 나눕니다. 경증과 부증.

양명병 경증 경증이란, 사기가 경락에 퍼져있다는 말입니다. 이것은 그 뒤의 부증과 대조를 이루는 말입니다. 그러니까 경증에서 해결이 안 되면 사기는 곧 부로 들어간다는 뜻이죠. 부란 위장과 대장을 말합니다.

경증의 특징은 얼굴이 붉고 가슴이 답답하다는 것입니다. 얼굴이 붉은 것은 열이 경락을 따라 위로 치밀어서 그런 것이고, 그 열이 올라가는 통로가 가슴이어서 가슴까지 답답합니다. 그렇기 때문에 찬물을 들이키려고 합니다. 찬물을 들이키면 그 물이 지나가는 동안 잠시 가슴이 시원해집니다. 그렇지만 그 찬물은 어디로 들어가서 자리 잡을까요? 당연히 아랫배입니다. 그래서 아랫배는 더욱 차갑게 되고, 그 결과 열은 위로 더 떠버립니다. 그러면 증상이 더욱 심해지는 악순환에 빠집니다. 따라서 물이 마시고 싶으면 차라리 더운물을 마셔야 합니다. 가슴을 통과할 때는 잠시 괴롭겠지만, 뱃속으로 들어가면 한결 편해지죠.

이 상태의 열에다가 폐열이 동반되면 더욱 목이 마릅니다. 그리고 물 흡수 능력이 떨어지죠. 그래서 진액이 부족하고 땀은 많이 납니다. 속에서 나는 열 때문입니다. 따라서 이 상태에서는 진액을 보충해주는 것이 좋습니다.

열증과 관련이 있는 병으로는 여드름이 있습니다. 청소년기의 여드름도 양명병의 경증이라고 할 수 있습니다. 그리고 당뇨 같은 병도 양명경의 열을 일으킵니다. 그래서 족삼리나 내정, 합곡과 곡지를 다스려주면 좋습니다. 그리고 피부에 살짝 열이 있는 사람은, 이 양명경에 문제가 있는 것입니다. 반대로 그런 사람은 속이 찹니다. 이럴 때는 허열을 낮추고 진액을 보충해주는 방법이 필요합니다. 음이 부족한 사람은 항상 열이 있습니다. 그래서 더덕 같은 것을 끓여 먹으면 좋죠.

양명병 부증 부증은 경증에서 문제가 해결되지 않아 사기가 부까지 쳐들어간 것입니다. 여기서 부란 위장과 대장을 말합니다. 열사가 뱃속으로 들어가면 배가 뻐근해집니다. 대변이 건조해져서 그런 것입니다. 심해지면 변비로 발전합니다. 아이들이 낮에 신나게 뛰놀고 밤에 땀을 흘리면 다음날 똥을 제대로 누지 못하는데, 힘겹게 누고 나면 똥이 돌덩이 같죠. 바로 이 상태가 양명병 부증에 해당합니다. 그리고 손발에 땀이 나고 오후만 되면 조열(밀물과 썰물처럼 오락가락하는 열)이 생깁니다. 당연히 졸음을 동반하죠. 이것이 심해지면 열사가 위로 치밀어서 정신까지 혼미해지는 수가 있습니다. 양명병에서 열이 몸속으로 깊이 들어간 것을 이열이라고 합니다. 속의 열이라는 뜻입니다.

열과 원기는 공존할 수 없습니다. 열은 특히 진음을 고갈시킵니다. 그래서 양명 열이 있는 사람은 혓바닥이 누렇고 혓바늘이 돋습니다. 약을 쓰든 침을 놓든, 이 단계에서는 열을 잡으면 병이 낫습니다.

다) 소양병증

태양병과 양명병 다음에 소양병이 옵니다. 태양병은 병이 시작되는 겉증이고, 양명병은 열이 뱃속인 대장까지 들어간 것으로 보아 속증에 해당합니다. 태양은 몸 뒤이고, 양명은 몸 앞이죠. 그러면 소양은 어디일까요? 앞과 뒤의 중간인 옆구리입니다. 삼초경 23개와 담경 44개의 혈이 옆구리에 퍼져 있습니다. 그래서 소양병은 겉증에도 속하지 않고 속증에도 속하지 않습니다. 겉도 아니고 속도 아닌 것, 이것을 침뜸 용어로는 반표반리라고 합니다.

그러면 증상은 어떨까요? 속도 아니고 겉도 아니어서 들어가지도 나가지도 못하는 상황입니다. 한사가 들이치면 맨 바깥에서 열을 일으키다가 마침내 안으로 들어가는 것인데, 그 중간쯤에 걸쳐있으면 오락가락합니다. 원기가 좀 강하면 밖으로 밀렸다가, 사기가 좀 강하면 다시 안으로 밀려들고, 팽팽한 접점을 이루면서 밀고 당기기를 합니다. 그래서 열이 오락가락합니다. 우리가 흔히 보는 감기 증상입니다.

갱년기 때도 이런 증상이 나타납니다. 열이 오락가락하는데, 이것은 자궁에 혈이 부족하고 기가 떨어져서 열이 나는 것인데, 심화까지 치밀어서 화를 벌컥벌컥 내곤 합니다. 감정까지 오락가락하죠. 그래서 심화를 가라앉히면 열도 떨어지면서 안정을 되찾습니다.

소양경은 옆구리로 돈다고 했습니다. 그래서 옆구리가 아픕니다. 소양병인지 확신이 가지 않을 때는 몸을 양옆으로 구부려 보면 압니다. 측면부 병이기 때문에 옆으로 구부릴 때 통증이 있습니다. 열사가 위로 증발하면 입이 쓰고 눈이 아찔하고 목이 마릅니다. 이런 증상은 간담과 관련이 있습니다. 간화가 치밀면 심장이 어지러워져 가슴이 답답해지고 담기가 치솟으면 위까지 올라가서 입이 쓰고 구역질이 나기도 합니다.

이렇게 열이 오락가락하고 정신까지 들락날락하는 병에는 당연히 소양경 치료가 좋은 효과를 냅니다. 그리고 소양경의 특징인 반표반리에서 적이 많이 생기는 까닭에 적을 확인하는 것도 좋습니다. 물론 적도 소양경을 쓰면 잘 풀립니다.

라) 태음병증

앞의 3양에서 병이 진압되지 않으면, 이제 3음으로 들어가는데, 그 첫 관문이 태음경입니다. 태음은 양명과 짝을 이룹니다. 앞서 양명은 뱃속에 열이 생긴다고 했습니다. 이 열증은 속에 있다고 해서 이실열증이라고 합니다. 반면에 태음은 속인 데도 찹니다. 그래서 이허한습증이라고 합니다. 뱃속에 실열實熱이 있으면 변비가 생기는 데, 반대로 뱃속이 허하고 한습이 정체되었다면 어떨까요? 마찬가지로 아픕니다. 그렇지만 열증 때문에 생기는 통증은 아주 극렬한 데 반해 허증으로 생기는 통증은 은근히 아픕니다. 그래서 양명병은 배를 누를 때 아프지만, 태음증은 배를 살짝 눌러주면 오히려 좋아합니다.

이상의 설명을 잘 보면 태음이면서도 폐에 관한 이야기보다는 비장에 관한 이야기가 주를 이루고 있음을 알 수 있습니다. 실제로 태음병증에 나타나는 증상은 폐가 아니라 비장에 초점이 맞추어져 있습니다. 그래서 비장의 기능을 잘 이해하면 태음병을 이해하기도 쉽습니다. 비위의 기능은 승청강탁昇淸降濁이라고 했습니다. 즉 비장이 맑은 기운인 청기를 올려주면, 위장은 탁한 기운을 내려주는 것입니다. 이런 승강 운동의 바깥에서 간이 또 기운을 올려주고 폐가 내려주지요. 이렇게 몸은 두 축이 좌우로 움직이면서 왕성한 기의 변화를 주관하는데, 그 중심인 배꼽에서 올리고 내리고 하는 기능을 비위가 하고, 그것을 승청강탁이라고 표현한 것입니다.

사람은 기어 다니던 짐승에서 일어선 것이기 때문에 장부가 켜켜이 쌓이게 되었습니다. 이것이 병을 부르는 시작인데, 이때 장부를 중력에 저항하여 들고 있는 기운을 중기라고 합니다. 그런데 어떤 이유로 하여 이 중기가 나이 들어가면서 부족해지기 마련이고, 그렇게 되면 아래로 장기들이 눌리면서 몸에 병증이 나타납니다. 이런 것을 중기하함中氣下陷이라고 합니다. 바로 이 중기하함이 중초인 비위에서부터 시작됩니다. 그래서 비위의 기능이 떨어지면 각종 병이 들이치는 것입니다.

중기의 부족이 바로 태음병입니다. 비장의 양 기운이 부족해서 생기는 것입니다. 중기가 허한 사람은 허한증으로 발전합니다. 이런 것을 전경傳經이라고 합니다. 이런 것은 병이 천천히 진행되면서 나타나는데, 아예 처음부터 중기가 허해서 허한증이 나타나는 것을 직중直中이라고 합니다. 직접 얻어맞았다는 말입니다. 이런 사람들은 백회에 뜸을 뜨는 게 가장 좋은 처방이라고 말한 적 있습니다. 직립한 이후, 사람은 중력과 싸우게 되고, 중기하함은 숙명이 되었습니다. 그래서 백회 뜸은 사람의 건강에 가장 중요한 처방입니다.

태음병은 허한 데다가 한습이 정체돼서 생기는 것이기 때문에 설사가 납니다. 중초가 허하고 차서 식욕이 떨어지고 한습이 아래로 밀려서 설사가 나는 것입니다. 대부분 음식 문제와 결부되어 나타납니다. 그런데 설사 중에도 원인 없이 불규칙하게 나타나는 것은 신장의 문제로 온 것이고, 신경을 많이 쓰면 나타나는 설사는 간의 문제입니다. 이렇게 해서 비습의 설사와 구별할 수 있습니다. 그리고 비위에 문제가 생기면 담음을 만들어냅니다. 제대로 된 영양분으로 운화되지 못한 것들이 담음입니다. 이 담음이 한 곳에 정체되면서 뭉치면 적이 됩니다.

마) 소음병증

소음은 심장과 신장을 말합니다. 심장과 신장이 몸에서 맡는 일은 보일러 기능입니다. 곧 몸을 덥히는 일이죠. 이것은 사람이 온열

동물이기 때문에 생명에 직결되는 문제이고, 가장 중요한 문제입니다. 심장을 임금에 비유하여 군주지관이라고 하는 것도 몸에서 이것이 가장 중요하기 때문입니다. 심장이 불이고 신장이 물입니다. 몸의 음과 양을 대표하죠. 몸이 에너지를 소모하면서 덥혀놓으면 더운 기운이 아래로 내려가서 신장의 수 기운과 교류를 합니다. 그러면 아래에 있던 수 기운이 위로 올라갑니다. 그래서 몸 전체에 온기와 냉기가 순환하면서 36.5도라는 일정한 온도를 유지합니다. 어린아이들의 이마를 만져보면 서늘하고 아랫배를 만져보면 따뜻하죠. 이것이 잘 되어 몸이 가장 좋은 상태를 동양에서는 옛날부터 수승화강이라고 표현했습니다.

그런데 나이가 들어가면 어느 땐가 이 균형이 흔들립니다. 그러면 어떻게 될까요? 찬 기운은 위로 올라가지 못하여 아래에 남아있고, 뜨거운 기운은 아래로 내려가지 못하여 위에 남아있습니다. 배는 서늘하고 머리는 뜨겁습니다. 몸에 원기가 달리기 시작하면 나타나는 증상입니다. 그래서 소음병은 그 근본원인이 한증에 있다고 봅니다. 그래서 허한증이라고 합니다. 기운이 허해서 열을 제대로 내지 못하는 한증이라는 말입니다.

이렇게 수화가 따로 노는 것을 심신불교라고 합니다. 심신불교 상태가 오래 지속 되면 심장과 신장 중에서 어느 쪽이 먼저 고장이 날까요? 신장 쪽에서 먼저 고장 납니다. 앞서 태음병증에서 토인 비장이 무너졌기 때문에 상극관계에 따라 토가 수를 억압하여 신장에 이상이 생기는 것입니다. 그런 뒤에 심장으로 건너갑니다. 이제는 수극화가 되는 거죠. 이것을 각각 소음한화증, 소음열화증이라고 합니다.

소음병증은 이렇게 둘로 나뉩니다.

소음 한화증　이것은 신장에 심각한 문제가 발생한 것입니다. 신양이라는 것이 있습니다. 신장은 보통 음으로 분류하고 오행으로는 수에 해당합니다. 그래서 찬 기운을 대표합니다. 그런데 심장과 짝하여 보일러 기능을 할 때는 이 찬 기운을 뜨거운 기운으로 바꾸어주는 에너지가 필요합니다. 이 에너지도 신장에 있습니다. 이렇게 찬 기운을 심장과 교류할 수 있도록 해주는 신장의 기능을 신양이라고 합니다. 신장의 양이라는 말입니다. 신장이 음이지만 그 안에 양의 기운이 간직되어있다는 말입니다. 신장은 음이고 수이기 때문에 이 신양의 기운이 달릴 수밖에 없습니다. 그래서 먼저 신양이 허해지면서 병이 발생합니다.

이 신양이 있어야 심장과 소통을 하는데, 신양이 허해지면 허해진 그만큼 심장과 주고받는 기운이 부족해지는 것입니다. 이런 상황을 신양허라고 합니다. 신장의 모든 병은 이 신양허로부터 시작됩니다. 이렇게 되면 사지가 먼저 싸늘해집니다. 양기가 왕성하지 못하고 기운이 늘 부족한 까닭에 정신상태가 희미하고 늘 자고 싶어 하고 깨어있어도 몸이 늘 춥기 때문에 다리를 오그려 눕기를 좋아합니다. 덩치도 작고 다소곳하고 기운도 없고 너무 착해서 뭘 할 것 같지 않은 듯한 느낌이 나는 사람입니다. 신장에서는 언제나 음이 왕성하고 양이 허쇠하여 문제를 일으킵니다.

소음 열화증　이것은 병이 심장 쪽으로 건너간 것이고, 화병과 아주 비슷합니다. 앞의 한화중과는 정반대되죠. 음 기운이 부족해서 심화가 억제되지 않기 때문에 열기가 위로 치밀어 오릅니다. 그래서 가슴이 답답하고 잠을 제대로 자지 못합니다. 입이 마르고 건조하며 혀끝이 붉습니다.

노인들한테 이 증상이 나타나면 약을 잘 못 쓰는 경우가 아주 많습니다. 음 기운이 허해서 그런 것인데, 열증만 보고서 열을 가라앉히는 찬 기운을 지닌 약들을 쓰면 처음에만 살짝 듣는 듯하다가 더 차가워집니다. 그러면 열이 다시 폭발하죠. 한 방에 가는 수가 있습니다. 그래서 노인들의 열병에 약을 쓸 때는 정말 조심해야 합니다. 오히려 음 기운을 보충해주는 약을 써야 합니다. 침뜸에서는 이런 열증을 나타내는 환자들을 보면 가슴뼈 3, 4, 5, 6, 7번이 부어 있습니다. 그래서 독맥을 풀어서 이 부분을 꺼뜨리면 호전됩니다.

바) 궐음병증

궐음병은 병의 가장 마지막 단계에 오는 증상으로, 상열 하한이 극심해져서 수화가 분리되고 순환이 안 되는 것을 말합니다. 열은 위쪽으로 몰리고 찬 기운은 아래쪽으로 쏠려서 수승화강이 안 됩니다. 열이 위로 몰리면, 곧 상열 되면 폐음 부족으로 목이 타고 가슴이 막히고 열이 납니다. 찬 기운이 아래로 쏠리면, 곧 하한 되면 배가 고파도 먹고 싶은 마음이 안 들고 구토나 설사를 합니다. 또 궐음은 간인데, 간경은 간담을 연결하면서 위를 끼고 돌기 때문에 위의 병증도 같이 나타납니다.

궐음병증은 노년과 아이들한테서 극과 극으로 나타납니다.

노인들은 대부분 임맥과 독맥이 무너진 상태여서 한 번 병이 오면 중풍, 경련이 일고, 어깨 무릎 팔꿈치 같은 관절이 아픕니다. 어린아이들의 급작스런 병도 궐음에 해당합니다. 자폐나 정신병 같은 고질병들은 대부분 그 밑에 궐음병을 깔고 있습니다. 아이들이 퍼레지면서 갑자기 경기를 일으키는 것은 모두 궐음의 소식입니다. 이럴 때 병원에 가면 큰 병명을 안고 돌아오지만, 독맥을 잘 다스리면 대부분 쉽게 낫습니다. 아이들은 신주와 중완에 뜸을 뜨면 이런 증상들이 금방 가라앉고 재발하지 않습니다.

　아이들의 갑작스러운 병은 궐음병인데, 이 특징은 상열 하한입니다. 이런 걸 심신 불교, 임독 불통이라고 하는데, 하한을 풀어주면 쉽게 풀립니다. 하한은 신장의 문제죠. 그래서 아이들 병은 신장의 경락부터 풀어가야 효과가 좋습니다. 또 아이들 병에는 독맥의 신주와 명문이 잘 듭니다. 마사지나 두드려주기를 하면 쉽게 해결됩니다.

　궐음병은 패가망신하는 병입니다. 병이 궐음에 들이치면 대부분 폭발하듯이 아프고, 성격도 불같이 화를 냈다가 또 순식간에 후회하며, 정신까지 오락가락합니다. 주변에서 간호하는 사람도 그 변덕을 견딜 수가 없습니다. 그래서 대부분 패가망신으로 지옥과 천당을 왔다갔다 하는 사람들한테서 많이 나타납니다. 사업에 실패하여 하루아침에 알거지가 되었다든가, 사회 적응에 실패하여 자폐의 지경까지 간 사람들은 대부분 궐음경이 무너져있습니다. 그래서 폐인이 된 환자들은 궐음부터 다스려 볼 필요가 있습니다.

　사람은 나이가 들면서 일정한 병증을 나타냅니다. 이상의 허증과

6경변증은 그런 변화와 병증을 잘 살펴서 적용할 수 있는 이론입니다. 그래서 특별한 공부가 필요합니다. 이 6경변증은 나이에만 맞춰 오는 게 아니라 날씨나 다른 조건 때문에도 생깁니다. 그럴 때는 나이에 따른 증상과 급히 생긴 증상이 겹칩니다. 그래서 잘 살펴서 적용해야 합니다.

저의 경우는 나이 쉰에 가까워지니까, 갑자기 겨울에 손발 찬 느낌이 강해지더군요. 그래서 아파트에 사는 저는 평상시에 겨울에도 양말을 신지 않고 지냈는데, 그때부터는 하는 수 없이 양말을 꺼내 신게 되었습니다. 이것은 소음한화증임을 직감할 수 있습니다. 그런데 요 근래부터 풍치가 왔습니다. 잇몸이 주저앉고 붓는 일이 반복되었습니다. 풍치는 무슨 증상일까요? 양명열이 위로 뜨면서 생기는 현상입니다. 윗니와 아랫니로는 위경과 대장경이 지나거든요. 그러니까 양명병 경증이 겹쳤다는 뜻입니다. 따라서 저의 경우는 소음한화증에 양명병 경증에 해당하는 처방을 하면 병에 잘 듣는다는 얘기겠죠. 이런 식으로 보는 겁니다.

7장

보사를 생각하다

1¯ 보사의 함정

2¯ 체침을 위한 변명

3¯ 병의 뿌리는 마음

보사를 생각하다

✦
✦
✦
✦
✦

1⁻ 보사의 함정

먼저 그림을 하나 보겠습니다.

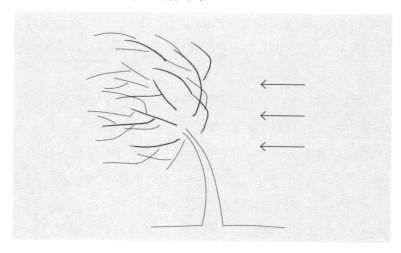

태풍에 휩쓸리는 나무를 그린 그림입니다. 바람이 세게 불면 나무는 이렇게 한쪽으로 심하게 쏠립니다. 이 나무를 바로 세우려면 어떻게 해야 할까요? 가장 확실한 건 몸통을 바람의 반대편에서 받쳐주는 것일 겁니다. 그런 다음에 굵은 가지를 바람의 반대 방향으로 버텨주고, 그다음에 잔가지와 잎사귀가 바람에 시달리지 않도록 해주는 것이겠죠.

만약에 나무를 위한다면서 바람이 부는 방향으로 밀면 어떻게 될까요? 그때는 나무가 뿌리째 뽑혀 나갈 것입니다. 평상시에 100의 힘으로 밀어야 뽑히는 나무라면 이럴 때는 20~30만 힘을 줘도 뽑힐 것입니다. 바람의 반대 방향에서 가지를 잡고 당기면 나무는 허무하게 넘어가거나 부러질 것입니다.

보사가 바로 이렇습니다. 보사는 그 자체가 중요한 게 아닙니다. 보사를 할 때 몸의 균형 상태가 어느 방향으로 쏠렸는가를 먼저 판단하는 것이 중요하다는 것입니다. 나무가 바람 때문에 서쪽으로 심하게 쏠렸는데, 줄기를 동쪽으로 밀어줄 생각은 하지 않고 잔가지나 잎사귀에 힘을 주면 그건 하나 마나 한 행위입니다. 나무에게 전혀 도움을 주지 못합니다.

중요한 건 나무가 큰바람에 시달릴 때 바람의 반대 방향을 제대로 잡는 것이 병의 대세를 가르는 것입니다. 보사는 그럴 때 조금 더 작용하게 해주는 의미가 있습니다. 만약에 보사를 잘못 적용하여 바람이 부는 방향으로 밀어준다면 아주 작은 힘이지만 나무는 허릿동이 우지끈 부러지고 맙니다. 이래서 보사는 정말 위험한 것입니다. 알아도 크게 도움이 안 되는 경우가 많은데, 잘못되면 큰

우주 변화와 한의학

후환을 남기는 게 보사입니다.

그런데 침뜸을 배우는 분들을 보면 이런 중요한 흐름을 판단하려고 하는 게 아니라 대뜸 보사부터 말합니다. 보사를 말하기 전에 그 사람의 병 전체가 어느 쪽으로 기울었느냐를 말해야 하는데 그렇지 않다는 것입니다. 얕은 지식 가지고 보사부터 대뜸 말하고 나섭니다. 이것은 얕은 지식으로 환자 죽이는 일입니다. 보사는 함부로 쓸 일이 아닙니다.

저한테 침을 배운 분들이 모여서 초보 수준의 침 공부를 하는데, 그 소문을 듣고 어느 대학의 평생교육원에서 한 학기 침 강의를 들은 분이 와서 보고는 달려들어 이렇게 하면 안 된다, 보사를 해야 한다면서 마구 침을 만지더랍니다. 그 참혹한 꼴을 당한 분이 저한테 전화를 걸어서 하소연하더군요. 아무리 서툴러도 우리가 아는 한도 안에서 조용히 공부하는데, 우리가 알지도 못할 보사를 말하는 건 우리에게 도움이 안 되니 삼가 달라고 부탁을 해서 일단락되었답니다.

음식으로 치면 보사는 조미료 정도에 해당합니다. 몸의 음양을 판단하고 오행의 전체 균형 문제를 파악하여, 먼저 몸 전체의 균형을 회복하기 위한 경락과 혈을 선택한 다음에 수기법을 추가해야 옳은 것이지, 그것도 제대로 파악하지 못한 상태에서 수기법 보사를 한다는 것은 고기를 익히지도 않고서 조미료부터 치겠다는 것과 같습니다. 참 어리석은 일이죠. 그런데 이런 어리석은 짓을 하는 사람들이 너무나 많습니다.

침을 들면 보사부터 따집니다. 이것은 교육이 잘못되었기 때문입니다. 교육 초기부터 강사가 자기 실력을 자랑하려고 맨 끝에서나 활용해야 할 보사법을 꺼내 들기 때문입니다. 침뜸 이론 전체를 꿰뚫고 환자를 보는 임상이 무르익어서 진단하면, '아, 전체의 어디가 문제이고, 그러니 어디서 문제를 풀어가야 하는구나!' 하는 판단을 할 정도의 수준에 이르기 전에는 보사라는 말 자체도 꺼내면 안 된다고 저는 생각합니다. 그리고 실제로 저는 아직도 수기법 보사를 전혀 쓰지 않습니다. 다만 전체의 균형이 어떤가를 살피고 문제가 있다면 그 균형을 회복할 수 있는 경락과 혈을 선택하는 정도로 치료를 합니다.

수기手技를 추가한다고 해서 뭐 엄청 달라지지도 않는다는 것을 수없이 경험했습니다. 오히려 깜박깜박하는 정신 때문에 수기법을 반대로 하는 경우가 많아서 아예 쓸 생각을 버렸습니다. 보사법이 침술의 핵심인 사암오행침에서조차 저는 영수보사를 하지 않고 그냥 직자直刺합니다. 그렇다고 해서 효과가 떨어진다든가 하지는 않았습니다. 그래서 저는 아예 수기법으로 하는 잔재주 보사는 입에 담지도 않습니다.

음식 재료가 신선하고 요리 과정을 잘 지키면 조미료를 쓰고 자시고 할 것도 없습니다. 경험만 추가되면 음식은 절묘한 맛을 냅니다. 그 과정에 자신 없는 사람들이 억지로라도 맛을 내려고 쓰는 게 조미료입니다. 수기법으로 쓰는 보사는 조미료에 지나지 않습니다.

그렇지만 현실은 그렇지 않아서 침만 들었다 하면 보사를 말하고, 책을 몇 장 들춰보면 보사 얘기를 꺼내지 않는 책이 없을 정도입니다. 옷도 격이 맞는 옷을 입어야 그 사람이 풍채가 돋보이듯이,

보사도 자신이 감당할 만한 수준일 때 빛나는 수단입니다. 자신의 실력을 드러내고 싶어서 보사를 하는 것이라면 천벌을 받아 마땅합니다. 환자들은 의원의 뽐내기를 보고 싶어 하는 게 아니라, 자신의 병이 낫기를 기대하는 것입니다.

2⁻ 체침을 위한 변명

국궁은 양궁과 쏘는 법이 다릅니다. 양궁은 화살이 떠나간 뒤에 뒷손이 그 자리에 그대로 남아있습니다. 그러나 국궁은 뒷손을 활짝 펼칩니다. 이것이 5천 년 동안 전해온 국궁의 모습입니다. 그런데 특별한 이유 없이 1970년대 후반부터 양궁을 닮아가기 시작하더니 1990년대로 접어들 무렵에는 뒷손을 전혀 뻗지 않습니다. 뒤에서 보면 양궁과 국궁을 구별하기 힘듭니다.

그러자 문제가 생겼습니다. 이 둘을 구별해야 하는 것입니다. 그래서 사람들은 깍짓손을 뻗는 크기에 따라서 '온깍지'와 '반깍지'라고 이름을 붙였습니다. 국궁에서 활쏘기 동작이라면 으레 뒷손을 크게 뻗었던 것이니, 굳이 이름을 붙일 필요도 없고 실제로 이름도 없었던 것입니다. 그러나 그렇지 않은 동작이 나타나고, 그 동작이 대세가 되면서 그 전의 전통사법에 대해 이름이 나타난 것입니다.

침에서도 이와 똑같은 현상이 벌어졌습니다. 보통 우리가 말하는 침은 『황제내경』에 나오는 침술을 말합니다. 그런데 그 후대로 내려오면서 한 시대를 풍미한 명의들이 구사한 침술에 이름이 붙습니다. 명의들이 이룬 침의 세계는 그 전의 전통 침술 중에서 일부 기능을 강조하면서 만들어진 것입니다. 그러다 보니 저절로 그 전의 침술과 자신의 침술을 구별하게 된 것입니다. 그리고 그것이 새로운 이름을 얻게 되는 상황에 이른 것이죠. 그래서 우리는 무슨 무슨 이름이 붙은 침술을 많이 만나게 됩니다.

우리나라만 해도 그렇죠. 선조의 병을 고쳐서 유명해진 허임의 『침구경험방』에 쓰인 허임침술, 임진왜란 무렵에 혜성처럼 나타난 사암오행침, 1970년대 초반에 나타난 수지침. 더 나아가 외국까지 돌아보면 대만의 동씨 가문에 전해오던 동씨침법, 최근의 중국 평형침법에 프랑스의 이침까지……. 헤아리자면 끝이 없습니다. 그래서 사람들은 효과가 좋다는 침술을 찾아서 고액의 비용을 내고 배우러 다닙니다. 이렇게 많은 침술이 난립한 가운데, 오히려 길이 많아서 어느 길을 가야 할지 모르는 난처한 상황이 돼버렸습니다.

그러다 보니 고민거리가 하나 생깁니다. 새로 생긴 침술은 저마다 그럴듯한 이름이 하나씩 있습니다. 그 전의 침술로부터 독립하면서 자신만의 독특한 색깔을 강조하다 보니 이름까지 얻게 된 것입니다. 그런데 정작 옛날부터 내려오던 그 침법에는 이름이 없습니다. 뭐라고 불러야 할까요? 적당한 이름이 없습니다. 그러니까 사람들은 체침이라고 부릅니다. 몸에 놓는 침이라는 뜻입니다. 다른 침들이 몸에 놓는 것을 될수록 피하고 손발 쪽으로 자신의 기술을 확장해나간 까닭입니다. 대만의 동씨침법은 몸에도 놓지만, 사실은 손발의 마디마디에다가 몸 전체의 상황을 옮겨서 보는 것이 기본 시각입니다. 편작의 5수혈침도 손발의 꿈치 밑으로 내려갔고, 그것을 적극

원용한 사암침도 손발에만 놓습니다. 수지침은 말할 것도 없습니다.

　사실은 『황제내경』에 나오는 침은 온몸에 다 놓습니다. 그런데 다른 침들이 몸의 일부에 주로 놓게 되면서 황제내경의 침은 몸에 다만 놓는 것처럼 오인된 것입니다. 그래서 체침이라고 이름 붙인 것입니다. 이렇게 이름을 얻으면 『황제내경』의 침이 다른 여러 이름의 침과 마찬가지로 다양한 침 가운데 한 유파가 되고 맙니다.

　과연 그럴까요? 체침은 다양한 침의 한 문파에 지나지 않을까요? 답은 '전혀 그렇지 않다!'는 것입니다. 『황제내경』의 침은 모든 침의 기본 줄기입니다. 다른 침들이 『황제내경』의 이론을 바탕으로 일부를 강조하여 독립해간 것이지, 다른 침으로부터 『황제내경』의 침이 나온 게 아니라는 것입니다. 이 선후 관계를 생각하지 않으면 큰 착각을 하게 됩니다. 따라서 다른 침들은 『황제내경』에 나오는 침을 갖고 고민을 하다가 거기로부터 하나씩 강조해나가면서 몸의 질병을 해소하려고 한 것이지, 『황제내경』의 침을 무시하고 자신들만의 세계로 병을 다스리겠다는 것이 아니라는 점입니다.

　체침은 다양한 침술의 한 가지가 아니라 모든 다양한 침술의 뿌리가 되고 줄기가 되는 것이라는 점입니다. 따라서 체침의 고민이 무엇인가를 알아야만 각 문파 침술의 장점과 효과도 정확히 알 수 있다는 것입니다. 체침의 이론과 고민 위에서 핀 꽃이 모든 다른 이름을 지닌 침술이라고 생각해야 합니다.

　배울 것은 많고 시간은 없는 우리나라의 한의대생들이 가장 많이 배우는 침이 동씨침과 사암침입니다. 그렇지만 이 침들을 제대로 이해하고 적용하기 위해서는 체침을 반드시 알아야 합니다. 체침은 몸 전체의 상황을 전제로 해서 놓는 침이기 때문입니다. 특히 동양의학의 바이블 격인『황제내경』에서 침에 대해 어떤 이야기를 한다면 그것은 바로 체침이라는 것을 명심해야 합니다.

『황제내경』에서는 오행침이나 동씨침이 주를 이루지 않습니다. 그런 것들은『황제내경』이라는 커다란 전제 위에서 좀 더 특수화해서 발전한 것입니다. 그렇다고 해서『황제내경』의 세계를 이해하지 않고 그 침술을 적용한다면 그 한계는 너무나 분명합니다.『황제내경』은 몸 전체의 상황을 파악하는 시각을 요구하기 때문입니다. 그 시각 위에서 약을 이야기하고, 침을 이야기하고, 뜸을 이야기하는 것입니다.

그런데 각 침이 자신의 특수성과 장점을 이야기하려면 그전의 침술이 지닌 한계부터 지적해야 합니다. 그래야 자신의 정당성이 생기는 까닭입니다. 그래서 새로운 침술을 만드는 사람들의 공통점은 자신이 그렇게 해야 하는 당위성을 말하게 됩니다. 그 당위성이란 그 전의 침술이 지닌 한계를 지적하는 것으로부터 생깁니다. 결국, 모든 새로운 침술의 등장은『황제내경』의 침술을 비판하는 것으로부터 시작합니다. 그러다 보니 체침은 모든 이론으로부터 무참히 공격당하는 과녁 신세가 됩니다. 참 묘한 일입니다.

그러나 과연 체침이 그렇게 무능할까요? 다른 침술에서 맹렬하게 공격하듯이 그렇게 병을 고치지 못하는 한심한 수단일까요? 저는 지금 체침을 공부하고, 체침을 실제에 응용합니다. 그러나 체침으로 못 고칠 것이 없다는 신념은 변하지 않습니다. 그것은『황제내경』의 전제이기 때문입니다.『황제내경』이라서 믿는 게 아니라 그것이 우리가 세상을 보는 가장 합당한 기본 시각이기 때문입니다. 『황제내경』을 제대로 공부한 사람이라면 못 고칠 병은 없다고 믿어야 하고, 실제로 그렇습니다. 이 사실을 부인하면 그는 동양의학을 말할 자격이 없는 사람입니다.

그러므로 체침에서 갈라져 나간 모든 침술이 자신들의 정당성을 확보하기 위해서 체침을 공격하는 것은 자신의 입신 영달을 위해서 부모를 공격하는 것과 다르지 않습니다. 각 문파의 침술은 그들 나름대로 장점이 있기에 존재하는 것입니다. 그 장점을 탓할 것은 없지만, 그 장점을 강조하기 위해서 체침을 온전히 공부하지도 않은 채 공격하는 일은, 거꾸로 그 침의 한계가 가장 적절하게 드러나는 지점임을 잊지 말아야 합니다.

특정 문파의 침으로 고칠 수 있는 병이라면 체침에서도 고칠 수 있습니다. 다만 고치는 속도의 문제라면 좀 다를 수 있겠지요. 체침으로 치료할 때보다 더 빨리 나을 수 있는 방법을 찾았다면 말이 되지만, 체침으로 못 고치는 방법을 찾아냈다면 그건 자기모순이고 사기극입니다. 독립한 그 침술도 체침으로부터 독립한 것이기 때문입니다.

침술의 발전을 위해서 자기만의 독특한 영역을 개척하는 것은 탓할 것이 없지만, 자신들의 정당성을 위해서 자신이 딛고 있는 땅바닥을 파헤치는 것은 자신을 위해서도 그 바닥을 위해서도 전혀 바람직하지 않습니다. 모든 특수성은 자신의 토대를 지닌 법입니다. 그리고 그 토대란 침에서 『황제내경』의 이치입니다.

3 – 병의 뿌리는 마음

과녁 거리가 150m인 한국의 활쏘기는 바람의 영향을 많이 받습니다. 그래서 사람들은 바람의 영향을 줄이려고 센 활을 씁니다. 센 활을 쓰면 화살이 그 힘으로 바람을 이길 거라는 생각이죠. 그런데 한 10년 활쏘기를 하면서 얻은 게 하나 있습니다. 바람을 이기는 가장 좋은 방법은, 바람을 살피는 것이 아니라 바람을 버리는 것! 활쏘기는 사격과 다릅니다. 활을 이기지 못하면 아무리 강궁이라도 화살은 바람을 뚫지 못합니다. 바람에 떠밀리는 화살의 모습이 뻔히 보입니다.

이와 반대로 자신의 힘이 충분하여 활을 이기면 화살은 어떤 바람이라도 뚫고 갑니다. 이것이 활쏘기에서 느끼는 한 불가사의입니다. 중요한 대회를 앞두고 바람에 홀리면 그 시합은 망쳐버립니다. 아무리 강궁을 써서 외부 조건의 오차를 줄여놓아도 마음이 먼저 흔들렸기 때문입니다. 문제는 바람이 아니라 마음입니다. 이런 경험에 이르고 나면 6조 혜능이 바람에 흔들리는 깃발을 두고 다투는 두 중에게 '바람이 아니라 마음이 흔들린 것'이라고 한 말이 뼈에 새겨지듯이 날아와 박힙니다.

그렇습니다. 사람은 물질과 환경에 둘러싸여 살아가기 때문에 자신의 판단을 바깥 사물에 맡겨버리는 경향이 강합니다. 그러나 외부의 조건은 사실 마음이 겉으로 드러나는 것에 불과합니다. 겉

우주 변화와 한의학

으로 드러나는 것에 마음을 홀리면 부처님 손바닥 안의 손오공처럼 부산스럽게 돌아다닙니다. 마음만 바빠지고 되는 일은 없습니다. 이루어놓은 일조차도 하나 마나 한 것이 됩니다.

사람 사는 일이 이렇습니다. 애써 해놓은 것들이 아무런 의미가 없는 경우가 대부분입니다. 저 혼자 꿈속을 헤매다가 마는 것이 인생이기도 합니다. 그러면서 잃는 것이 하나 있습니다. 건강이죠. 자신이 생각한 얼토당토않은 것에 온 정력을 빼앗기고 헛된 꿈을 좇다가 세월이 지나고 보면 이루어진 것은 없고 몸에 병만 찾아옵니다. 그제야 주저앉아서 후회로 가득한 자신을 돌아보게 되죠.

몸의 주인은 마음이고, 마음은 한 생각입니다. 그러므로 몸의 모든 질병은 한마음이 일으키는 것입니다. 한마음이 일면 그 마음이 가는 방향으로 생각이 작동하고, 그 생각에 따라 몸이 움직입니다. 몸이 움직이면 에너지를 씁니다. 태어날 때 가지고 나온 원기를 쓰는 것입니다. 완전히 방전되어 쓰러질 때까지 달려갑니다. 문제는 그렇게 달려가는 방향이 과연 누구를 위한 것인가 하는 점입니다. 아무도 환영하지 않는 자신만의 헛된 꿈인지, 이웃과 세상의 빛이 되는 길인지, 그것이 주저앉은 그곳에서 후회와 소명을 가르겠지요.

그렇지만 모든 사람이 이렇게 파멸을 향해서 달려가는 것은 아닙니다. 옛사람들은 무엇을 하더라도 자신을 돌보는 지혜를 길렀습니다. 그래서 유가 도가를 가리지 않고 양생술에 관심을 가졌던 것입니다. 무엇을 해도 마음의 중심을 잃지 않고, 하려는 그것에 마음을 빼앗기지 않고, 하려는 마음 없이 하는 방법을 알았습니다. 그것이 마음에서는 중용, 중도이고, 몸에서는 양생이었던 것입니다.

수신, 제가, 치국, 평천하라는 유교의 출신 과정에서도 그런 것을 엿볼 수 있습니다. 여기의 수신이란 도덕 윤리를 배우는 것만이 아니라 자신의 내면을 충실히 하고 몸을 건강하게 하는 방법까지도 포함된 개념입니다. 불가에서 명상을 통해 자신을 지키는 것은 당연한 것이고, 도가에서도 연단법이나 수련법이 모두 내기를 충실히 하려는 것이었습니다. 심지어 유가에서는 도가의 방법을 빌려다 쓰기도 했습니다. 이황 선생 같은 경우 도가의 수련법인 '활인심방'이라는 저술까지 남겼죠.

그러나 어느 땐가부터 이런 가르침이 모두 사라지고, 오로지 원기를 갉아먹은 방향으로 헛된 꿈을 좇아서 무작정 달려가는 세월이 되었습니다. 자신들이 어디로 달려가는지도 모르고 앞사람이 달려가니까 그냥 달리고 보는 것입니다. 절벽을 향해 달려가는 누우떼나 얼룩말 떼가 연상됩니다. 무조건 달리면서 누구의 폼이 가장 멋진가를 생각하고, 그렇게 되려고 뽐을 냅니다. 마음을 잃은 우리 시대의 자화상입니다.

세계는, 우주는, 마음의 한 소식일 뿐입니다. 마음이 움직이면 생각이 세계를 재구성하고, 거기에 맞춰 몸뚱이가 활동할 공간을 만듭니다. 그것이 삶입니다. 꿈을 만들고 그 꿈을 향해 몸뚱이를 움직입니다. 이 움직임이 바람을 일으키고, 그 바람이 몸에 열을 일으켜서 마침내 병을 만드는 것입니다. 그러니 중요한 것은 자신의 마음입니다. 지금까지 잘 살아오던 사람이 암 판정을 받고 순식간에 환자가 되었다가 초고속으로 죽어가는 것은, 주변에서 흔히 보는 일입니다. 그것은 병의 진행 정도나 상황도 관련이 있겠지만, 그 속도의 문제는 마음에서 일어난 조화 속입니다. 외부의 판단에 자신의 마음을 맞춘 까닭입니다.

병을 의식하는 순간 사람은 병을 자신의 것으로 받아들여 그에게 복종합니다. 병에게 발목을 잡히면 병으로부터 헤어날 수 없습니다. 이 불안한 마음이 병을 키우고 병의 노예가 되게 합니다. 바람 때문에 화살이 밀린다고 생각하는 순간, 궁사는 바람을 이길 수 없습니다. 바람을 핑계로 마음이 먼저 움직인 까닭입니다. 바람에 흔들리지 않는 부동심만이 바람을 뚫습니다. 강궁이냐 연궁이냐는 문제가 안 됩니다.

삶은 마음이 만드는 영화와 같습니다. 마음이 연출하고 시키는 대로 몸이 따라온 것입니다. 그러니 병이 왔다는 것은 마음이 그동안 그렇게 작용해왔다는 것입니다. 바로 이 점을 제일 먼저 생각해야 그 뒤의 방법을 생각할 수 있습니다. 병이 왔으면 그 병을 어찌해보려고 할 것이 아니라, 그대로 멈추어서 그 병이 환기하는 여러 가지 자신의 상황을 살펴보아야 합니다. 그러는 가운데 비로소 그 병으로부터 헤어날 수 있는 방향을 잡을 수 있습니다. 가장 좋은 방법은, 자신이 살아온 꼴을 되돌아보고 정리하는 것입니다. 어떻게 살아왔는가를 확인해보는 것입니다.

— 무엇을 중요한 가치로 여겼나?
— 사람들에게 어떻게 대했나?
— 음식 먹는 버릇은 어땠나?
— 잠은 어떻게 잤나?

- 내 삶에서 즐거움은 어떤 것이었나?
- 내 삶을 괴롭힌 것은 어떤 것이었나?
- 무엇을 가장 하려고 했나?
- 무엇을 가장 싫어했나?
- 나는 사람들에게 어떤 사람으로 비쳤나?
- 가장 중요한 습관은 무엇이었나?
- 무엇을 하는 순간이 하루에 얼마나 되었나?
- 아무것도 하지 않는 순간이 하루에 얼마나 되었나?
- TV나 컴퓨터는 하루에 얼마나 보았나?
- 뉴스의 어떤 부분에 분노했나?
- 하루에 얼마나 웃었나?
- 하루에 아무것도 안 한 시간은 얼마나 되나?
- 해야 할 일을 했나?
- 안 해도 될 일을 했나?
- 해서는 안 될 일을 했나?

이런 것들입니다. 이런 것을 조용히 생각하면서 자신의 상황을 점검합니다. 그런데 사람의 삶이란 사람마다 다른 것 같아도 다 거기서 거기입니다. 그래서 자세히 관찰해보면 한 가지 특징이 드러납니다. 늘 무언가를 하려고 했다는 것입니다. 사람은 기계가 아닙니다. 설사 기계라고 해도 쉬는 법인데, 어느 한순간도 쉬지 않고 무언가를 계속하려고 했다는 사실을 확인하기는 어렵지 않습니다.

잠자는 시간을 빼고는, 아니 잠자는 시간에도 꿈에 시달리면서, 무언가를 하려고 계속 몸부림치고 발버둥 친 것이 지금까지 살아온 삶의 총량이었다는 사실입니다. 하루 중 생각도 몸도 정지하여 아무것도 하지 않은 시간이 30분이라도 있었다면 큰 병이 올 리가 없습니다. 그 시간은 마음이 조용히 쉬고, 몸이 스스로 살찌우는 시간일 것이기 때문입니다. 대부분 정신없이 달릴 뿐입니다.

그러나 원래의 모습은 이렇지 않았습니다. 배고프면 먹고 졸리면 자고 하던 어린 시절을 생각해보십시오. 그렇게 살았어야 하는 건데, 그렇게 살지 않고 끊임없이 무언가를 하고 짓고 만들려고 했습니다. 이렇게 무언가를 하려고 하고, 실제로 무언가를 하면 마음에 바람이 일고 몸에 열이 발생합니다. 움직이는 것들 주변에는 바람이 일어납니다. 마음이 번거로우면 열을 일으킵니다. 이렇게 해서 열은 위로 가고 찬 기운은 아래로 내려갑니다. 이른바 수화가 분리되어 망동을 하는 바람에, 수승화강이 이루어지지 않는 것입니다. 이것이 병의 발단입니다.

요즘 사람들이 많이 앓는 갑상선이나 전립선은 이런 증상이 구체화 되어 나타나는 증상입니다. 갑상선은 상하로 분리된 열이 위로 몰리면서 바람을 일으켜서熱極生風 나는 병이고, 전립선이나 방광염은 아래로 열이 몰리면서 만드는 병증입니다. 이런 상태로 사람은 자신의 삶을 채찍질하며 살아갑니다. 그러니 단 한 순간도 제대로 쉬지 못하고 기관차처럼 씩씩거리며 생명의 종착역을 향해 달려가는 것입니다. 그러다가 중간에 한 번 크게 고장 나는 것이죠. 바로 이것이 큰 병으로 나타나는 것입니다.

병원에서는 갖가지 불치병과 난치병에 그럴듯한 이름을 붙이기 바쁩니다. 그러면 어떻게 해야 그 병으로부터 해방될까요? 답은 벌써 질문 속에 있지 않을까요? 그렇습니다. 지금까지 그런 식으로 씩씩거리며 달려왔으면, 일단 달려오는 그 짓을 멈추어야 합니다. 무언가 하는 것을 내려놓고 쉬어야 합니다. 몸을 쉬는 것은 물론 마음을 쉬어야 합니다. 그냥 가만히 있으면 됩니다. 무언가를 하려고 자꾸 부산스럽게 움직이는 마음을 거두어 아무것도 하지 않는 그것에 이르러야 합니다. 이게 쉬운 것 같지만, 그렇지가 않습니다. 마음속에는 이미 내가 감당할 수 없을 만큼 많은 기억이 냉장고처럼 가득 들어찼습니다. 그것을 비우지 않으면 마음은 자꾸 무언가를 하려고 합니다. 가만히 있지를 못하는 겁니다. 이것이 마음이 바람을 일으킨다는 말의 뜻입니다.

냉장고를 생각해보십시오. 안에 무언가를 잔뜩 담고 있으면 그것을 일정한 온도로 유지하기 위해서 전기가 필요합니다. 가만히 있는 것 같아도 전기는 계속해서 소모되는 것입니다. 기억이나 이미지도 이와 똑같습니다. 냉장고 칸 칸에 가득 들어찬 음식들이 바로 기억과 이미지입니다. 이 때문에 가만히 있어도 선천지기는 닳습니다.

그러면 어떻게 해야 전기가 쓸데없이 닳지 않을까요? 간단합니다. 냉장고를 비우는 겁니다. 그러면 가벼워지겠죠. 물론 전기를 쓰는 일도 훨씬 줄어들 겁니다. 마음속도 마찬가지입니다. 기억과 이미지를 지우면 영혼이 맑아집니다. 몸속의 에너지가 방전되지 않습니다. 수행하는 스님들이 먹는 것도 별로 없는데 얼굴에서 윤기가 좌르르 흐르는 것을 자주 봅니다. 그 스님들은 방전하는 것이 거의 없기 때문에 생명을 겨우 유지할 정도로 조금씩만 먹어도 그런 겁니다.

　이 쓸데없는 내용물들을 어떻게 버릴까요? 그것이 바로 종교에서 말하는 명상이고 기도입니다. 별거 아닙니다. 눈을 감고 그 기억을 하나씩 불러내어 없애는 겁니다. 없애는 방법은 스스로 찾으면 됩니다. 기억은 감추고 누를수록 더 강하게 작용합니다. 그것이 무의식으로 들어가서 자신도 모르는 사이에 작용합니다. 그렇기 때문에 반드시 하나씩 불러내어 달래고 얼러서 아득한 허공 속으로 돌려보내야 합니다. 한 기억에 50~60차례씩 불러내어 달래면 그제야 서서히 물러갑니다. 그러면 다시 떠오르지 않습니다. 그럴 때까지 계속해서 반복해야 합니다. 각종 명상법을 활용하면 효과가 좋습니다.

　이렇게 하면 몸 안에 기운이 돌기 시작하고, 방전되는 에너지가 없으면 그 에너지는 자신에게 작용합니다. 그러면 소진된 몸이 서서히 기운을 채우면서 중심을 잡기 시작합니다. 이것이 가장 먼저 해야 할 일이고 가장 중요한 일입니다. 이것만 되면 병세는 벌써 절반쯤 꺾입니다. 그런 후에 이제 지금까지 달려온 반대 방향으로 돌아가야 합니다. 앞서 질문한 내용들을 하나씩 점검해서 지금까지 그렇게 해 왔으면 그와 반대로 해보는 겁니다.

　예컨대 돈을 가장 중요한 가치로 여겨왔으면 돈을 쓰레기 취급해보는 겁니다. 돈 때문에 사람들에게 매몰차게 대했으면 반대로 따뜻한 말 한마디라도 해주는 겁니다. 고기를 많이 먹어왔으면 고기를 일절 끊고 채식으로 돌아서 보는 것입니다. 밤늦게 잠을 잤다면 초저녁부터 잠을 자보는 겁니다. 이렇게 행동의 방향을 지금까지 진행된 반대순서로 실천해보는 겁니다. 이런 행동이 계속되면 몸속의 시계는 정말로 거꾸로 돌아갑니다.

큰 병은 마음을 고쳐먹어야 낫습니다. 병의 뿌리는 마음에 있기 때문입니다. 병과 싸우려고 하면 안 됩니다. 그 병과 대화하고 달래주어야 합니다. 병도 인정을 받아야 화를 내지 않습니다. 그러자면 마음공부를 열심히 해야 합니다. 병을 이기려고 다른 방법을 찾아 헤맬 것이 아니라, 우선 조용히 앉아서 그 병을 지그시 바라봅니다. 앞서 바람은 마음의 문제라고 했습니다. 바로 그 지점으로 마음을 돌리는 겁니다. 무엇이 이런 병을 일으키게 했나 질문을 해보고, 그 병이 주는 느낌을 가만히 관찰해봅니다.

체하거나 이유 없이 생긴 간단한 병의 경우에는 그렇게 가만히 들여다보는 것만으로도 해소되는 경우가 많습니다. 큰 병은 쉽게 해소되지 않겠지요. 그러나 그렇게 계속 들여다보면 낫는 속도나 변화가 훨씬 빨라집니다. 그렇게 하는 것은, 하는 행위를 멈추는 것이기 때문입니다. 무언가 마음이 하느라고 바람을 일으키면 그것이 열로 이어져 수승화강을 방해한다고 했습니다. 그것이 그대로 병의 원인이 되는 것입니다.

그러니 무언가 하려는 마음을 조용히 내려놓고 아무것도 하지 않는 마음으로 들여다보면, 우선 바람이 잠잠해지면서 몸 안의 본래 기운이 서서히 도는 것입니다. 바로 이 이치 때문에 질병을 말하는 이곳에서, 번거로운 마음을 내려놓고 자신의 내면을 들여다보라는 뚱딴지같은 소리를 하는 것입니다. 그러지 않고서는 병의 뿌리가 흔들리지 않습니다. 그러니 병을 이야기하면서 마음을 얘기하면 이제 지루한 이 이야기도 끝자락에 다다른 셈입니다.

우리 어머니는 된장 담글 때 반드시 음력 1월의 말날[午日] 담근 다는 원칙을 지킵니다. 하루도 다르지 않습니다. 그렇지 않으면 이상하게 된장 맛이 덜하다는 것입니다. 이것이 진짠지 어쩐 지는 저도 잘 모르겠습니다. 하루쯤 바꿔 담근다고 하여 그 된장 맛이 달라질까요? 우리 어머니의 말씀은 그렇습니다. 그리고 저는 이 말을 믿습니다. 그것은 우리 어머니들이 수 천 년 동안 겪으면서 삶의 실체로 받아들인 것이기 때문에 그렇습니다. 여기에 굳이 이의를 달 필요가 없다고 생각합니다.

이뿐만이 아닙니다. 매년 한식 때가 되면 전국 각지의 무덤에는 자손들이 찾아와 풀을 뽑고 무덤을 정비합니다. 무슨 이유가 있을 것입니다. 이렇듯 우리의 삶에는 우리도 잘 모르면서 행하는 것들이 너무나 많습니다. 무의식중에 하는 그 모든 것들은 수천수만 년 이어진 우주 변화에 우리가 대응한 결과입니다. 그 결과를 호기심으로 바라보는 것은 우주의 비밀로 가는 지름길입니다.

바느질은 나뉜 천을 하나로 만드는 일입니다. 부분을 합쳐서 전체로 만드는 일입니다. 침도 이와 같습니다. 부분에서 문제를 일으켜서 전체의 조화를 깨는 것이 병이고, 그 병을 고쳐서 전체로 돌아가게 하여 부분을 자각하지 않게 만드는 과정이 침뜸 치료입니다. 그러나 이 행위는 보통의 바느질과 달리 실이 없습니다. 침에서 쓰는 실은 몸속의 경락을 따라 흐르는 보이지 않는 기운입니다. 그런 점에서 침뜸 치료는 '실 없는 바느질'이라 할 수 있겠습니다.

오늘도 부분으로 떨어져 나가 아픔을 느끼는 사람들의 몸을 봅니다. 부분에서 통증을 느끼는 사람들이 전체로 돌아와 고통을 고통으로 느끼지 않도록 하기 위해 애쓰는 많은 의원들을 생각합니다. 그들이 개인의 고통을 너머서 사회 전체의 고통까지 기워, 불편해진 마음으로 갈기갈기 찢어진 우주 전체를, 마침내 너 나 없는 하나로 만드는 날을 꿈꿔봅니다. 그리하여 바늘이 더는 필요 없는 그 세상이 침뜸의 목표일지도 모른다고 생각하면서 그동안 거칠게 휘둘러 온 붓을 제 자리로 내려놓습니다. 고맙습니다.

부록

◆
◆
◆
◆
◆

1⎯ 임상 사례

2⎯ 한의학 나들이

임상 사례

✦
✦
✦
✦
✦

  임상 사례를 몇 가지 소개하려고 합니다. 그런데 조심할 것은, 이와 유사한 환자가 있어서 놨는데, 침이 전혀 듣지 않는 경우가 있습니다. 그렇다고 저를 원망하면 안 됩니다. 그것은 전체를 치료해야 하는 경우이기 때문입니다. 그리고 침 한두 개로 단순화하여 놓는다고 해도 전체의 균형이나 상황을 파악하고 놔야 하지, 남들이 놓은 대로 따라 하면 별로 좋은 효과를 보지 못합니다. 한 처방이나 한 결과만을 보고 그대로 따라 하지 말고, 전체의 큰 원칙과 균형을 생각하고 감안하여 응용해야 좋은 효과를 볼 수 있습니다.

약지 삔 것

  학생 하나가 찾아왔습니다. 공놀이를 하다가 오른손 약지를 접질렸다고 하면서 구부려지지 않는다고 합니다. 그래서 아픈 곳과 짝하는 왼손의 자리를 눌러보니, 중저가 제일 아프다기에 거기에 침을 찔렀습니다. 손을 구부려 보라고 했더니, '어? 안 아프네' 하면서 주먹을 쥐엄쥐엄 하는 것이었습니다.

이마 모서리 저린 통증

한 여자분이 머리가 아프다며 찾아왔습니다. 옆 부분을 가리키기에 편두통으로 보고, 임읍 양릉천 내관을 놨는데 차도가 전혀 없었습니다. 그래서 아픈 부위가 정확히 어디냐고 묻고 다시 확인하니, 이마의 모서리 끝부분이었습니다. 경락도에는 위경의 두유 자리입니다. 그래서 발등의 함곡을 눌러보니 소리를 지르더군요. 그래서 함곡과 족삼리에 침을 놓았습니다. 대번에 통증이 사라졌습니다. 아픈 부위로 지나는 경락을 정확히 판별해야 치료가 잘 된다는 것을 새삼 깨달은 경우였습니다.

두드러기

학생 하나가 온몸을 긁으며 조퇴하겠다고 자기 담임을 찾아왔습니다. 어제도 병원에 갔는데 효과가 없다고 합니다. 그래서 마음이 약해져 침을 놓았습니다. 폐경의 어제 열결 척택, 대장경의 합곡과 곡지, 심포경의 곡택 내관, 심경의 신문에 놨습니다. 침을 다 놓자마자 가려움이 사라졌고, 30분 후에는 대부분 가라앉았습니다. 선생님 한 분도 음식 먹고 손 언저리에 붉은 반점이 몇 개 돋고 가려움증이 있었는데, 똑같은 처방으로 나았습니다. 허임의 『침구경험방』에 나오는 처방입니다.*

발바닥 통증

여학생 하나가 발바닥이 아프다더군요. 눌러서 확인해보니 발바닥이 아니고 새끼발가락의 방광경 노선 쪽입니다. 디딜 때마다 아프니까 발바닥이라고 말한 거죠. 이중표인 폐경의 경거를 눌렀더니 비명을 지르더군요. 짚이는 바가 있어서 '너 담배 피우지?' 하고 물었더니 입을 딱 다물더군요. 경거를 몇 번 누른 뒤에 발을 다시 눌러보니 안 아프다는 것이었습니다. 담배 끊으라고 했더니 심각한 얼굴을 하더군요. 몇 번 눌러만 주어도 효과를 냅니다. 이것이 경락의 오묘함입니다.

허리 통증

1. 한 여선생님이 허리가 아프다고 하여 유혈진단을 해보니 비유 자리입니다. 그래서 태백을 누르니까 아프다고 하더군요. 그것으로 허리 통증이 사라졌습니다. 그래서 태백과 음릉천 자리를 문질러서 통증을 없애라고 했더니, 며칠 후에 통증이 다 사라졌고 허리 통증도 재발하지 않는다고 합니다.

2. 50대 후반의 남자분이 허리가 아프다고 하여 살펴보니 허리뼈 2번입니다. 양옆에 신유가 있으니 신장이 허해지면서 생긴 증상이겠죠. 작년까지는 병원에 가서 약을 먹으면 나았는데 올해부터는

---

* 허임, 『침구경험방』, 허임기념사업회, 2006, 152쪽

그게 안 듣는다고 찾아왔습니다. 신장의 문제로 보고 후계, 신맥, 노궁, 음릉천, 통곡, 족삼리, 연곡 정도를 찔렀습니다. 한 차례에 좋다고 하더니 두 차례에 안 아팠다고 하고, 예비로 한 번 더 맞았습니다.

3. 허리가 아프다며 찾아오는 분이 꽤 많습니다. 허리가 아프다고 하는 분들의 유혈을 두드려보면 특별히 한 곳이 아프다는 경우가 생깁니다. 이 경우에는 해당 유혈의 장부에 해당하는 경락의 원혈에 침을 놓으면 즉시 효과가 있습니다. 서울에서 온 분은 허리가 아파서 잠시도 한 자세로 못 앉아서 계속 자세를 바꾸어야 한답니다. 벌써 몇 년이 되었다고 합니다. 유혈진단을 해보니 신유 자리였습니다. 피부에 까무잡잡한 반점이 많이 생긴 것도 신장의 문제로 보였습니다. 그래서 태계와 복류를 눌러보니, 복류가 더 아프다고 하더군요. 복류에 침을 놓자마자 허리를 꼿꼿이 세우더니 안 아프다는 것입니다. 그렇게 30분을 유침한 후에 저녁을 먹으러 갔는데, 한 시간 내내 통증을 못 느끼고 편해졌다고 합니다.

4. 골반 약간 밑의 허리가 아파서 제대로 서지 못하여 휴직을 한 분도 있습니다. 유혈진단을 해보니 소장유 부근이었습니다. 그래서 전곡, 후계, 완골, 양곡을 눌러보니 완골이 제일 아프다더군요. 그래서 완골에 침을 놓고 득기시켰습니다. 그랬더니 그 즉시 통증이 사라졌다는 것입니다. 이 분 역시 이 한 방으로 몇 달을 끌던 허리통증이 사라졌습니다.

5. 한 분이 다리를 질질 끌며 찾아왔습니다. 직장도 다니기 힘들다는 것입니다. 대장승격을 놨더니 더 아파진답니다. 침을 뽑고 배를

눌러서 음양 치료를 했습니다. 그랬더니 잠시 후 하반신을 마구 떨더군요. 그러더니 몸의 왼쪽 절반으로 박하 먹었을 때의 느낌 같은 것이 확 퍼진답니다. 그러더니 일어나서 축구도 할 수 있다고 좋아합니다. 완전 정상이 되어 노래 부르며 걸어나갔습니다.

목과 허리 통증

한 환자가 목이 아프다고 하는데 정확한 자리를 확인해보니 풍지보다 1촌 가량 밑쪽이었습니다. 그래서 임읍에 놨더니 효과가 별로 없었습니다. 그래서 중저에 놨더니 통증의 70%가량이 사라졌습니다. 그래도 20 밑으로는 더 사라지지 않아서 허리 통증에 대해 물어봤습니다. 디스크는 아니라고 하더군요. 그래서 정확한 부위를 살펴보니까 소장유 근처였습니다. 담과 소장에 문제를 일으키는 원인이 무엇일까요? 담과 소장이 동시에 관여하는 장기는 심장입니다. 심화가 극성해서 표리와 이중표 두 방향으로 동시에 병이 뻗어간 것입니다. 사람이 삐쩍 마른 것이 한 성질 하게 생긴 것과 관련이 있습니다. 그래서 배를 눌러봤더니 충맥이 꽉 막혔더군요. 그래서 충맥을 풀고, 통리와 양릉천 임읍에 침을 놓았습니다. 그제서야 목의 통증이 거의 다 사라졌습니다.

운동으로 인한 목 통증

전날 탁구대회에 참가한 여성분이 아침에 로보캅처럼 목을 돌릴 수 없을 지경이 되어 왔습니다. 중저에 침을 놓고 움직여보라고 하니 대번에 효과가 있답니다. 태계에 침을 추가하고 20분이 지나자

처음 통증의 80%가 사라졌습니다. 이중표 관계를 이용한 것입니다.

허리뼈 바로 아래 통증

허리뼈에서 선골로 넘어간 부분 근처의 허리가 아픈 사람이 적지 않습니다. 정확한 위치를 확인해보면 소장유 높이입니다. 소장은 태양경이니, 한사가 들이쳐서 그런 경우가 많습니다. 그럴 때는 소장경의 손목 근처 혈을 몇 군데 눌러봅니다. 대부분 완골이 아프다고 합니다. 그래서 완골에 침을 놓았더니 10분 만에 통증 대부분이 사라졌습니다. 이것은 유혈을 통해 해당 장부를 확인한 뒤, 그 경락의 원혈에 침을 놓은 것입니다. 어른들한테 이런 허리 통증이 나타나면 정력이 감퇴되고 성욕이 일지 않습니다. 그리고 쉽게 재발합니다. 그래서 오래 고쳐야 합니다. 젊은이들은 금방 낫죠.

등 통증

왼쪽 등 뒤가 아프다며 남자 선생님이 찾아왔습니다. 오래도록 아파서 고생했다고 합니다. 두드려보니 고황 자리입니다. 궐음유의 바깥 자리 방광 2선이죠. 그래서 통리에 침을 찔렀습니다. 대번에 통증이 가라앉았습니다.

편두통

젊은 여선생님이 편두통이라며 침을 놔달라기에, 임읍과 양릉천 내관을 놨습니다. 20분 내로 통증이 사라졌습니다.

등 뒤 어깨 통증

한 여선생님이 잠잘 때 견갑골 경계선을 따라 통증이 심해서 돌아눕기도 불편하다고 하였습니다. 견갑골이니 소장경으로 보고, 후계와 태백에 침을 놨습니다. 다음 날 아침이 되자 씻은 듯이 사라졌다고 합니다.

어깨 통증

어디 한 군데라고 딱 잘라 말하기 어렵게 어깨 전체가 아플 수가 있습니다. 이럴 때는 맞은편의 외관이 좋습니다. 서너 명을 이렇게 고쳤습니다. 한 여선생님은 어깨관절 뒤쪽이 아프다고 해서 중저에 놓았습니다. 처음엔 관절 앞쪽이 아프다가 뒤로 갔다는 것입니다. 대장경에서 삼초경으로 넘어간 경우입니다. 그래서 이 둘과 관계 있는 간경에도 침을 놓았습니다. 태충.

손끝 따기

체해서 오는 사람이 꽤 많습니다. 그럴 때마다 손끝을 따면 직효입니다. 가운뎃손가락 끝을 따고, 엄지손톱과 새끼손톱의 바깥모서리를 따면 대부분 해결됩니다.

발목과 심장

한 학생이 발목이 아프다기에 살폈더니 수술 자국이 있습니다. 어찌 된 거냐고 물으니, 양쪽 발목 다 수술을 했답니다. 그래서 심경의 통리를 눌렀더니 죽겠다고 비명입니다. 심장에 이상이 있다고 하니까, 눈이 휘둥그레지며 자신의 심장이 다른 사람보다 작다고 합니다. 발목 바깥으로 담경이 지나갑니다. 그래서 발목이 삐거나 접질리면 담경과 관계가 많다고 보는 겁니다. 담의 이중표가 심장입니다. 따라서 심장의 문제는 반드시 담경 상으로 표현됩니다. 이 학생은 심장의 문제 때문에 양쪽 발목이 문제가 생겨 수술까지 한 것입니다.

갈비뼈 밑 횡격막을 따라 아픈 통증

청주 침뜸 사랑방 '평인'에 놀러 갔는데, 마흔 안팎의 여자분이 아프다고 울면서 침을 맞습니다. 침을 보니 내관과 족삼리를 중심으로 찔렀습니다. 옆에서 구경하는데, 30분이 지나도 통증이 가라앉지 않습니다. 침을 뽑은 뒤에도 여전히 아프다고 하여 진단을 해보니 왼 천추와 왼 대횡이 아프고, 갈비뼈를 따라서 아프다고 합니다. 이런 경우는 전면부의 병이 아니라 측면부의 병입니다.(기경상의 양유맥 병증) 측면부의 병은 3지구를 놔도 좋습니다. 외관-임읍의 기경8맥을 쓰고, 폐경과 간경의 몇 군데를 더 추가했습니다. 통증이 현저히 줄었다고 하더군요. 막은 간 소관이고, 갈비뼈 밑의 막은 폐와 관련이 있습니다. 이것은 금극목의 관계에서 폐기가 치솟아서 간을 억압하여 생긴 것입니다. 그래서 간경과 폐경을 동시에 건드려주면 진정됩니다.

견갑골 바깥쪽 통증

40 중반의 남자. 중학교 때 친구로부터 등짝을 한 대 맞았는

데, 지금까지 계속 어깨에 통증이 있답니다. 부인이 만성피로로 침을 맞으러 왔다가 나온 얘기입니다. 그래서 아픈 부위를 정확히 짚어보니 심유였습니다. 그래서 통리에 침을 놓고 움직여보라고 했더니 대번에 통증이 줄었다는 것입니다. 10분 만에 통증이 다 사라졌습니다. 친구에게 맞아서 그런 것이 아니라고 했습니다. 우연히 그렇게 된 것인데, 그 친구가 30년째 원망을 듣고 있는 것이지요. 그래서 그동안 욕먹은 그 친구한테 사과하라고 농담 삼아 말했습니다.

냉방병

에어컨을 많이 틀어서 냉방병으로 뒤통수가 아픈 여자분이 있어서 곤륜에 침을 놓았습니다. 그것 하나로 나았습니다. 약했던 초기 증상이기 때문일 것입니다. 증상이 더 심한 경우에는 폐경의 경거나 척택을 추가하고, 내관이나 소부를 상황에 따라 추가하면 좋습니다. 모두 몸에 열을 올리게 하는 처방입니다. 곤륜은 방광경의 화혈이죠.

손톱 부서지는 것

젊은 여자분이 찾아와서 고민을 얘기하는데, 손톱이 유난히 얇고 그 끝이 자꾸 얇게 벗겨지면서 쉽게 부스러진다는 것입니다. 손톱은 오행의 간목에 해당합니다. 간 이상이죠. 간이 어떠냐고 물었더니, 자신은 이상 없는데 아버지가 간이 안 좋고 여동생도 손톱이 이상하답니다. 가족력이죠. 그래서 태충과 공손을 가르쳐주고 마사지하라고 했습니다. 침을 엄청 무서워하거든요. 간이 안 좋은 사람은 침을 무서워합니다. 간은 목이고, 침은 금이기 때문이죠.

젖가슴 밑 통증

이마 모서리가 아프다고 한 분이 또 가슴 아래가 아프다며 찾아왔습니다. 젖가슴은 위경이 지나죠. 그래서 함곡과 족삼리, 그리고 내관에 놨는데, 통증이 그대로라는 것입니다. 그래서 혈자리를 정확히 확인했더니 기문입니다. 간경이죠. 그래서 태충 곡천과 합곡에 찔렀습니다. 그런데도 통증이 그대로라는 것입니다. 고개를 갸우뚱했는데, 주말이 지나고 월요일에 출근해서는, 그다음 날 통증이 신기하게 싹 가셨다는 것입니다. 침 효과가 시간이 좀 흐른 후에 나타난 특이한 경우입니다. 다행히 이 분이 침을 배운 분이라서 침에 대한 믿음이 있었기에 다음날 가신 통증이 침 덕이었음을 인지한 것입니다.

약지 마디 통증

어떤 선생님이 손가락이 아프다고 호소했습니다. 왕진을 갔더니, 한의원 가도 안 낫는다며 고민하십니다. 넷째 손가락 둘째 마디 통증입니다. 이것은 류머티즘 관절염으로 넘어가는 과도기 단계입니다. 그래서 반대편 중저에 침을 놨습니다. 10분 만에 거의 다 통증이 사라졌다며 신기해합니다. 그리고 엉덩이 부근도 아픈 건 아닌데 어딘가 불편하다고 합니다. 아마도 환도혈쯤일 것입니다. 담경이죠. 손의 약지로는 삼초경이 흐르죠. 담과 삼초는 둘 다 소양경입니다. 하나는 손으로 가는 소양이고, 하나는 발로 가는 소양이죠.

이게 결국은 같은 병인 겁니다. 앉았다 일어났다를 몇 차례 반복해 보라고 하니 엉덩이 쪽도 개운해진다고 합니다.

무릎 통증

무릎뼈를 기준으로 해서 안쪽이면 간경이 주관하니 수구와 반대편 내관을 놓으면 되고, 바깥쪽이면 위경이니 반대편 곡지를 놓으면 좋습니다.

꼬리뼈 통증

15세 여자. 꼬리뼈가 아파서 이것저것 해봐도 효과가 신통치 않아, 백회를 10분간 꼭꼭 눌렀더니 통증이 사라졌습니다.

어깨 굳음

어깨가 굳어서 너무 불편하다고 한 학생이 왔길래, 외관과 임읍을 찔러서 강자극을 주었습니다. 5분쯤 뒤에 명현반응이 와서 어지럽다고 의자에 눕다시피 하더군요. 침을 뽑고 족삼리와 소부에 침을 찔렀더니 10분 후에 깨어났습니다. 덕분에 어깨 통증은 완전히 사라졌습니다.

발뒤꿈치 통증

한 학생이 초등학교 때 뛰어내리다가 발뒤꿈치를 큰 돌에 부딪혔는데, 그 후로 계속 아파서 한의원과 병원을 안 돌아다닌 데가 없답니다. 한의원에서는 발 오금부터 뒤꿈치까지 쭉 침을 놨다는 것으로 보아 방광경을 따라 놓은 모양입니다. 그래서 발뒤꿈치 여기저기를 눌러보니 수천(신경) 언저리를 가장 아파합니다. 그래서 같은 손 중저에 침을 찔렀더니, 자지러집니다. 걸어보라고 하니 통증이 절반 이하로 줄었다고 합니다. 한 번 더 자극을 준 뒤 걸어보라고 하니 시큰거리는 느낌 조금만 남았다고 합니다. 10년간 끌어온 병이 그야말로 한 방에 날아갔습니다.

감기로 헌 코

감기가 왔는지, 코안이 헐어서 자꾸 후비게 되고, 그래서 더 악화하는 증상에는 소상(폐경)을 따는 것이 좋습니다. 코끝을 따는 것도 좋습니다. 족삼리와 합곡이 코를 다스리는 명혈입니다.

교통사고 후유증

교통사고 후유증으로 왼쪽 견갑골 전체가 아프고 어지럼증에 멀미 증세가 있는 환자. 오른 외관에 놔서 견갑골을 풀고, 내관과 공손으로 명치의 통증을 해소했습니다. 또 4봉혈을 따니, 콧물 같은 맑은 물이 나왔습니다. 놀란 사람에게서 나타나는 현상입니다.

양쪽 팔뚝이 아프고 저린 것

한 학생이 찾아와서 어깨부터 팔꿈치까지 아픈데, 살 속의 뼈를 따라서 아프다고 합니다. 직전에 팔씨름을 했다고 합니다. 그래서 근골이 상한 것으로 보고, 날씨가 추워서 경직된 상태의 병이라고 판단, 양릉천과 곤륜을 찔렀습니다. 그랬더니 30분 만에 완치되었습니다. 뼈를 따라서 가는 통증은 곤륜이 잘 듣습니다.

테니스 엘보

테니스 엘보는 어려우면서도 간단한 병입니다. 어렵다는 것은, 장부의 불균형에서 오는 경우이고, 간단하다는 것은 그곳을 많이 써서 그런 경우입니다. 전에 테니스 국가대표까지 지낸 여자분이 테니스 엘보 때문에 서울에서 청주까지 찾아왔습니다. 요즘도 클럽에서 선수 생활을 하는데, 오른손 팔꿈치가 아파 대회 나갈 때 연습을 많이 하면 통증이 심하답니다. 그리고 양쪽 무릎까지 아프다고 합니다. 이 경우는 물론 몸 전체의 균형을 살펴야겠지만, 너무 많이 써서 생긴 것이니 어렵지 않습니다. 먼저 곡지에 침을 놔서 무릎을 고쳤습니다. 계단에 오를 때 아팠는데, 침을 꽂은 채로 계단을 두 번 내려 갔다 오더니 완치됐습니다. 팔꿈치는 무릎 밑의 독비를 찔러서 득기시켰습니다. 평형침법을 쓴 것입니다. 득기를 세 번 시키자 완치되었습니다. 이렇게 간단한 처방으로 되지 않을 경우는 전체 치료를 해야 합니다. 이 전체 치료를 저는 '음양 치료'라고 합니다. 사와다는 '태극치'라고 했는데, 태극은 음양이 분리되기 이전의 적막무짐한 상태이니, 치료할 필요도 없는 것입니다. 적절하지 않은 명칭이죠. 그래서 저는 '음양 치료'라고 이름 붙였습니다.

귀 안 들림

귀 안 들리는 것을 이롱이라고 합니다. 귀머거리라는 말이죠. 전화로 상담을 하는 직업을 가진 여자분이 왼쪽 귀가 안 들린답니다. 서울대병원에서도 못 고친다고 하여 절망에 빠졌습니다. 귀 안쪽으로 들어가는 경락은 삼초경입니다. 그래서 외관에 침을 놓았더니 너무 아프다며 침을 빼달라고 합니다. 20분만 참으라고 했습니다. 이중표인 태계에도 놨습니다. 그런 후에 음양 치료를 했습니다. 그랬더니, 귀에 무언가 다른 느낌이 느껴진다는 것입니다. 아직 귀가 뚫리지는 않았습니다만, 몇 차례 치료하면 호전될 것입니다.(한 달 뒤에 연락이 옴. 침을 4, 5차례 더 맞았는데, 가는 소리가 들리기 시작했다고 함)

지독한 비염

거문고라는 악기는 괘가 있어서 기타처럼 현을 눌러서 소리를 냅니다. 왼손 엄지로 가장 가는 줄인 유현과 가장 굵은 대현을 누르죠. 그래서 엄지손톱 위에 굳은살이 박입니다. 경락 상으로는 수태음 폐경의 정혈인 소상 자리입니다. 거문고를 배우러 갔더니 젊은 국악인이 창백한 얼굴로 나왔더군요. 비염 기도 있기에 폐가 안 좋으냐고 물었더니 옛날부터 감기가 한 번 걸리면 낫지를 않았답니다. 그래서 굳은살 얘기를 하니 깜짝 놀랍니다. 연주회 때문에 종일 연습할 때가 있는데, 그때는 몸이 힘들어서 까라진다는 것입니다. 당연히 폐경의 소상을 너무 자극해서 생기는 현상입니다. 그래서 관악기를 하나 배우라고 했습니다. 관악기는 호흡을 해야 하니 저절로 단전호흡이 되기 때문입니다. 그러면 폐실로 인해서 생기는 병이 한결 나아질 것입니다.

오줌소태

오줌을 참을 수 없는 것을 오줌소태라고 합니다. 병원에서는 급성 방광염이라고 하죠. 나이가 들어서 무기력해지면서 생기는 흔한 병인데, 병원에서는 고칠 수 없습니다. 골반 뒤쪽에 유명한 8료혈이 있습니다. 상료, 차료, 중료, 하료죠. 양쪽에 똑같이 있어서 여덟 개입니다. 이곳은, 골반강 안에서 생기는 모든 병에 좋은 혈입니다. 그래서 그곳에 세 차례에 걸쳐서 침을 놓았습니다. 그것으로 완치되었습니다.

허벅지 앞쪽 통증

허벅지 앞쪽이 아프다고 하기에 위경으로 보고 원혈인 함곡에 침을 찔렀습니다. 20분 만에 대부분 통증이 사라졌습니다. 아마도 기혈이 왕성한 젊은이라서 그런 듯합니다.

고관절 통증

체육 시간에 심하게 운동을 한 학생이 고관절이 아프다고 하여 외관-임읍에 놨는데, 별로 효과가 없었습니다. 조퇴하고 병원을 갔더니, 별수 없이 그냥 사는 수밖에 없다고 하더랍니다. 그래서 고관절로 간경이 지나간다는 사실을 생각하고 태충에 놨습니다. 20여분 만에 통증이 다 사라졌습니다.

정강이 통증

한 학생이 축구를 하고 와서는 발이 들리지 않는다고 합니다.

좌우로는 움직이는데 상하로는 움직이지 않는 것입니다. 자세히 살펴보니 정강이를 따라서 길게 아프다고 합니다. 그래서 요새 속은 어떠냐고 물었더니, 소화가 잘 안 된답니다. 그래서 함곡과 대릉에 침을 놓았습니다. 침이 들어가자마자 발목이 조금 움직입니다. 다음 날 한 번 더 맞고 완치되었습니다.

화상

어머니가 부엌에서 화상을 입었습니다. 평소 저에게 침을 잘 맞으셨는데, 저에게 말도 안 하고 근처 피부과에 가서 약 바르고 붕대를 칭칭 동이고 오셨습니다. 끌러 보라고 하니 슬그머니 피하십니다. 그래서 제가 화를 냈습니다. 저의 어머니까지 이러시니, 화상에 대한 일반인들의 생각은 어떻겠어요? 화상은 아주 간단합니다. 침을 아시혈로 수북이 꽂아놓으면 다 치료됩니다. 세 번 만에 말끔히 낫는 것을 보고 어머니가 감탄하십니다. 화상은 오직 침으로밖에 치료가 안 됩니다. 완벽하게 치료됩니다. 3도 화상도 원래의 피부 상태로 돌아갑니다. 하지만 불결하고 무식하다는 생각을 사람들이 못 버려서 고생을 자초합니다.

이제부터는 치료가 아주 오래 걸린 사례를 몇 가지 보겠습니다. 이런 치료의 바탕에는 '음양 치료'가 깔려있습니다. 즉 배와 등 양쪽에서 계속 침뜸으로 균형을 맞춰가며, 동양의학의 기본인 오장육부의 불균형을 바로잡는 치료를 몇 년간 계속하였습니다.

강직성 척추염

앞서 임상에서도 잠시 나왔습니다. 목뼈부터 꼬리뼈까지 등뼈에는 많은 뼈가 있고 그 뼈를 수많은 신경과 근육 다발이 에워쌌습니다. 그런데 그 부분이 석회화되면서 몸이 굳어가는 것입니다. 엎드려놓고서 등을 만져보면 마치 빨래판 같습니다. 어디가 뼈이고 어디가 근육인지 구별이 잘 안 됩니다. 이런 환자를 침 몇 번으로 고친다는 것은 불가능합니다. 그래서 맥을 보고, 유혈을 두드려보고, 복진을 해보고, 하여 그때그때 상황에 맞는 침을 놓으면서 뜸 뜨는 법을 가르쳤습니다. 이렇게 하여 2~3년쯤 하자 효과가 나타나기 시작했습니다. 5년쯤 뒤에는, 그 병이 완전히 낫지는 않았지만, 일상생활을 하는데 아무런 문제가 없고, 언뜻 보면 환자인지 아닌지 분간하기가 어려울 정도로 호전되었습니다.

간경변

술을 좋아하고, 대인관계가 넓었던 분인데, 어느 날 갑자기 몸이 안 좋아져서 서울대병원에 갔더니, 간경변이라는 진단을 받았습니다. C형 간염 보유자였는데, 의사 말로는 10여 년 정도 살면 괜찮은 것이라고 했답니다. 남은 생 10년에서 2년밖에 안 남았을 때 저를 만났습니다. 그래서 1주일에 한 번씩 집으로 찾아가서 침을 놨습니다. 1년쯤 되자 서울대병원에서 3개월에 1번씩 정밀검진을 하는데 모든 수치가 거의 정상으로 돌아왔습니다. 특이한 것은, 젊어서부터 목덜미에 손바닥만 한 포도주 빛 반점이 있었는데, 이게 엷은 황토색으로 변하여 자세히 보지 않으면 다른 부분과 구분되지 않습니다. 2년밖에 안 남은 시점에서 침을 맞기 시작하여 4년 정도 맞았고, 이후 침을 맞지 않은 채로 5년이 더 흘렀습니다. 이 분도 음양 치료를 기본으로 하고 그때그때 장부진단을 하여 침을 추가하는 방법으로 치료했습니다.

화염성 홍반

대학 후배의 딸인데, 팔오금부터 엄지와 검지까지 길게 살갗이 포도주 빛입니다. 어릴 적부터 그랬답니다. 사춘기 때 이 때문에 피부과에서 레이저 박피 수술을 몇 차례 했는데, 며칠 지나면 똑같아졌습니다. 민감한 사춘기 때는 이러더랍니다. "엄마, 나 이 팔 잘라버리고 싶어." 동생이 공황장애를 겪어서 제가 침을 놔주었는데, 몇 차례에 호전되는 것을 보고서 이런 것도 되느냐고 물어 이 희한한 이름의 병을 알게 되었습니다. 병원에서 내린 진단이 '화염성 홍반'이랍니다. '불꽃처럼 빨갛게 물든 점'이라는 말입니다. 그래서 제가 그랬습니다. "이거 아무것도 아니야! 쉽게 고칠 수 있어." 그랬더니 용기를 내어 침을 맞기 시작했습니다. 6개월 만에 포도주 빛 반점이 불그스름하게 변했고, 1년 만에 엷은 황토색으로 변했다가, 2년쯤 되자 컨디션이 좋을 때는 거의 표가 안 날 정도가 되었습니다. 피부는 폐가 지배하는 영역이기 때문에 에어컨이나 찬 바람을 쐬면 조금 더 진해집니다. 치료 목표는 이것이었습니다. "한여름 해수욕장에서 비키니 입을 수 있으면 치료를 멈추겠다." 3년 만에 치료를 끝냈습니다. 하지만 이것은 체질에서 오는 것이기 때문에 꾸준히 관리해야 합니다. 방심하면 점차 되돌아갑니다.

우주 변화와 한의학

뇌수종

뇌수종은 뇌압이 자꾸 높아지는 것입니다. 뇌압이 높아지면 대뇌피질이 눌려서, 눌린 부분의 지배영역에서 제어가 잘 안 되는 증상이 발생합니다. 걷거나 뛰기가 불편해져서 자주 넘어진다든가, 말이 어눌해진다든가 하는 방식으로 나타나죠. 뇌로 들어가는 경락은 둘입니다. 간경과 독맥. 이 둘을 꾸준히 자극하고 음양 치료를 겸하면 좋아집니다. 이렇게 3년 동안 침뜸을 병행하였더니, 생활하는 데 불편함이 없을 정도로 좋아졌습니다.

크론씨병

입에서 똥구멍까지는 한 대롱입니다. 인후, 식도, 위장, 소장, 대장, 직장 모두 연결됐죠. 이 모든 곳에서 염증이 생겨 피고름을 쏟는 것이 크론씨병입니다. 당연히 난치병입니다. 병원에서는 스테로이드제 같은 강력한 항생제로 병을 잡습니다. 약 먹을 때뿐이죠. 침뜸 치료를 해보면 병원 치료와 상극임을 깨닫습니다. 동양의학에서는 몸의 원기를 회복시켜서 병사와 싸우게 하는 방법으로 치료하는데, 몸의 원기가 어느 정도 살아나면 증상이 더 심해집니다. 그러면 병원에서는 항생제를 투여하죠. 원기가 다시 팍 죽습니다. 마치 제초제를 뿌린 것 같죠. 그러면 증상은 좋아지는 듯한데, 몸은 더 나빠집니다. 다음번 염증이 찾아올 때는 죽을 맞이죠. 이 악순환을 10대부터 10년 넘게 되풀이하다가, 이 분이 침 맞으러 왔다가 침을 배우면서 독하게 마음먹고 병원 치료를 멈추었습니다. 죽음의 문턱까지 갔다가 겨우 살아나왔습니다. 그래서 지금은 힘겹기는 하지만,

약을 먹지 않고 버티며 생활하는데, 큰 문제는 없습니다. 더 큰 문제는 어릴 때부터 간편식과 불규칙한 식생활에 시달리다 보니 허약체질이 되었다는 것입니다. 결국, 생활 습관과 식생활을 바꾸지 않으면 병은 낫지 않습니다.

난임

옛날에는 원치 않은 임신이 너무 많이 되어 산부인과가 환자로 가득했는데, 요즘에는 임신이 너무 안 되어 산부인과가 환자로 넘쳐납니다. 인공수정에 수정관 아기, 듣도 보도 못하던 수많은 치료법이 엄청난 비용을 등에 업고 환자를 기다립니다. 난임은 두 가지로 나뉩니다. 난소에서 난자가 만들어지지 않는 경우가 있고, 자궁에 착상이 안 되는 경우가 있습니다. 둘 다 몸의 균형이 깨져서 그런 것입니다. 오장육부의 기능만 잘 잡아주면 저절로 임신이 됩니다. 난소의 문제는 위 경락이 관여합니다. 위경이 젖꼭지를 지나서 난소로 지나갑니다. 따라서 위암, 난소암, 유방암은 한통속입니다. 서양의학에서는 각기 다른 처방을 내리는데, 동양의학에서는 같은 치료를 합니다. 효과가 탁월합니다. 자궁의 문제는 냉증입니다. 자궁(애기집)이 차서 난자가 거기 들어갈 수 없는 것입니다. 따라서 자궁을 따뜻하게 해주는 처방을 하면 됩니다. 음양 치료를 기본으로 하고, 위와 같은 성질을 이용하여 각기 해당 경락을 자극하면 1~2년이면 효과를 봅니다.

신부전증

신장에 염증이 생겨서 문제를 일으키는 것은, 병원에서는 거의 치료가 안 됩니다. 그냥 관리만 하는 것이죠. 그런데 침뜸에서는 어렵지 않게 치료가 됩니다. 그런데 사람들이 이 사실을 안 믿습니다. 현대의학의 교육을 너무 잘 받아들여서 고칠 생각도 않습니다. 신장은 삼신할미가 준 선천지기를 관장하는 곳입니다. 그래서 신장에 문제가 생기면 목숨이 짧아집니다. 일종의 배터리 같은 것이기 때문에 한 번 닳으면 회복할 방법이 없습니다. 그래서 신장의 병은 약으로 낫지 않는 것입니다. 외부에서 약물을 넣지 않는 방법으로 고칠 수 있습니다. 호흡과 침이죠. 콩팥을 가족에게 떼어주고 10년이 넘은 분에게 침을 놨더니, 다음날 몸의 부기가 싹 빠졌습니다. 체중도 확 떨어졌죠. 침을 맞은 분이 말을 해서 알게 된 사실입니다. 이게 무슨 뜻일까요? 신장의 병은 불가역이라고 말하는데, 사실은 가역입니다. 충분히 되돌릴 수 있습니다.

이렇게 원래 상태로 되돌리는 것을 동양의학에서는 '치료'라고 합니다. 진행을 멈추게만 하는 것은 치료라고 하지 않습니다. 서양의학에서는 진행을 멈추게 하는 것만으로도 대단한 치료라고 여기는데, 동양의학에서는 원래의 자리로 되돌아가야 '치료'라는 말을 붙입니다. 동양의학에서는 오장육부의 불균형을 병이라고 보기 때문에, 어떤 병이든 균형을 되돌려서 바로 잡을 수 있다고 생각합니다. 못 고치는 병은 없습니다.

파킨슨, 알츠하이머

이 둘은 양상만 다르지 같은 병입니다. 옛날에는 중풍으로 분류했습니다. 뇌에 급하게 오는 병이 뇌졸중이고, 천천히 오는 것이 파킨슨, 알츠하이머 같은 병입니다. 뇌에서 생긴 문제이기에 치료법도 같습니다. 파킨슨병의 전조증상으로 손을 달달 떠는 것을 음양 치료로 단 한 번에 고친 적이 있습니다. 하지만 대부분 지속성 병이라서 침뜸도 꾸준히 해야 합니다. 이런 것은 뇌세포가 죽기 때문에 그 지배영역에서 특정 증상이 나타나는 것입니다. 그러니 뇌세포가 죽지 않도록 침을 놓으면 됩니다. 약으로는 안 됩니다. 몸이 뇌로 들어가는 모든 독소를 알아서 막으려고 저항합니다. 하지만 침은 경락을 이용하기 때문에 이런 부작용이나 저항이 없습니다. 뇌로 들어가는 경락은 두 가지죠. 간경과 독맥. 이 둘을 이용하면 알츠하이머나 파킨슨도 눈에 보이게 좋아집니다.

퇴행성 류머티즘

가장 골치 아픈 병들은 병원에서 '퇴행성'이라고 이름 붙인 것들입니다. 늙어가면서 기운이 달려서 저절로 나타나는 병이기 때문입니다. 하지만 원리에 따라 다스리면 얼마든지 고칠 수 있습니다. 류머티즘은 몸이 차가워지면서 나타나는 증상입니다. 그래서 몸을 따뜻하게 하는 처방으로 꾸준히 음양 치료를 하면 저절로 좋아집니다. 대개는 6개월이면 큰 차도를 보이고, 1~2년이면 큰 불편 없이 삽니다. 류머티즘을 동양의학에서는 소장의 열로 인한 병이라고 말하는데, 소장은 심장과 짝이기 때문에, 결국은 자동차로 치면 엔진인

심장의 성능이 떨어지면서 생기는 일입니다. 그래서 앞서 몸이 차가워지면서 나타나는 병증이라고 말한 것입니다. 이 원리를 알면 고치는 방법도 저절로 드러나죠. 몸을 따뜻하게 하는 처방을 찾아서 적용하는 것입니다.

공황장애

공황장애는 문명병입니다. 스트레스가 극에 이르면 나타나는 마음의 병입니다. 처방약은 대부분 강력한 억제제입니다. 억누르면 더 튀는 게 이런 쪽의 병입니다. 그래서 침뜸으로 치료하면 의외로 빨리 낫고 효과도 좋습니다. 다만, 침 몇 개로 해결하려는 것을 보고 환자들이 의구심을 품는 게 문제입니다. 침뜸에 믿음만 조금 있다면, 아무런 약물도 쓰지 않는 이 방법이 가장 좋은 것임을 알 수 있습니다. 6개월에서 1년이면 거의 다 정리됩니다. 이 동안 믿음을 갖고 성실하게 침을 꾸준히 맞느냐 하는 게 열쇠죠. 역시 음양 치료로 몸의 균형을 잡아가는 것입니다. 일단 언덕만 올라서면 수레는 저절로 굴러갑니다.

한의학 나들이

✦
✦
✦
✦
✦

1⁻이럴 때 한의원에 간다 ①

병은 아픈 것을 말하는데, 어디까지 병이고 어디까지 병이 아닌지 알 수 없는 경우가 많다. 틀림없이 내 느낌은 이상하다고 느끼고, 심지어 병원까지 가서 이것저것 검사를 했는데도 아무런 이상이 없다고 나온다. 분명 몸은 불편을 느끼는데, 정말 이상 없는 걸까? 누구나 이런 경험이 있을 것이다.

이런 현상은 병에 대한 기준이 달라서 그런 것이다. 병원에서 말하는 병은 몸의 어느 조직이 망가져서 진단 도구 상에 또렷이 그 부분이 드러날 때를 말한다. 그러나 우리 몸은 조직이 망가지기 전에 반드시 신호를 보낸다. 그것을 '전조증상'이라고 한다. 예컨대 중풍이 오기 전에 눈썹 옆이 떨린다거나 잔을 들다가 손가락에 힘이 빠져 그릇을 놓치는 것이 그런 '전조증상'들이다. 특히 주부들이 설거지하다가 그릇을 놓쳐서 깨는 경우가 많다.

이런 사소한 걸 무시하면 머지않아 응급실로 실려 가고 '뇌경색, 뇌졸중, 뇌출혈'이라는 어마어마한 병명을 받고 곧장 수술에 들어간다. 병원에서는 이처럼 조직이 이상을 보여서 검사 도구에 증거가 나타날 때 병으로 판단한다.

하지만 한의학에서는 이와 달라서 이렇게 조직이 망가지기 전에 몸이 보내는 신호('전조증상')를 감지하고, 다음 단계로 병이 나아가지 않도록 예방하는 것을 더 중요하게 여긴다. 댐이 무너지기 전에 균열을 알아보고 때우는 것이 더 중요하다는 판단을 내리는 것이다. 그래서 일상생활 속의 느낌을 중요시하고, 그것을 바탕으로 미리 손을 쓴다.

내가 병이 있다고 할 정도는 아닌 것 같은데, 생활하기에 불편한 증상. 병원에 가도 이렇다 할 답을 얻지 못한 증세들. 하지만 명확한 병명이 없어도 스스로 느끼기에 불편하다면, 그런 것들은 언제든지 시간이 조금만 지나면 곧 병원에서 무슨 무슨 '병'이라는 이름으로 나에게 닥쳐올 그런 것들이다.

그러니 이런 찜찜함이 내 몸에 나타난다면 진지하게 해결을 고민해야 하지 않을까? 이런 증상들을 모아 동양의학계에서는 '미병'이라고 표현을 한다. 아직 병이 되지 않았다는 뜻이다. 그렇지만 이 상황에서 생활 리듬이나 음식 먹는 버릇을 바꾸지 않고 이런 것들을 방치하면 '미병'이 '병'으로 발전하고, 그런 병을 계속 방치할 때

'난치병'으로 발전한다.

　　그러니 몸이 일생 생활에서 보내는 사소한 신호를 살피다가 무언가 찜찜할 때, 이거 한번 확인해보고 싶다고 생각하고 한의원에 간다면, 자신의 몸을 돌볼 줄 아는 가장 현명한 사람이라고 할 수 있다. 한의원에는 곧 병으로 발전할 증상이 아직 미병일 때 다가올 병을 판단하는 여러 가지 진단법이 있다.

　　확정된 병만을 다루는 사람들에게는 어쩌면 미신같이 보이기도 한, 보고望 묻고問 듣고聞 만져보고切-脈, 그를 종합하여 판단하는 다양한 방법(4진)이 있다. 지난 2천 년 동안 동양의 성현들이 꾸준히 갈고 닦아서 써온 방법이다. 이런 한의학의 진단이 병으로 나타나기 전의 내 몸을 진단하여 병으로 발전하지 않도록 새싹의 단계에서 간단하게 치료한다. 가래로 막을 것을 호미로 미리 막는 것이다.

　　동양의학에서는 일상의 사소한 질서가 깨지면서 병이 나타나고 점차 악화한다고 본다. 치료하는 방법도 이런 생각에 숨어있다. 아무리 큰 병도 일상의 사소한 질서를 회복시키는 일에서 치료를 시작한다. 그런 점에서 동양의학은 '생활밀착형 의학'이라고 할 수 있다. 생활 속의 질서와 버릇이 병을 불러들이고, 그렇게 나타난 병을 고치는 방법도 일생 생활에서 시작해야 한다는 뜻이다.

　　그래서 옛날에는 한 사람이 큰 병에 걸리면 우선 거처하는 곳부터 바꾸었다. 다른 집으로 옮기는 것이 기본인데, 그게 불가능하면 한 집 안에서 방이라도 바꾸었다. 이뿐만이 아니라 그때까지 먹던 음식을 크게 바꾸었다. 이런 것들이 바로 생활 리듬이 병을 만들고 병을 낫게 하는 기본 전제가 되기 때문임을 잘 알았던 까닭이다.

한의원에 가면 병의 상태를 보고 이런 상담을 해주는데, 막상 아픈 몸을 고쳐달라는 요구만 하지 이런 중요한 얘기는 한 귀로 듣고 한 귀로 흘린다. 인생을 바꾸는 가장 중요한 말들이, 늘 한 귀로 들어와서 한 귀로 새 나간다. 이런 중요한 말을 걸러 들을 줄 아는 사람이면 병도 잘 걸리지 않을 것이다. 한의학을 공부하면서 깨닫는 작고도 큰 교훈이다.

2─이럴 때 한의원에 간다 ②

'밑져야 본전'이라는 말이 있다. 손해 보지는 않는다는 말이다. 앞서 한의학은 진단도, 치료도 일상생활에서부터 시작한다는 뜻에서 '생활밀착형 의학'이라고 규정했다. 사람이 더는 어쩌지 못할 상황에 이르러서 손발 다 놓고 있다면, 어떻게 할까? 특히 병이 돌이킬 수 없는 길로 접어들었다면 손 놓고 가만히 앉아 극단적인 상황에 이를 때까지 기다려야 할까? 이런 의문이 들 때 꼭 필요한 것이 한의학이고, 한 번쯤 들러 볼만한 곳이 동네 한의원이라고 생각한다. 이유는 간단하다. 생활밀착형 의학이기 때문이다. 큰 문제일수록 의외로 간단한 곳에서 열쇠를 찾는 수가 있다.

예컨대 나이를 먹어서 귀가 안 들리는 경우를 주변의 노인들에게서 흔히 볼 수 있다. 병원에 가면 당연한 일이며, 고칠 수 없다는 얘기를 단호하게 한다. 하지만 이런 사람 중에서 침 몇 번으로 증세가 눈에 띄게 호전된 경우가 많다.

총명이라는 말이 있다. 똑똑한 것을 가리키는 말인데, 총聰은 귀가 밝다는 뜻이고, 명明은 눈이 환하다는 뜻이다. 반대로 나이 먹으면 흐리멍덩해지는데, 눈과 귀가 어두워지면서 나타나는 현상이다. 노인들이 하는 말이 있다. "젊어서 아무리 똑똑해도 나이 들어 귀가 안 들리면 바보가 된다"는 탄식이다. 사람들이 무슨 말을 하는지 잘 못 알아들으니 어림짐작으로 하는 대답이 헛소리인 경우가 많다. 심하면 봉창 뚜들긴다는 비난이 돌아온다.

나이가 들면 왜 귀가 안 들리고 눈이 어두워질까? 기운이 없어져서 그렇다. 쉽게 말하면 삼신할미가 태어날 때 배 속에 넣어준 배터리가 거의 다 닳아서 그런 것이다. 그렇기에 병원에서는 이것을 고칠 방법이 없다고 단정한다. 한의학에서 이것을 호전시킬 수 있다고 믿는 것은, 이 배터리도 '어느 정도'는 복구할 방법이 한의학에는 있기 때문이다.

앞서 '밑져야 본전'이라는 말을 꺼낸 것도, 이 상황이 그렇기 때문이다. 병원에서 낫지 않는다고 규정해버린 병들이 수도 없이 많다. 이렇게 더는 손쓸 수가 없어서 비참한 결과만을 기다려야 하는 상황에서, 손해 볼 것도 없으니 지푸라기라도 잡는 심정으로 한 번 시도해보는 것도 좋지 않을까? 바로 이럴 때 한의원을 찾아볼 것을 권한다. 특히 이런 판단은 진행성이면서 악화 일로를 걸을 수밖에 없는 모든 난치병에 해당한다.

예컨대, 파킨슨의 경우가 그렇다. 파킨슨병은 퇴행성 질환으로 완치가 어렵다. 양·한방 공히 치료의 목표를 애초 증상의 조절과 진행을 늦추는 데에 둔다. 다만 약으로 조절되지 않는 증상과, 부작용으로 인해 장기간의 약물 사용이 어려운 경우 한의학적 치료가 아주 큰 도움이 될 수 있다. 특히 한방치료가 파킨슨 환자의 운동기능 개선을 비롯한 여러 기능적 개선 효과를 다양한 논문으로 입증하는 실정이므로 이 부분에 있어서는 단순히 밑져야 본전인 수준 이상이라고 말할 수 있을 것 같다.

운동기능의 개선은 곧 일상생활을 수행하는 능력의 개선이므로 삶의 질이 크게 개선될 수 있다. 완치가 아닌 관리에 중점을 두는 현 파킨슨병의 치료 상황에서 한의학이 대단히 우수한 효과를 내고 있다고 하겠다. 침은 약물도 아니고 몸에 무엇이 들어가는 것도 아니다. 그런데 효과가 있다. 이것은 침이 몸의 기운을 고르게 펴서 균형을 잡아 주기 때문이다. 따라서 파킨슨도 꾸준히 침을 맞으면서 관리하면, 약물치료만 받을 때와 여러 가지로 결과가 달라진다.

한의학은 생활밀착형 의학이다. 밑져야 본전이라는 생각이 들 때 더욱더 좋은 효과를 볼 수 있는 치료법이다. 그러니 동네마다 들어선 한의원은, 병이 되기 이전의 '미병'일 때와, 더는 손을 쓸 수 없는 난치병일 때 꼭 한 번 들러야 할 곳이다. 병과 싸우면 안 된다. 병이 되기 전에 다스려야 하고, 돌이킬 수 없는 무지막지한 병은 살살 달래주어야 한다.

병은 몸이 내는 화이다. 주인인 사람에게 나 고쳐달라고 화를 내는 것이니, 병이 나에게 하는 말을 잘 들어주어야 한다. 화가 잔뜩 난 사람은, 그가 하는 말을 들어주는 것만으로도 많이 누그러진다. 병도 이와 똑같다. 병을 적으로 돌려 도려낼 생각을 하면, 병은 어떻게든 당하지 않으려고 갖은 방법을 고안한다. 수술로 치료할 수 있다면 수술을 해야 하겠지만, 수술해도 효과를 기대할 수 없는 상황이라면 싸움을 멈추고 달래줄 방법을 생각해야 한다. 살살 달래서 함께 가자고 유도해야 한다.

그렇게 유도하는 방법은 자연의 원래 질서로 돌아가는 것이고, 그런 방법에 가장 적합한 치료법이 바로 한의학이다. 그런 점에서 '생활밀착형 의학'이라고 이름 붙인 것이다. 병 앞에서 이러지도 저러지도 못할 상황이라면 한 번쯤 들러야 할 곳이 한의원이다.

3⁻ 뒤바뀐 삶이 병을 만든다

이 세상에는 밤과 낮이 있다. 광합성 하는 식물에게는 선택의 여지가 없지만, 동물은 이 둘 중에서 하나를 선택해야 한다. 낮에 활동할 것인가? 밤에 활동할 것인가? 어느 동물이든 이 선택이 그 동물의 진화에 큰 영향을 미친다. 초식동물들은 대개 낮에 활동한다. 포식자를 구별하기 쉽기 때문이다. 반면에 포식자들은 밤에 활동한다. 눈 어두운 짐승들을 잡기 쉽기 때문이다. 고양이, 표범, 사자, 호랑이 같은 동물은 대체로 야행성에 속한다.

〈동물의 왕국〉 같은 텔레비전 프로그램에서는 대낮에 사자가 사냥하는데, 그건 사람이 사진 찍기 좋은 환경에 드러난 것만을 골라 찍어서 그런 것이다. 텔레비전에 나온 사자들은 그 세계에서는 아주 특이한 경우라고 보면 된다. 바보들이다. 앞이 캄캄해서 허둥대는 초식동물을 잡으면 편할 것을, 죽자 살자 달아나는 동물을 굳이 헉헉거리며 쫓아가서 잡을 필요가 있을까?

사람은 어떨까? 사람은 낮에 활동하는 동물이다. 만약에 이것을 바꾸면 큰 탈이 난다. 예컨대 밤낮이 바뀐 생활을 하는 사람들은 나이가 들어서 평범한 사람보다 더 빨리 늙는다. 동양의학의 바이블인 『황제내경』에서는 이것을 '영기營氣'와 '위기衛氣'라는 말로 표현한다. 몸속에서 밤에 빛이 꺼져야 올라오는 기운이 있고, 낮에 빛을 쬐어야 올라오는 기운이 있어, 이것이 밤낮을 교대로 바꿔가며 몸을 보호한다고 보는 것이다. 따라서 자야 할 시간에 활동하면 쉬어야 할 것을 못 쉬고 계속 일을 하는 결과와 같다. 퇴근이 없는 직장인을 연상하면 된다.

요즘엔 사람들 스스로 '아침형 인간'이니 '저녁형 인간'이니 구별하여 자신의 행동 패턴을 정당화한다. 저녁형 인간이란 없다. 사람은 원래 아침형으로 태어나서 몇백만 년 동안 그렇게 살았다. 그렇게 진화해온 인류 중에서 딱 하나인 내가 그렇게 결정한다고 해서 내 몸이 그 결정에 따라 변하지 않는다.

개인이 고집을 피우면 결국 그것이 그 몸에 병을 일으키는 근본 원인이 된다. 난치병을 앓는 사람들은 가족력이 아니라면 대부분 이런 거꾸로 된 생활 리듬을 오래도록 못 벗어난 경우이다. 사람이라서 지켜야 할 어떤 질서가 있다. 그것은 지구에 얹혀사는 인간의 운명이다. 그 질서가 깨지면서 병은 시작된다고 본다.

동물 얘기가 나온 김에 하나만 더 살펴보고 가자. 마소나 호랑이를 비롯한 모든 동물은 4족 보행, 곧 네 발로 기어 다닌다. 등뼈가 수평으로 놓인다. 오장육부는 그 등뼈에 메주처럼 대롱대롱 매달렸다. 앞다리 쪽에서부터 허파, 염통, 이자, 지라, 밥, 작은창자, 큰창자, 콩팥 오줌보, 대체로 이 순서다. 만약에 달리기를 하면 이것들이 등뼈에 매달려서 전후좌우로 흔들린다. 저절로 운동하는 셈이다.

사람은 어떨까? 사람은 이 등뼈를 세웠다. 그러면 짐승일 때 수평으로 매달렸던 오장육부가 시루떡처럼 켜켜이 쌓인다. 위의 것이 밑의 것을 누른다. 편하기로는 허파가 가장 편하고, 괴롭기는 오줌보와 직장이 가장 괴롭다. 40대 이후에 나타나는 치질이나 전립선 방광염, 또는 장하수 같은 질병은 모두 이 때문에 생긴 것들이다.

게다가 짐승일 때 흔들리던 장부의 운동이 사람일 때는 모두 사라진다. 훨씬 더 불리한 방향으로 진화되었다. 이 때문에 온갖 병이 온다고 보면 된다. 허파는 늘어지고 오줌보는 눌린다. 이런 것을 동양의학에서는 '중기하함中氣下陷'이라고 한다. 중심을 견디는 힘이 축 늘어졌다는 뜻이다. 사람이 나이 들면 모두 이렇게 되면서 점차 이런 병들을 앓게 된다. 오늘날 우리가 마주친 거의 모든 난치병은 몸의 이런 조건에서 생긴 것들이라고 보면 된다.

그렇다면 이를 어떻게 해야 할까? 컴퓨터 바이러스를 고치는 방법은, 그것이 들어오기 전으로 되돌리는 것이다. 몸도 똑같다. 이렇게 되기 전으로 돌아가면 된다. 어디로 돌아가야 할까? 정확히 200년 전으로 돌아가면 된다.

사람은 초식동물에서 잡식으로 진화했다는 것과, 200년 전에 우리는 농경으로 살아왔다는 것이다. 농사를 지으면 해 뜨는 새벽 4~5시에 일어나 컴컴해지는 저녁 8시면 잠잔다. 1년 중에도 농한기와 농번기가 있어 1년의 리듬으로 우리의 삶에 긴장과 쉼을 적당히 제공했다. 이런 리드미컬한 시간 운용으로 우리의 몸도 시간의 여울에서 춤추며 살아온 것이다.

사람이 아프게 되었다면 우선 이런 질서를 회복하는 것이 가장 중요하다. 병원에서 포기한 사람이 산속으로 들어가서 몇 년 만에 멀쩡히 살아 돌아오는 경우가 있다. 이런 원리가 아니라면 설명하기 힘든 현상이다. 지구가 만드는 거대한 시간의 춤사위에 작은 내 몸을 맡겨 함께 덩실거려야 한다. 그것이 아픈 몸을 정상으로 돌이키는 첫걸음이고, 딱 하나밖에 없는 방법이다.

4⁻ 모든 병은 낫는 길이 있다

놀이공원에 가면 바이킹이 있다. 바이킹을 타보면 움직임과 함께 중력이 늘고 줄며 몸에 작용하는 탄력이 있다. 그 아찔한 탄력을 즐기려고 바이킹을 탄다. 그 탄력을 받아들이지 못하는 몸은 결국 어지럼증에 시달리다가 먹은 것을 게우기까지 한다. 사람이 배를 타면 배멀미를 하는 것도 같은 이치이다. 움직이는 배와 그 배에 탄 사람의 감각이 어긋나서 나타나는 현상이다.

우리는 사시사철 움직이는 거대한 바이킹에 올라탄 운명이다.

지구가 그 바이킹이다. 우리가 놀이공원에서 타는 바이킹에 견주면 워낙 크고 움직임도 커서 그것이 움직이는지조차 못 느끼지만, 바이킹을 타보면 지구가 우리 몸에 어떤 가락을 주고 탄력을 일으키는지 어느 정도는 이해할 수 있다. 이 춤추는 지구 위에서 우리가 함께 어울려 춤을 추지 않을 때 몸에는 병이 찾아온다.

앞서 중기하함을 얘기하면서 지구의 춤을 얘기한 적 있지만, 이번에는 음식 얘기를 하려고 한다. 서양인과 한국인은 몸의 구조가 다르다. 서양인은 육식이 중심인 삶을 오랜 세월 살아왔지만, 한국인은 농경시대로 접어든 이후 5천 년간 채식 중심으로 살아왔다. 그래서 서양인의 창자보다 한국인의 창자가 1m가량 더 길다. 풀이 고기보다 더 삭히기 힘들어서 소화 흡수를 최대한 하기 위하여 창자의 길이를 늘인 것이다.

서양인의 장이 짧은 것은, 고기가 내는 독소인 가스를 좀 더 빨리 빼내려는 것이다. 만약 창자가 더 긴 한국인이 서양인과 똑같은 식생활을 한다면 어찌 될까? 고기의 독소를 몸이 받아야 한다는 결론에 이른다. 오늘날 한국 사회에 들이닥친 난치병 창궐의 원인 중에는 바로 이런 식생활의 문제가 한 요인이라고 생각한다. 즉석식품과 기름진 음식으로 가득 찬 밥상은, 1년 내내 고기라고는 명절 때 한두 번 먹고 말던 우리 몸에는 거의 재앙 수준이다. 병이 안 나는 게 더 이상한 상황이다.

따라서 이유를 알 수 없는 면역계 질병과 가족력과는 관련이 없는 난치병은 원인을 크게 두 가지로 요약할 수 있다. 지구라는 바이킹과 함께 춤추지 못한 시간과, 5천 년 동안 길든 몸에서 벗어난 먹을거리. 이 문제를 먼저 확인하지 않으면 치료법에 동양과 서양을 모두 섞어서 달려들어도 병은 호전되지 않는다.

앞서 동양의학은 '생활밀착형 의학'이라고 말했다. 문제의 원인을 병난 그곳에서 찾는 것이 아니라, 몸 전체의 조화와 균형, 나아가 그 몸이 실린 지구라는 바이킹의 춤사위에서 살펴보는 것이다. 그리고 어디서부터 문제를 풀어가야 할지, 우리 생활의 주변에서 매듭을 풀려는 지혜가 동양의학에서 제공해주는 방법이다.

이참에 한 가지 더 생각해볼 것은, 치료의 주체가 누구인가 하는 점이다. 병원에서는 당연히 치료의 주체가 의원이다. 의사가 지시하는 대로 환자는 최선을 다해 따라야 한다. 그래야만 좋은 결과를 낼 수 있다. 환자가 의사의 지시를 따르지 않고 이 약 저 약 막 쓰면 결국 몸만 망가뜨린다.

동양의학에서 치료의 주체는 환자이다. 한의사는 그 주체가 가는 길과 방향을 안내해주는 사람이다. 그 이유는 지금까지 설명해온 것으로 충분하다고 본다. 환자 자신이 삶의 리듬을 바꾸지 않고 병든 몸을 방치하면 어떤 치료를 해도 낫지 않는다. 반대로 아무리 큰 병이라도 의사의 안내에 따라 자신이 몸을 바꿀 수 있다는 확신으로 한 가지씩 고쳐나가면 어떤 병도 두렵지 않다.

동양의학에서 병이란 따로 없다. 내 몸속의 병도 내 몸의 일부이다. 그것을 도려내려고만 할 것이 아니라, 그 병을 통해서 몸이 나에게 전하려는 메시지를 읽고 그것을 받아들이면 병도 결국 조금씩

누그러든다. 내가 처음 한의학을 접했을 때, 가장 위안이 되었던 말은 이것이었다. 절망을 희망으로 바꾼 아주 작은 말이었지만, 의업의 길로 접어든 지금은 내가 환자들에게 해주어야 할 가장 중요한 말이 되었다.

"모든 병에는 반드시 낫는 길이 있다."

옛날에 이웃 동네로 마실 갈 때 산 하나 넘고 개울 하나를 건넜다면, 돌아올 때도 마찬가지로 개울 하나 건너고 산 하나를 넘어야 한다. 병도 그렇다. 디스크에 이르는 과정에서 어깨 아프고 어지럼증이 오고 무릎이 아팠다면, 디스크를 고치는 과정에서도 이와 반대의 길을 그대로 걷는다. 무릎이 아프고 어지럼증이 다시 오고 어깨가 다시 아프다. 물론 악화할 때와는 조금 다르다. 아프되 가볍고 개운하다.

문제는 한의원에서 치료받다가 이런 증상이 나타나면, 치료를 잘못했다고 따지는 환자들이 의외로 많다는 것이다. 몸이 정상으로 돌아가면서 일으키는 현상('명현반응'이라고 한다.)인데, 지금보다 더 불편해졌다고 오해하는 것이다. 몸이 병으로부터 정상으로 돌아가는 데는 반드시 그전에 왔던 방향으로 거슬러 간다. 한의사가 하는 일은 몸이 이렇게 정상으로 돌아가는 일을 덜 아프고 좀 더 빠르게 하도록 도와주는 일이다. 어떤 병이든 반드시 낫는 방법이 있다.

5 ‑ 동양의학의 위대한 결론, 오장육부

동양의학에서는 병과 병 아닌 것을 따로 구분하지 않는다. 이 점이 특이하다. 그리고 동양의학에서 내린 결론을 살펴보면 고개가 저절로 끄덕여진다. 동양의학에서 병이란, '오장육부의 균형이 무너진 것'으로 규정한다. 모든 병은 장부의 불균형에서 오는 것이다. 따라서 치료의 개념도 간단하다. 무너진 오장육부의 균형을 바로잡는 모든 수단이 치료 방법이 된다. 약, 침, 뜸은 물론, 마사지나 운동 요법까지 치료 방법의 범주에 든다. 그리고 이런 방법들은 병이 나타났을 때만이 아니라, 병이 나타나기 전에도 효력을 낸다는 점에서 '예방의학'이라면 동양의학을 따라올 것이 없다.

너무 전문 영역으로 넘어갈까 봐서 조심스럽지만, 그래도 이런 자리에서 지나칠 수 없는 개념이 있다. 동양의학의 결론이 오장육부라니, 최소한 이것이 무엇인지는 알고 넘어가야 할 것 같다. 음양 개념으로 보자면 5장은 음이다. 간, 심, 비장, 폐, 신장을 말한다. 6부는 양이다. 담, 소장, 삼초, 위, 대장, 방광을 말한다. 이 11가지가 서로 균형을 이루어서 몸의 건강을 유지한다는 말이고, 그 균형이 무너지면 병이라고 말한다는 뜻이다.

그렇다면 이 오장육부의 불균형과 균형을 어떻게 알아보고 의원들은 처방을 내렸을까? 이 점이 현재의 서양의학과 큰 차별성을 보이는 영역이다. '문제에 접근하는 방식'이 동양과 서양은 완전히 많거든요. 어떻게 봉합해야만 서로 다른 두 이론이 조화를 이루어서 세상과 몸을 바라보는 새로운 눈이 되어줄까요? 그러자면 오운과 육기에게 각각 알맞은 자리를 정해주어야 할 것입니다. 이 둘에게 어떻게 자리를 매겨줄까요?

이 질문의 답에 대한 암시는 벌써 나왔습니다. 하늘과 땅의 변화가 사람에 영향을 끼친다는 것이 우리 연구의 가장 중요한 뼈대입니다. 그래서 인사에 영향을 미치는 하늘과 땅의 관계를 살펴본 것이고, 그것이 천간과 지지로 나타났다는 전제에서 그것을 보는 시각들을 정리해 왔습니다. 그러니 오운과 육기가 잡아야 할 자리도 이미 결정된 셈입니다. 우리는 하늘과 땅, 사람이라는 세 층으로 나눌 수 있고, 각기 여기에 배당하면 될 것입니다.

육기론에서 사천과 재천을 얘기할 때 벌써 눈치채셨어야 합니다. 사천은 하늘의 기운이고 재천은 땅의 기운이니, 하늘과 땅 사이에 무엇이 있느냐는 질문에 대해 우리는 '사람'이라고 답을 할 수 있습니다. 식물과 사람이 활동하는 공간이 우리의 연구 주제입니다. 따라서 오운과 육기는 이 공간에서 만나는 것입니다.

오운과 육기에서 이 가운데 공간인 인사에 영향을 미치는 기운이 무엇이던가요? 대운과 대기죠. 이것이 바로 천기와 지기가 사람의 활동공간에 펼쳐놓은 에너지가 되는 것입니다. 이곳에 작용하는 기운의 성질을 분석하여 서로 맞물리는 관계를 파악하면 우리는 현실을 좀 더 명확하게 이해할 수 있을 것입니다. 그러자면 대운과 지지, 사천, 재천의 관계를 오행으로 환산하면 이런 관계가 잘 드러납니다. 이렇게 분석한 표가 다음입니다.

	대운(천간)	지지	대기(사천)	
병술	수	토	수	
기축	토	토	토	*
기미	토	토	토	*

'하늘의 기운인 대운과 땅의 기운인 사천이 일치합니다.' 이 말의 의미를 잘 생각해보십시오. 하늘도 땅도 한 기운으로 작용한다는 얘깁니다. 오행과 육기 중에 어느 특정한 기운이 쏠린다는 얘깁니다. 좋은 일일까요, 나쁜 일일까요? 아마도 나쁜 쪽일 겁니다. 왜냐하면, 우리는 지금 몸에 나타난 질병에 대해 논하는 중이고, 어느 한쪽으로 기운이 쏠리는 경우 그 기운에 영향을 많이 받는 병을 앓는 사람은 회복할 수 없는 충격을 받을 것이기 때문입니다. 장마철에 태풍까지 얹힌 격입니다.

그래서 이런 해에는 병을 얻으면 그 병의 양상이 심하고, 또 급하여 급성병과 난치병이 창궐하게 됩니다. 병으로 죽는 사람들이 유난히 많이 생기는 해입니다. 그래서 세회를 명령을 내리는 관리로 봤다면, 천부는 그 명령을 집행하는 관리, 곧 '집법관'으로 비유했습니다. 아픈 사람에게는 저승사자 노릇을 한다는 얘기입니다.

위의 표에서 * 표시를 한 부분을 눈여겨보기 바랍니다. 무오, 을유, 기미, 기축 말입니다. 이것은 둘만 같은 게 아니라 셋이 모두 같습니다. 이렇게 세 기운이 일치하는 것을 특별히 태을천부라고 합니다. 천부에 비하면 훨씬 더 강한 기운이 작용하겠지요. 이건 핵폭탄급입니다. 이런 해는 특별히 조심해야 합니다.

태을은 태극과 같은 말입니다. 乙은 새를 뜻하는 말입니다.

2천 년 동안 몸을 다스리는 강력한 수단으로 쓰여왔다. 없는 존재가 효과를 낸 세월이 2천 년 넘게 이어온 것이다.

실체론에선 확인이 안 되지만, 관계론에서는 정말 훌륭하게 입증되는 존재이다. 발목 삔 것을, 손목이나 목에 침놓으면 싹 낫는다. 심장이 약하거나 심장 수술한 사람이 자주 발목을 삔다는 사실은 동양의학에서 벌써 2천 년 전에 알아낸 사실이다.

실체론으로 문제를 파악하는 서양의학에서 다루기 힘들거나 까다로운 병이라면, 또 다른 방법인 관계론으로 접근해 보는 것도 한 방법이다. 우리가 한의원에 발걸음을 해야 하는 까닭이다. 밑져야 본전이다! 그런 생각이 난치병 해결의 실마리를 마련해준다. 난치병은 말 그대로 고치기 힘든 탈이다. 실체론으로 고치기 힘들다면, 관계론으로 실마리를 풀어보자. 한의학은 그 끄나풀이자 열쇠이다.

(2021년 말, 〈굿모닝 충청〉 연재)

동양 철학으로 본 하늘과 땅의 변화와
인간의 생로병사

우주 변화와 한의학

1판 1쇄 인쇄 ｜ 2022년 8월 23일
1판 1쇄 발행 ｜ 2022년 9월 01일

지 은 이 ｜ 정다래 • 정진명
고　　문 ｜ 김학민
펴 낸 이 ｜ 양기원
펴 낸 곳 ｜ 학민사

출판등록 ｜ 제10-142호, 1978년 3월 22일
주　　소 ｜ 서울시 마포구 토정로 222
　　　　　　한국출판콘텐츠센터 314호 (☏ 04091)
전　　화 ｜ 02-3143-3326~7
팩　　스 ｜ 02-3143-3328
홈페이지 ｜ www.hakminsa.co.kr
이 메 일 ｜ hakminsa@hakminsa.co.kr

ISBN　978-89-7193-264-3 (03510), Printed in Korea
ⓒ 정다래 • 정진명

장악한다는 뜻입니다. 하늘에 서린 기운이 태양한수의 성질을 띤다는 말입니다. 그러니 임진년은 천기가 차가워서 대체로 다른 해에 비해 서늘한 기후가 1년을 지배한다는 말입니다.

사천과 동시에 작용하는 또 한 기운이 있습니다. 그것이 재천입니다. 사천이 천기를 뜻한다면 재천은 지기를 뜻합니다. 그러면 천기는 허공의 하늘이나 머리 위의 공간이라는 것을 알 수 있겠는데, 지기는 또 뭘까요? 땅속을 뜻하는 걸까요? 땅 위라면 천기와는 또 어떻게 다른 걸까요? 역 공부를 하다 보면 별의별 고민을 다 하게 됩니다. 어떤 때는 정말 팽개치고 싶은 생각이 납니다. 그렇지만 또 그 뒤에다가 남들이 생각지 않은 듯한 '철학'을 굴려 보는 재미에 또 생각을 되씹곤 하지요.

재천은, 또 다른 말로 사지司地라고도 합니다. 이건 땅의 기운인데, 지표면을 말합니다. 그러면 어차피 땅속도 아니고 땅 위의 일인데, 천기와는 어떻게 구별될까요? 글쎄요! 이걸 구별한 사람은 아직 못 보았습니다. 그러니 저의 '철학'이 세상에 드러나는 순간이네요. 궁색하지만 이렇게 설명해봅니다.

지상에는 동식물이 활동하는 공간이 있습니다. 나무가 서 있는 높이가 있고, 사람들이 돌아다니는 영역이 있습니다. 이때 사람들이 움직이고 식물이 자랄 수 있는 공간을 뭐라고 불러야 할까요? 단순히 하늘이라고 할 수는 없습니다. 하늘은 우리가 손이나 도구로 만질 수 없는 높이를 말합니다. 그런 하늘 아래의 허공을 구별해 줄 필요가 있습니다. 바로 이 공간을 재천이라고 합니다.

재천을 지표면이라고 표현하는 수가 있는데, 이 지표면이라는

3장

하늘과 땅 그리고 사람의 변화

1˘ 동기관계

2˘ 상생과 상극

3˘ 특수 결합

4˘ 운기와 체질

5˘오운의 병증

6˘ 육기의 병증

7˘ 3분5기

8˘ 달 력

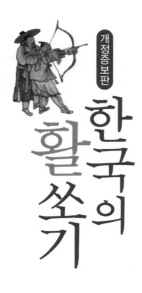

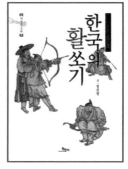
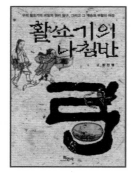